中医病症效验方丛书

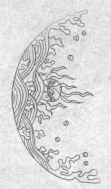

妇科病实用验方

主　编　吴艳华

副主编　潘洁玲　方如丹

编写人员　吴艳华　潘洁玲
　　　　　方如丹　郭桃美
　　　　　彭菩本

SPM

南方出版传媒

广东科技出版社

·广　州·

图书在版编目（CIP）数据

妇科病实用验方/吴艳华主编. —广州：广东科技
出版社，2019.6（2024.7重印）
（中医病症效验方丛书）
ISBN 978 - 7 - 5359 - 7111 - 1

Ⅰ. ①妇… Ⅱ. ①吴… Ⅲ. ①妇科病—验方—
汇编 Ⅳ. ①R289.53

中国版本图书馆 CIP 数据核字（2019）第 087203 号

妇科病实用验方
Fukebing Shiyong Yanfang

出 版 人：朱文清
责任编辑：李 芹 丁嘉凌
封面设计：林少娟
责任校对：冯思婧 蒋鸣亚 梁小帆
责任印制：彭海波
出版发行：广东科技出版社
　　　　　（广州市环市东路水荫路 11 号 邮政编码：510075）
销售热线：020-37607413
https://www.gdstp.com.cn
E-mail：gdkjbw@nfcb.com.cn
经　　销：广东新华发行集团股份有限公司
排　　版：广东科电有限公司
印　　刷：广州市东盛彩印有限公司
　　　　　（广州市增城区新塘镇太平洋工业区十路 2 号 邮政编码：510700）
规　　格：889mm×1 194mm 1/32 印张 15.375 字数 310 千
版　　次：2019 年 6 月第 1 版
　　　　　2024 年 7 月第 5 次印刷
定　　价：49.90 元

内 容 提 要

　　本丛书包括头痛病、糖尿病、肝胆病、骨与关节病、肾病、心血管病、中风及中风后遗症、皮肤病性病、男科病、妇科病实用验方。

　　本书介绍青春期功能性子宫出血、功能性子宫出血、崩漏、痛经、子宫肌瘤、月经病、盆腔炎、不孕症、先兆流产、习惯性流产、乳腺炎、乳腺增生、阴道炎、带下病、妊娠期疾病、产后疾病等多种疾病，收纳验方330余首。每首验方都是原作者反复验证，证实疗效可靠才收集，故参考性、实用性强，可供群众、医生参考、应用。

目　录

青春期功能性子宫出血验方

功能性子宫出血验方

放置节育环后月经失调验方

崩　漏　验　方

闭 经 验 方

抗精神病药所致闭经泌乳综合征验方

子宫肌瘤验方

黄体期出血验方

经前期紧张综合征验方

经前乳房胀痛验方

经行口糜症验方

月经失调伴肥胖症验方

月经疹验方

月经周期性精神病验方

盆腔炎性包块验方

妊娠期肝内胆汁瘀积症验方

妊娠小便不通验方

妊娠期尿路感染验方

妊娠关节痛验方

妊娠期弓形虫感染验方

产后恶露不绝验方

产后血晕验方

产后失血性头痛验方

产后缺乳验方

产后寒哮证验方

产后关节痛验方

产后尿潴留验方

产后遗尿症验方

产后大便难验方

产后肛门疾病验方

抗早孕（药物流产）验方

流产不全验方

药物流产后出血时间延长验方

宫外孕验方

乳腺炎验方

乳汁郁滞症验方

乳头皲裂验方

乳腺增生症验方

绝经后骨质疏松症验方

更年期综合征验方

白塞氏综合征验方

滴虫性阴道炎验方

霉菌性阴道炎、外阴炎

老年性阴道炎验方

外阴瘙痒症验方

外阴溃疡验方

前庭大腺脓肿验方

外阴营养不良验方

带下病验方

宫颈炎验方

宫颈糜烂验方

阴 吹 验 方

子宫脱垂症验方

妇产科术后诸症验方

子宫内膜腺癌前病变验方

乳腺瘤样病变验方

乳腺癌验方

青春期功能性子宫出血验方

六安塞流汤

【药物组成】 生地黄、白芍、龙骨、牡蛎、地榆各 30 g，海螵蛸 15 g。

加减：头晕、气短、疲乏感较重者，加人参 10 g，另煎兑服；血红蛋白偏低（60 g/L 以下）者，加阿胶（烊化）15 g。

【适用病症】 青春期功能性子宫出血。临床表现为月经周期紊乱，经期延长，阴道出血淋漓不断或大量出血、色鲜红或紫暗，头晕，心慌，疲乏，舌质淡红或边尖红，苔薄白干或薄黄干，脉细数。

【用药方法】 每天 1 剂，水煎 2 次，分早、晚服。必要时输血、输液支持。血止后 3~4 天停药，可酌情再予益肾养血调经方药。

【临床疗效】 以此方（加减）治疗青春期功能性子宫出血 40 例，显效（治疗 7 天内血止，观察 7 天无出血）26 例，有效（治疗 8~10 天血止，观察 7 天无出血）13 例，无效（治疗 10 天血未止）1 例。总有效率 97.5%。

【病案举例】 患者张某，女，15 岁。14 岁月经初潮，每次行经时间 2 周以上，量较多。本次阴道连续出血已 20 天，今晨起出血量暴增，色红、有大血块，无腹痛，伴头晕、心慌、乏力，面色苍白，舌质淡边尖红，脉细数。检查：血红蛋白 58 g/L。西医诊断：青春期功能性子宫出血。中医辨证：肾虚失摄，冲任不固。急予六安塞流汤加人参（另煎兑服）10 g，阿胶（烊化）15 g。服药 1 剂后，阴道出血明显减少。续服 5 剂，阴道出血止。观察 7 天未见反复。

【验方来源】 李青. "六安塞流汤"治疗青春期功血 40 例［J］. 江苏中医药，2002，23（5）：27.

按： 青春期功能性子宫出血与中医学崩漏病证相似。根据青春期少女肾气稚弱、天癸初至、冲任未盛、调摄经期和制约经血力不足的特点，本病的根本应为肾虚。六安塞流汤中的生地黄、白芍滋阴凉血止血；龙骨、牡蛎收敛固涩；地榆凉血止血，海螵蛸收敛止血，二药皆为治崩要药。诸药合用，共奏塞流止崩之功，对重症青春期功能性子宫出血有较好的止血作用。对病程较长、多次复发的患者，重复使用亦有良效。但对此类患者应重视止血后的补肾养血调经治疗，以期建立正常的月经周期，杜绝复发。

参芪胶茜四物汤

【药物组成】 党参 15 g，黄芪 18 g，当归、白芍、生地黄、阿胶（烊化）、海螵蛸各 10 g，龙骨、牡蛎各 12 g，艾叶、川芎各 6 g，茜草 20 g。

加减：血热者，加炒栀子 9 g；肾虚者，加鹿角胶 6 g；纳差者，加炒三仙（炒谷芽、炒麦芽、炒山楂）各 10 g；失眠者，加炒酸枣仁 10 g。月经周期不正常者，用雌激素止血的同时加服中药，减少出血量。

【适用病症】 青春期功能性子宫出血。

【用药方法】 每天 1 剂，水煎服。月经周期正常者，于月经第 2 天服，连服 3 天。治疗 2～3 个月经周期。

【临床疗效】 此方加减治疗青春期功能性子宫出血 68 例，

治愈（用药后月经量减少至 50 mL 以下，或减为原量的 1/3）41 例，好转（月经量减少但在 80 mL 左右，或减少为原量的 1/2）22 例，无效（用药后月经量同前）5 例。总有效率 92.7%。

【病案举例】 雷某，女，13 岁。月经量过多 2 个月，加重 3 天。患者初潮半年，月经正常，近 2 个月来量多且不止，曾用己烯雌酚止血并逐渐减量连服 22 天，后 5 天加用黄体酮。停药 3 天，月经来潮量多如注，伴头昏乏力，口服止血药无效。检查：重度贫血貌。血常规检查：红细胞 1.94×10^{12}/L，白细胞 12.6×10^9/L，血红蛋白 55 g/L，出血时间 2 分钟，凝血时间 3 分钟，血小板 216×10^9/L。B 超检查示：子宫、附件正常。即服参芪胶茜四物汤治疗，当晚出血量减少，服 3 天后血止。住院期间输血 1 600 mL，贫血纠正。此后每次月经第 2 天服参芪胶茜四物汤，连服 3 天，共治疗 3 个月经周期，月经恢复正常。

【验方来源】 杨秀芳，程少斌. 参芪胶茜四物汤治疗青春期功能性子宫出血 68 例［J］. 陕西中医，2001，22（11）：647.

按：青春期功能性子宫出血是青春期女性最常见的妇科病之一，属中医学崩漏范畴。其病机主要是冲任损伤，不能固摄经血所致。导致冲任损伤的原因有脾虚、肾虚、血瘀、血热等，而血虚冲任失养也是主要原因之一，况且崩漏日久，使气血更虚。参芪胶茜四物汤中的党参、黄芪益气健脾，既增强统摄血液的功能，又可促进造血功能而治疗贫血；四物汤（川芎、当归、生地黄、白芍）养血活血；阿胶补血止血，茜草化瘀止血，止血而不留瘀；龙骨、牡蛎、海螵蛸收敛止血。诸药合用，标本同治，共奏益气健脾、养血活血止血之效，用于治疗青春期功能性子宫出血获得满意的疗效。

益肾固冲汤

【药物组成】　熟地黄、山药、海螵蛸、茜草各 20 g，山茱萸 18 g，鹿角霜 15 g，黄芪、煅牡蛎各 30 g，白芍 25 g。

加减：少腹胀痛者，加益母草、木香；血虚者，加何首乌、阿胶、桑寄生；经量多者，加仙鹤草、三七粉；两胁胀痛者，加香附、柴胡；虚热者，加生地黄、牡丹皮。

【适用病症】　青春期功能性子宫出血。

【用药方法】　每天 1 剂，水煎 2 次，取药液混合，分早、中、晚服。1 个月为 1 个疗程，可治疗 1~6 个疗程。

【临床疗效】　此方加减治疗青春期功能性子宫出血 42 例，痊愈（药后血止，停药 3 个月，月经周期恢复正常）22 例，显效（经量减少，经期缩短，但停药后药效不能维持 3 个月）19 例，无效(治疗 1 个月后未见好转)1 例。总有效率 97.6%。

【验方来源】　张宏伟. 益肾固冲汤治疗青春期功血 [J]. 上海中医药杂志，2000（9）：29.

按：青春期功能性子宫出血归属于中医学崩漏范畴。多由于肾气虚，天癸初至，冲任未盛所致，但根本应为肾虚。益肾固冲汤中的黄芪、山药健脾益气；山茱萸、鹿角霜补肾固冲；熟地黄、白芍、茜草滋阴止血；海螵蛸、煅牡蛎收敛固涩。诸药合用，共奏补肾健脾固冲之功，用于治疗青春期功能性子宫出血有较好的止血作用。

黄仙五炭胶脂汤

【药物组成】　黄芪 30~50 g，仙鹤草、棕榈炭各 30 g，地榆炭、阿胶（烊化）各 20 g，血余炭、贯众炭各 10 g，乌梅炭

15 g，赤石脂 40 g。

加减：血热内扰者，加黄芩、栀子；肾阳亏虚者，加山茱萸、淫羊藿；肾阴亏者，加何首乌、桑寄生；脾虚气不摄血者，加党参、白术。

【适用病症】 青春期功能性子宫出血。

【用药方法】 每天 1 剂，水煎 2 次，取药液混合，分早、晚服。7 天为 1 个疗程，治疗 3 个月经周期。

【临床疗效】 此方加减治疗青春期功能性子宫出血 98 例，治愈（月经量、经期、周期恢复正常，能维持 3 个月经周期以上）82 例，好转（月经量、经期、周期虽恢复正常，但不能维持 3 个月经周期，或经量减少，或经期缩短）15 例，未愈（治疗后症状无变化）1 例。总有效率 97.98%。

【病案举例】 杨某，女，16 岁，未婚。月经量多已 3 年。13 岁月经初潮时因剧烈运动，经行量多如注，迁延7~8 天未净，经治疗后出血止。2 个月后月经复潮，仍量多如注，色鲜红，夹有紫血块，伴见头晕目眩，心悸失眠，口干纳差，少腹时痛，舌质淡、苔白，脉弦细微数。西医诊断：青春期功能性子宫出血。中医诊断：崩漏。治以截崩止血，固摄冲任。方用黄仙五炭胶脂汤加黄芩、栀子各 10 g，连服 3 剂。药后出血量渐少而止，诸症悉减。上方加当归 10 g，续服 3 剂后，症状好转。后以补气养阴、固摄冲任之品化裁调治月余，月经已按期来潮，色量正常，余无不适。

【验方来源】 俞为民．黄仙五炭胶脂汤治疗室女血崩 98 例［J］．江苏中医药，2002，23（2）：33.

按：青春期少女肾气初盛，冲任功能未健，若七情过极，或五志损伤，或生活失节、起居无常、形体过劳等而成气滞血瘀；肝郁化热，血热妄行；脏腑失调，痰湿内阻均可引发血崩。故调理肾中的阴阳、调补冲任是其关键。黄仙五炭胶脂汤中的黄芪益气健脾以固摄，使血行脉道，不致外溢；仙鹤草苦涩平，有止血之效，现代药理研究认为，其能促进血小板生成，缩短凝血时间，促进血液凝固；棕榈炭、地榆炭、血余炭、乌梅炭、贯众炭等均为炭类药，有止血之效，具固冲止崩之功，且各具特色。其中地榆炭、贯众炭凉血止血；血余炭祛瘀以止血，止血而不留瘀；棕榈炭、乌梅炭收敛以止血。此类止血药均具有收缩血管，缩短出血及凝血时间。阿胶补气益气，温中止血；赤石脂甘温酸涩，收敛止血，固崩止带。诸药合用，相得益彰。止涩之中适配补益活血之品，治疗青春期功能性子宫出血可获佳效。

功能性子宫出血验方

补肾止血汤

【药物组成】 黄芪、炒白术、熟地黄、枸杞子、续断、血余炭、旱莲草各 15 g，补骨脂、炒蒲黄各 10 g，煅龙骨、煅牡蛎各 20 g。

加减：阴虚者，加女贞子 20 g，熟地黄易生地黄；劳累后经血增多者，加党参 20 g；肝郁者，加柴胡、香附各 10 g；血虚者，加阿胶（烊化）15 g。血止后改服益黄调周方（熟地黄、续断、杜仲、炒白术、菟丝子、巴戟天、枸杞子、肉苁蓉、陈皮各 10 g，当归 6 g）。

【适用病症】 功能性子宫出血。临床表现为月经紊乱，经期延长，月经量多，多伴有不同程度的头晕心悸，腰酸肢软，倦怠乏力、脉细。

【用药方法】 每天 1 剂，水煎 2 次，分早、晚服，连服至下次月经来潮以调整周期，并配合西药治疗。

【临床疗效】 此方配合西药治疗功能性子宫出血 232 例，痊愈（临床症状消失，出血 7 天内停止）214 例，显效（临床症状基本消失，出血在 8～10 天停止）12 例，有效（临床症状减轻，出血在 11～15 天停止）6 例。总有效率 100%。

【验方来源】 沈嵘，赵翠英. 中西医结合治疗功能失调性子宫出血 232 例［J］. 江苏中医，2000，21（12）：28.

按：功能性子宫出血属中医学崩漏范畴。补肾止血汤中黄芪、炒白术补气健脾摄血；补骨脂补肾阳、益精血；枸杞子益肝补肾、调理冲任。四药合用可增强益气填精、固摄止血之功。旱莲草、熟地黄、续断养肝益肾；血余炭止血消瘀，与炒蒲黄配伍，可增强止血作用；煅龙骨、煅牡蛎固涩止血。诸药合用，具有益气摄血、补肾固冲、祛瘀生新、止血调经的功效。血止后改服益黄调周方以调整月经周期，促进排卵。

益肾止崩汤

【药物组成】 生地黄、女贞子、旱莲草各 15 g，白芍、牡丹皮、炒黄芩、续断、桑寄生、杜仲、茜草炭、贯众炭各 10 g，升麻 6 g，荠菜花 20 g。

加减：气虚明显者，加黄芪、党参、白术；血虚明显者，加熟地黄、阿胶、党参；血热明显者，加赤芍、地骨皮、黄柏；血瘀明显者，加炒蒲黄、益母草、三七；肾阳虚，生地黄易熟地黄，加菟丝子、鹿角霜。

【适用病症】 功能性子宫出血。临床表现为经血非时暴下，量大如崩；或出血持续不止，淋漓不断，经久不愈。

【用药方法】 每天 1 剂，水煎 2 次，分早、晚服。5 剂为 1 个疗程，治疗 1～2 个疗程。

【临床疗效】 此方加减治疗功能性子宫出血 56 例，临床治愈（经量、经期、周期恢复正常，能维持 3 个月经周期以上）44 例，好转（经量、经期、周期虽恢复正常，但不能维持 3 个月经周期，或经量减少，或经期缩短）8 例，无效（阴道出血无变化）4 例。总有效率 92.86%。

【病案举例】 陆某，女，42 岁。平素月经正常，此次经来月余未净，量多色红有少量血块。西医诊断：功能性子宫出血。经用多种西药治疗无效。诊见：出血量多，面色略黄，神疲头昏，腰膝酸软，舌质红、苔薄黄，脉弦细。此乃肾虚血热，经血妄行。治以益肾凉血、固经止崩。方用益肾止崩汤加赤芍、地骨皮各 10 g，服 3 剂血止。观察 3 个月经周期均正常。

【验方来源】 杨阿芬. 益肾止崩汤治疗功能性子宫出血 56 例 [J]. 江苏中医，2000，21（11）：31.

按： 功能性子宫出血属中医学崩漏范畴。中医学认为，肾阴亏损，则阴虚失守，虚火妄动，冲任失调，不能制约经血，导致月经紊乱，崩漏乃作。治宜补肾和清火为主。益肾止崩汤中的女贞子、旱莲草、生地黄、续断、杜仲、桑寄生等益肾固冲，且生地黄又有清热养阴、凉血止血之功；炒黄芩、牡丹皮清热泻火，凉血止血；白芍柔肝敛阴，养血调经；升麻升提举陷，常用于久崩不止；荠菜花、贯众炭收敛止血；再加茜草炭既有止血之功，又具行血之效，使血止而无瘀滞之弊。临床应用此方益肾清火固冲，治疗功能性子宫出血，多在服 3～5 剂药后出血停止，疗效颇佳，且对放节育环后经量过多、月经经期延长及出血病例，亦有良好止血效果。

崩漏通用止血方

【药物组成】 升麻、荆芥穗、炙甘草各 6 g，党参、黄芪、益母草炭、煅龙骨、煅牡蛎各 30 g，炒白术 12 g，马齿苋、生地黄炭各 20 g，生蒲黄、小蓟各 9 g，旱莲草 18 g。

【适用病症】 功能性子宫出血。临床表现为月经周期紊乱，经期延长 2 周以上，量多。

【用药方法】 每天 1 剂，水煎服。

【临床疗效】 此方治疗功能性子宫出血 35 例，治愈（阴道流血停止，临床症状消失，月经周期恢复正常 3 个月以上）25 例，显效（阴道流血停止，但月经周期恢复不足 3 个月）8

例，无效（治疗 1 周无变化）2 例。总有效率 94.3%。

【验方来源】 梁翠华. 崩漏通用止血方治疗功能性子宫出血 [J]. 山东中医杂志，2000，19（7）：430.

按：功能性子宫出血属中医学崩漏范畴。其病因病机不外乎血热、血瘀、气虚、血虚等导致冲任损伤，经血不固。崩漏通用止血方中的黄芪、党参益气摄血；炒白术、炙甘草健脾生血；生地黄、旱莲草滋肾凉血止血；小蓟凉血止血；荆芥穗入血分散瘀止血；煅龙骨、煅牡蛎收敛固涩止血；马齿苋清热解毒凉血。诸药合用，共奏补气摄血、活血凉血止血的作用，达祛邪、安内、固本之目的。

复方乌贼骨茜草汤

【药物组成】 煅乌贼骨（海螵蛸）、茜草炭、地榆炭、阿胶（烊化）各 20 g，槐花炭、荠菜、益母草、马齿苋各 30 g，蒲黄炭（包煎）15 g，甘草 6 g。

加减：气虚者，加党参、黄芪各 50 g；血热者，加生地黄炭 30 g；血瘀者，加花蕊石 30 g。

【适用病症】 功能性子宫出血。

【用药方法】 每天 1 剂，水煎服。若出血量多时，可每天 2 剂。血止后服归脾丸，每次 1 丸，每天 2 次，至下次月经来潮时再服复方乌贼骨茜草汤 3～5 剂，如此连续治疗 3～6 个月。

【临床疗效】 此方加减治疗功能性子宫出血 50 例，治愈（经量、经期、周期恢复正常，能维持 3 个月经周期以上，或更年期妇女血止绝经）38 例，好转（经量、经期、周期恢复正常，但不能维持 3 个月经周期，或经量减少，或经期缩短）10 例，无效（治疗前后无变化）2 例。总有效率 96%。

【病案举例】 王某，女，40 岁，已婚。月经色淡，量多如崩，持续 10 天不净，面色无华，倦怠，头昏，肢软，腹不痛，曾用多种西药治疗效果不佳。妇科检查：子宫大小及双侧附件正常。B 超检查示：子宫、附件正常。诊见：舌质淡、苔薄，脉细弱。西医诊断：功能性子宫出血。中医诊断：崩漏。证属气不摄血。中医治疗用复方乌贼骨茜草汤加高丽参（另煎）15 g，黄芪 50 g。前 2 天每天 2 剂；第 3 天后改为每天 1 剂；第 5 天出血完全停止后改用归脾丸，每次 1 丸，每天 2 次。13 天后月经再次来潮，量中等，5 天净。每次月经来潮时服复方乌贼骨茜草汤 3 剂。随访半年，月经周期、经量均恢复正常。

【验方来源】 叶福葵. 复方乌贼骨茜草汤治疗功能性子宫出血 50 例［J］. 新中医，2000，32（11）：31.

按： 中医学认为，功能性子宫出血的病机为脏腑功能紊乱，气血失常，房室不节，思虑过度而致脾肾虚损，中气下陷；或因暴怒伤肝，肝不藏血等致冲任二脉损伤。复方乌贼骨茜草汤中的煅乌贼骨、茜草炭配伍为治崩中带下常用药，能固涩下焦，为治崩漏的主药；佐以蒲黄炭、槐花炭、地榆炭、阿胶有凉血止血之效。据现代药理研究，马齿苋、荠菜、益母草具有加强子宫收缩的作用，可增强止血效果；甘草调和诸药。治疗本病以止血、求因、固本为原则，灵活掌握，治之得宜，方能收效。此外，因患者气血损耗，脏腑功能较虚弱，往往易受各种内、外因素的影响而再度出血，且久病根深，暂效易得，巩固困难，故调理善后极为重要。

六味二至补肾汤

【药物组成】 熟地黄 20 g，山药、女贞子、旱莲草各 30 g，山茱萸、杜仲炭、炒续断各 15 g。

加减：崩漏不止、出血量多者，加荆芥炭、阿胶（烊化）

各 10 g，煅龙骨、煅牡蛎各 30 g；脾气虚弱者，加党参 20 g，白术 15 g；阴虚内热者，加生地黄 12 g，牡丹皮 10 g，炙龟板 20 g；兼血瘀者，加当归 12 g，三七粉（冲服）5 g。

【适用病症】　功能性子宫出血。

【用药方法】　每天 1 剂，水煎 2 次，将 2 次药液混合约 500 mL，分早、晚温服。1 个月为 1 个疗程，治疗 3～6 个疗程。

【临床疗效】　此方加减治疗功能性子宫出血 54 例，痊愈 12 例，显效 26 例，有效 13 例，无效 3 例。总有效率 94.44%。

【验方来源】　原合英，张建文，徐进杰. 补肾止血法治疗功能性子宫出血 54 例 [J]. 陕西中医，2001，22（11）：646.

按：功能性子宫出血的临床表现以不规则子宫出血为主，属中医学崩漏范畴。其病因病机以肾虚封藏不固为重心，以脾虚不能统血、阴虚内热迫血妄行，或瘀血内阻致血不归经为常见兼夹证，因此，补肾止血法是贯穿本病治疗过程的基本方法。六味二至补肾汤中的熟地黄、山茱萸、山药、旱莲草、女贞子以肾、肝、脾三阴并补而重在补肾。其中熟地黄、山茱萸、山药为六味地黄丸中三补之药，旱莲草、女贞子为二至丸。诸药合用，以收补肾之本、养阴止血之功。用杜仲炭、炒续断以肝肾并补而重在温补肾阳，固经止血。全方重在补肾止血，既补肾阴，又补肾阳，对肾阳虚者有"阴中求阳"之妙，对肾阴虚者有"阳中求阴"之巧，用于治疗功能性子宫出血具有良好的疗效。

芪地止崩汤

【药物组成】　黄芪 15～30 g，旱莲草、山药各 12 g，生地黄 12～15 g，白术、女贞子、白芍、阿胶（烊化）、茜草炭、棕榈炭各 10 g，甘草 6 g。

加减：出血时间长、量多无血块者，加海螵蛸、乌梅炭、煅龙骨、煅牡蛎；血块夹瘀者，加蒲黄炭、三七粉；血热甚者，加炒黄芩、焦栀子；兼小腹胀痛气滞者，加香附；肾虚腰痛者，加续断。

【适用病症】 功能性子宫出血。

【用药方法】 每天1剂，水煎服。7天为1个疗程。

【临床疗效】 此方加减治疗崩漏57例，痊愈（阴道出血停止，临床症状消失，月经周期正常，3个月以内无复发）43例，有效（阴道出血停止，临床症状明显改善，3个月内偶有复发再治有效）12例，无效（服药前后病情无变化）2例。

【病案举例】 聂某，女，45岁，已婚。阴道出血淋漓不断1个月余。西医诊断：功能性子宫出血。检查：血红蛋白85 g/L。曾服西药等治疗，效果欠佳。诊见：出血量多、色鲜红、时夹有少量血块，伴见气短乏力，头晕眼花，腰酸腿软，午后全身发热，但体温正常，面色苍白少华，舌淡红、苔薄白，脉沉细略数。证属气阴两虚，脾肾不足，冲任失固。治宜益气养阴，健脾补肾，固冲止血，方用芪地止崩汤加续断10 g，三七粉（冲服）2 g。服4剂后出血量明显减少，诸症状均减轻。仍用原方去三七粉，续服2剂，血止症状除。随访3个月无复发。

【验方来源】 张秀梅，安丽. 芪地止崩汤治疗崩漏57例[J]. 新中医，1996，28（4）：49.

按： 功能性子宫出血属于中医学崩漏范畴。其病因与虚、热、瘀三方面有密切关系。由于瘀、热而致冲任失调，且出血日久，又导致气阴两虚，致血不归经，血室难安，迫血妄行，形成崩漏。治宜益气养阴，健脾补肾，固冲止血。芪地止崩汤中用黄芪、山药、白术健脾益气，以资生血之源；棕榈炭、茜草炭凉血固涩以止血；女贞子、旱莲草、生地黄、白芍合用可以养肝肾，益血和营，宁血以安中；阿胶为血肉有情之品，能补经血、调冲任；甘草调和诸药。诸药合用，标本兼治，使正气充足，瘀血得化，血热能清，血循常道，则崩漏自止，故用于治疗功能性子宫出血的疗效迅速可靠。

补骨阿胶汤

【药物组成】　补骨脂、阿胶（烊化）各 10～20 g，海螵蛸 30～60 g。

加减：阳气虚者，选加艾叶、炮姜、淫羊藿、山药、升麻、菟丝子等；阴血虚者，加旱莲草、熟地黄、生地黄、白芍、地骨皮等；气滞血瘀者，选加三七、川芎、枳实、蒲黄、当归等；血热者，加大蓟、小蓟、茜草、黄柏、马齿苋、金银花等。

【适用病症】　功能性子宫出血。

【用药方法】　每天 1 剂，水煎服。

【临床疗效】　此方加减治疗功能性子宫出血，疗效颇佳。

【病案举例】　张某，女，54 岁。月经过多、经期紊乱 3 年。经期 7～20 天，周期 24～42 天，月经色淡、夹有紫色血块、量多，多方求治效不佳。诊见：头晕目眩，心悸，烦躁，失眠多梦，纳差，伴有恶心、呕吐，面色苍白，舌质淡、苔薄白，脉芤。血常规示：白细胞 7.24×10^9/L，红细胞 2.3×10^{12}/L，血红蛋白 76 g/L，血小板 270×10^9/L。西医诊断：功能失调性子宫出血。中医诊断：崩漏。处方：补骨脂、阿胶（烊化）各 20 g，海螵蛸 60 g，艾叶、炮姜各 18 g，黄芪 40 g，山药、蒲黄、地骨皮、金银花、茜草各 15 g，升麻 6 g，三七 12 g。以此方加减服药 27 剂，诸症状消除，随后绝经。

【验方来源】　车鸿平，裴玉霞. 补骨脂治疗功能失调性子宫出血［J］. 中医杂志，2002，43（8）：572.

按：功能性子宫出血是女性常见病。现代医学分为无排卵型与排卵型，西医主要以药物止血、激素治疗、清宫为疗法，但存在药物副作用大、易复发、远期疗效差的不足。中医学认为，本病出血责之于冲任二脉失调，其根本在肾，临床以肾阳虚、肾阴虚、气滞血瘀及血热为常见，以肾阳虚者为多。补骨脂对功能失调性子宫出血有良好的治疗作用，其功效有补肾壮阳，兼具收涩之性，对于肾阳虚者，单用补骨脂即有效，加味疗效更佳。对于肾阴虚、气滞血瘀、血热等，在辨证基础上加用补骨脂 10 ~ 20 g 有协同作用。现代药理研究表明，补骨脂有雌激素样作用，可兴奋子宫平滑肌，使子宫收缩，能够缩短出血时间，减少出血量。因此，补骨脂具有调节内分泌、缩宫、止血的功能，通过重用补骨脂与阿胶、海螵蛸等配伍治疗功能失调性子宫出血，可取得良好效果。

茜 草 浴

【药物组成】　鲜茜草全草 60 g（或干品 30 g）。

【适用病症】　功能性子宫出血。

【用药方法】　每天 1 剂，水煎取药液 1 000 ~ 1 500 mL，趁热浴足，并轻揉足底，每次 15 分钟，每天 2 ~ 3 次。治疗期间，停用其他药物，出血停止后再用上法巩固治疗 1 周。下次月经来潮后第 3 天无论出血量多少，均用上法连续治疗 7 天，连用 3 个月经周期，以巩固疗效。

【临床疗效】　此方治疗功能性子宫出血数百例，获效满意。

【病案举例】　吴某，女，32 岁。自 17 岁月经初潮以来，月经周期紊乱，月经 3 ~ 4 个月 1 次，或 1 个月 2 次，经期延长。婚后更是整月点滴不净，且多年未孕。西医诊断：功能性子宫出血。曾用中西药治疗效不佳。诊见：月经淋漓不断，质稀色淡，面色㿠白，口唇淡白，神疲乏力，心悸气短，舌淡白，脉弱。嘱其用茜草（干品）30 g煎汤浴足治疗。5 剂后出血停止，续用上法 1 周巩固疗效。下次月经来潮 3 天后照上法治疗，连用 3 个月经周期后，月经周期已趋正常，随访未见复发。

【验方来源】　吴标，梁武风，刘彩莉. 茜草浴足疗崩漏［J］. 新中医，1999，31（7）：10.

按：足三阴经起于足底，足三阳经止于足部，因此全身脏腑生理、病理变化等可通过经脉灌输足部来调节。用茜草洗浴足部，通过对足部的刺激，可引起局部循环变化，促进组织修复，调整卵巢功能，达到治疗功能性子宫出血的目的。

放置节育环后月经失调验方

清热化瘀方

【药物组成】　当归、赤芍、白芍、茜草、丹参、牡丹皮各10 g，益母草、马鞭草、五灵脂（布包煎）、蒲黄（布包煎）各20 g，藕节炭15 g。

加减：月经量多如崩者，加地榆炭、槐花炭各10 g，并加服云南白药胶囊；月经前淋漓不断者，加淫羊藿、桃仁各10 g；月经后淋漓不净者，加败酱草30 g，贯众炭10 g，海螵蛸15 g；伴有乳房胀痛者，加钩藤（后下）15 g，香附10 g；伴有气虚者，加黄芪20 g，党参15 g，白术10 g；伴阴虚者，加仙鹤草30 g，旱莲草、女贞子各20 g；伴阳虚者，加续断10 g。

【适用病症】　放置节育环后月经失调。临床表现为月经先期，周期提前7天以上；或经期延长超过7天以上，月经量过多或淋漓不断；或月经紊乱，无正常周期。

【用药方法】　每天1剂，水煎2次，分早、晚服，连服7~10剂。月经先期、月经量过多或月经淋漓不断者，宜于经前2天服药；经期延长者，于经期第2天服药。1个月经周期为1个疗程，一般治疗1~2个疗程。

【临床疗效】　此方加减治疗放置节育环后月经失调120例，显效（月经周期、经量恢复正常，3个月内未复发，并能继续保留节育环）48例，有效（月经量减少，经期缩短）61例，无效（治疗前后无明显变化，被迫取环或调环）11 例。总有效率 90.8%。

【验方来源】 吴爱明. 清热化瘀为主治疗置环后月经失调 120 例［J］. 新中医，1999，31（6）：46.

按：部分妇女子宫内放置节育环后可能出现月经失调等不良反应，多由节育器的机械性压迫引起子宫内膜和血管内皮细胞损伤，导致月经过多或经期延长。中医学认为，宫内放置节育环后损伤胞宫，感染邪毒以致邪毒蕴结，日久化热，热扰冲任，迫血妄行，故见月经过多，淋漓不净，治以清热化瘀法，使热清瘀祛，而且止血不留瘀，可获得较好的疗效。但由于患者失血过多，常常伴见气血亏虚，肝肾阴血之不足，因此在运用清热化瘀法的同时，结合兼证，适当配伍益气健脾、补益肝肾之品，标本兼顾，经调血止，共奏佳效。

血竭安宫汤

【药物组成】 血竭 5 g，生地黄 12 g，当归、牡丹皮、茜草、蒲黄（包煎）、香附、大黄炭、地榆炭各 10 g，益母草 15 g，败酱草 20 g，炒荆芥 6 g。

加减：血瘀甚者，加五灵脂、延胡索各 10 g，三七粉 3 g；湿热甚者，加贯众炭、栀子、黄芩各 10 g；气虚者，加黄芪 15 g，炒白术、太子参各 10 g；肾虚者，加续断、桑寄生各 10 g，杜仲 12 g。

【适用病症】 放置节育环后月经失调。临床表现为月经量过多，经期延长，或月经周期紊乱，或阴道不规则出血。

【用药方法】 每天 1 剂，水煎 2 次，分早、晚服，连服 7~10 剂。月经先期量多者，宜经前 2 天开始服药；经期延长者，宜经行第 2 天开始服药。一般治疗 1~3 个月经周期。

【临床疗效】 此方加减治疗放置节育环后月经失调 68 例，痊愈（经量、经期及白带与放置节育环前基本相同，经间期无出血）42 例，显效（临床症状明显改善）18 例，无效（临床症状无改善）8 例。总有效率 88.24%。

【病案举例】 叶某，女，28 岁。放置"O"形金属节育环近 1 年，月经量增多、色暗红、质黏稠、夹血块，经期延长，每次达半个月之久，月经周期尚正常。诊见：经行第 2 天，量多、色暗红、夹小血块，伴腰酸腹胀，心烦口干，大便偏干、隔天 1 次。舌质黯红、苔薄黄，脉弦。中医诊断：放置节育环后月经失调；证属异物阻滞气机，胞脉受损，瘀久化热，热扰冲任，迫血妄行。治以化瘀清热、凉血止血，方用血竭安宫汤加黄芩、贯众炭各 10 g。服 5 剂后月经干净，诸症状消失。于第 2、第 3 个月经周期的经行次日，各服上方 5 剂，巩固疗效。随访半年，月经周期、经量、经期正常。

【验方来源】 王燕芬. 血竭安宫汤治疗上环后月经失调 68例. 新中医，2000，（8）：335

按：放置节育环后月经失调的发生，多因气血流通失于和顺，瘀久化热，或外邪入里，郁久化热，瘀热内阻，热扰冲任，迫血妄行，或瘀血不去，血难归经，于是出现月经过多，淋漓不净，因此，瘀和热是其主要病机。血竭安宫汤具有化瘀清热、凉血止血的功效，且化瘀而不过峻烈，凉血而不留瘀滞，使热退瘀散血止。现代研究表明，大黄、牡丹皮、地榆、败酱草有抗炎抑菌作用，血竭、益母草、蒲黄、荆芥能缩短出血时间，加快子宫内膜的修复。

茜 莲 汤

【药物组成】 茜草、仙鹤草各 12 g，旱莲草、益母草、黄芪各 15 g，焦白术 20 g，煅龙骨、煅牡蛎各 30 g，地榆炭、陈棕榈炭、炒续断各 10 g，三七粉（分冲）3 g。

加减：胸闷乳胀烦躁者，加郁金、醋柴胡；血瘀甚者，加桃仁、红花；带下秽臭者，去龙骨、牡蛎，加黄柏、椿根皮；脾虚月经淋漓不净者，加党参、山药、阿胶。

【适用病症】 放置节育环后月经失调。临床表现为月经过多，淋漓不净，月经色紫红、夹有血块且气腥，少腹隐痛，腰脊酸楚，白带色黄气秽。

【用药方法】 每天 1 剂，水煎服。经期连服 7 剂，连服 3 个月经周期。

【临床疗效】 此方加减治疗放置节育环后月经失调而子宫出血过多 63 例，痊愈 36 例，好转 24 例，无效 3 例。总有效率 95.2%。

【病案举例】 陈某，女，37 岁。患者自放置节育环后，月经先后无定期，经期延长，淋漓不净，经色紫红夹有血块、质稠气腥，少腹隐痛，腰脊酸楚，头昏神疲，胸闷烦躁易怒，舌红、苔黄、脉弦滑。妇科检查：子宫大小正常，两侧附件未见异常。X 线检查示节育环位置正常。此系宫中节育环损伤胞脉，气滞血瘀，湿热蕴结下焦。治以清热利湿，理气化瘀。方用茜莲汤去黄芪、煅龙骨、煅牡蛎，加党参、椿根皮各 12 g，山药、桃仁、郁金、炒黄柏各 10 g，红花 6 g，共用 7 剂。服 2 剂药后经量稍增，服 5 剂药后出血停止，腹痛及其他症状消失。续服 2 剂以巩固疗效。下个月经周期恢复正常，随访半年未见异常。

【验方来源】 王兆明，徐文洪. 茜莲汤治疗置环后经漏 63 例［J］. 江苏中医，2000（12）：27.

按： 子宫内放置节育环后，刺激宫壁而引起宫缩，以致子宫内膜擦伤，节育环直接压迫周围组织，使子宫出血较多。中医学认为，异物损伤胞脉，湿邪乘虚侵袭，久蕴化热，扰动血海，遂致出血过多。茜莲汤中的茜草、旱莲草、益母草凉血活血；地榆炭、陈棕榈炭、仙鹤草、煅龙骨、煅牡蛎收敛止血；黄芪、焦白术健脾益气；三七粉养血活血；炒续断壮腰补肾。诸药合用，共奏清热利湿、活血化瘀、健脾肾、固冲任之功，收效较佳。

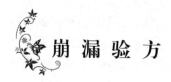

崩 漏 验 方

升阳除湿方

【药物组成】 黄芪 30 g，白芍 25 g，甘草、羌活、独活、升麻、柴胡、蔓荆子、藁本、防风各 10 g，黄芩、当归、荆芥穗炭各 15 g。

【适用病症】 崩漏。多见于人工流产手术后、刮宫及放置节育环术后所致的子宫出血、部分功能失调性子宫出血，中医辨证属湿热蕴滞型。临床表现为阴道出血，量多、色红、质黏稠、有血块；或出血淋漓不止，甚或不规则出血；或月经周期缩短，经期明显延长，兼见带下量多、色淡黄、有气味，阴痒，尿道灼痛或尿频尿急；或腰骶酸困，小腹坠胀；或胸脘满闷，呕恶厌食，口渴心烦；或头昏如蒙，大便不爽，小便色黄，舌红、苔黄腻，脉滑数或弦数。

【用药方法】 每天 1 剂，水煎服。

【临床疗效】 此方治疗崩漏证属湿热蕴滞型有较好的疗效。

【验方来源】 张新宽，马艳芳，郭梅樱，等. 杨宗孟教授治疗崩漏经验［J］. 新中医，2001，33（2）：14.

按：湿热蕴滞型崩漏责之于肝脾不和，湿蕴热生，或外感湿热，瘀阻胞络，湿阻冲任，热扰血海而成。一般止血之法以炭药敛涩为多，但有碍气助湿、助热化火（毒）之虞，故升阳除湿方以诸多风药升阳为主，少佐清热调血之品，阳升则阴霾散，热清则血海宁，虽不止血而止血之效尤著。

地锦固崩汤

【药物组成】　地锦草、炙黄芪、益母草、马齿苋各 30 g，贯众炭、棕榈炭各 15 g。

加减：偏于阳虚者，加炮姜、炒艾叶；阴虚者，加旱莲草、生地黄炭；血虚者，加阿胶（烊化）、炒白芍；血热者，加水牛角、炒栀子；血瘀者，加茜草、蒲黄（包煎）、三七粉（吞服）。

【适用病症】　崩漏。可见于青春期功能性子宫出血、生育期功能性子宫出血、更年期功能性子宫出血、子宫肌瘤等。

【用药方法】　每天 1 剂，水煎 2 次，取药液混匀后，分早、中、晚 3 次服。一般服药 6～12 剂。治疗期间忌房事及辛辣食品，并注意静养。

【临床疗效】　此方加减治疗崩漏 38 例，显效（出血停止，临床症状及体征完全消失，月经周期恢复正常，3 个月以上不复发）28 例，有效（出血止后，在 3 个月内再次出血，续服本方血止）7 例，无效（出血时断时续，症状无改善）3 例。

【病案举例】　郑某，女，28 岁。近 1 年来，月经周期紊乱，每次行经达半月之久。本月行经已 23 天，仍淋漓不断，量少色暗，曾使用黄体酮等西药治疗，病情无缓解。诊见：面色苍白，眩晕，乏力，小腹时有刺痛，舌边有瘀点、瘀斑，脉沉细涩。此是冲任不固兼有瘀血的虚实夹杂证，治以固冲任、祛瘀血为法。方用地锦固崩汤加蒲黄（包煎）15 g，茜草 12 g，三七粉（吞服）3 g。服 6 剂后出血停止，诸症状消失。后以归脾汤调理善后。

【验方来源】　房成举. 地锦固崩汤治疗崩漏 38 例 [J]. 浙江中医杂志，2000（5）：97.

按：崩漏一证，临床所见以虚、热、瘀三者最为突出。因女子以血为本，新血既去，不能速生，便成虚证。气为血帅，血为气母，气血互根互用，失血可导致气虚，又可因气不摄血而下血不止。此时有形之血既不能速生，而无形之气所当急固，故地锦固崩汤中重用黄芪补虚益气，加强脾的统摄作用，使血不外溢，澄源以治其本。但急则治其标，必以止血为先务，故用地锦草、马齿苋、贯众炭、棕榈炭四药合用凉血止血，塞流以治其标。离经之血已为瘀血，瘀血不去，瘀滞胞脉，犹如河道阻塞，其水必溢，故用益母草取其善入血分而散瘀，寓化瘀于止塞之中，复旧而标本兼治。诸药合用，益气止血散瘀，可达塞流、澄源、复旧之目的，崩漏自愈，诸症亦消。

崩 漏 方

【药物组成】 炙黄芪、炙五味子各 15 g，艾叶、侧柏叶、白术、当归、炒杜仲、熟地黄各 10 g，甘松 6 g。

【适用病症】 崩漏。可见于青春期、育龄期、更年期功能性子宫出血、子宫肌瘤等疾病。

【用药方法】 每天 1 剂，加水用武火煮开，微火煎熬 30 分钟，取药液 200 mL，分早、晚空腹温服，连服 3 剂。血止后再辨证善后调理。

【临床疗效】 此方治疗崩漏 50 例，治愈 39 例，有效 8 例，无效 3 例。总有效率 94.1%。

【验方来源】 张雪茹. 崩漏方治疗崩漏 50 例 [J]. 陕西中医，1999，20 (12)：532.

按：崩漏可发生于女性一生中各个阶段，尤以更年期为多。多见经血非时暴下不止或淋漓不尽，并伴有一派虚性证候群。因此，崩漏多虚少实，冲任虚损，肾气虚衰为致崩之本。冲为血海，任主胞胎。冲任二脉生理上与肾经相连，病理上相互影响。青春期由于肾气盛，天癸初至，任脉初通，太冲脉初盛，月事并未以时下，正常规律的月经周期尚未建立，加之贪凉饮冷及心理压力，耗损阳气，以及惊恐伤肾，致使肾虚不固。易发崩漏；育龄期则因劳累、流产刮宫、房劳过度，损伤冲任，肾虚不固，易发崩漏；老年肾气渐衰，天癸逐渐衰竭，冲任二脉气血也逐渐衰少，进入绝经期而发崩漏。由此可见，不同时期的肾虚导致不同时期的崩漏。病发时，气随血下，使虚者更虚。崩漏方中重用炙黄芪甘温益气升阳，摄血止血为主药，使心血充而主血，脾气健而统血，肺气足而帅血；炒杜仲、熟地黄益肝肾固本；炙五味子敛阴气而升阳气，又可消除炙黄芪、炒杜仲升阳太过；甘松引诸药入脾经；艾叶、侧柏叶、白术、当归温经健脾止血。诸药合用，具有益气摄血、温肾固崩之功效，有止血不留瘀、固血而截流、不克伐胃气等优点。

益气固涩止血汤

【药物组成】 炙黄芪 30 g，当归、茜草炭各 10 g，党参、棕榈炭、地榆炭、藕节炭各 15 g，山茱萸、白芍、阿胶各 12 g，柴胡 6 g，海螵蛸、煅牡蛎各 24 g。

加减：气虚较重者，黄芪加量为 60 g；阴虚内热者，加旱莲草、知母各 12 g；瘀血阻滞者，加蒲黄炭 12 g，益母草 20 g；出血较多者，加三七粉（冲服）2 g；腰膝酸软者，加续断 12 g；出血日久有内热者，加黄芩炭 15 g，连翘 20 g。

【适用病症】 崩漏。可见于功能性子宫出血、子宫肌瘤、上节育环后阴道出血、流产、慢性盆腔炎、更年期综合征等疾病引起的阴道不规则出血。

【用药方法】 每天 1 剂，水煎，取药液 400 mL，分早、晚服。10 剂为 1 个疗程，连用 1~3 个疗程。

【临床疗效】　此方加减治疗崩漏 68 例，痊愈（用药 1~3 个疗程内血止，下次月经经期、经量、周期正常，更年期综合征血止绝经）54 例，好转（用药 1~3 个疗程内血止，下次月经经期、周期正常，经量仍超过正常）12 例，无效（用药 1~3 个疗程病情无明显变化）2 例。总有效率 97.06%。

【病案举例】　王某，女，48 岁。月经紊乱近半年，周期 15~45 天，量多如崩或淋漓不净，经期 10~40 天。曾 2 次门诊行诊刮宫术并做病理活检。病理活检示：子宫内膜增殖症。经用氨甲苯酸、黄体酮、妇康宁片等药治疗，效果不明显。20 天前因劳累过度月经先期，来潮量多，并伴有血块，未予治疗。5 天后经量减少但淋漓不净、色淡红，仍有少量血块，伴头晕心悸、倦怠乏力，腰膝酸软，小腹隐痛，纳谷不香，舌质紫红、苔薄白，脉弦细。中医诊断：崩漏。辨证属气血两虚，瘀血内阻，冲任失调。治以益气养血，化瘀固涩，调理肝肾。方用益气固涩止血汤加三七粉（冲服）2 g，每天 1 剂，水煎，取药液 400 mL，分早、晚服。连服 10 剂后，出血量明显减少，头晕、心悸、腰膝酸痛减轻。原方减三七粉，续服 10 剂，诸症状消失，唯感纳呆、乏力。改用十全大补丸调理善后。随访数月未再复发。

【验方来源】　徐桂英，朱建明. 益气固涩止血汤治疗崩漏 68 例［J］. 江苏中医，2000，21（8）：29.

按：不规则的阴道出血属于中医学崩漏范畴。虚、热、瘀是形成崩漏的主要病因。由于瘀血不去，血不得归经，邪热不清，血室难安，且瘀久化热，热扰血海，迫血妄行。出血日久，致冲任失调，导致气血两虚之证。益气固涩止血汤中用炙黄芪、党参大补元气，以资生血之源；与当归合用益血和营，补气生血。若出血量多者当归改用当归炭以养血止血，血生而瘀难留；加入少量柴胡，协同黄芪升提清阳之气，使下陷之气上升，下注之阴血随气上升而血自止；棕榈炭、地榆炭、藕节炭、茜草炭合用凉血固涩以止血，而且炭类药物止血作用迅速可靠；加入煅牡蛎、海螵蛸可增强固涩止血的作用；山茱萸、白芍合用可以养肝肾，和阴血，宁血以安中；阿胶为血肉有情之品，能补经血、调冲任，与三七合用能补血止血，行血化瘀，使血止而无留瘀之弊。全方配伍巧妙，将益气养血、凉血活血、固涩止血、升提中气等融为一体，清补并用，涩通结合，标本兼治，能使正气充足，瘀血得化，血热能清，血循常道，则崩漏自止。本方补而不腻，温而不燥，清而不凉，止血而不留瘀，祛瘀而不伤正，涩通并用，适用于因虚、热、瘀而致的崩漏，在消除临床症状方面作用可靠。

宫 血 汤

【药物组成】　黄芪、熟地黄、龙骨、牡蛎各 30 g，山茱萸、五味子各 12 g，醋香附 15 g，煅赤石脂、地榆炭各 10 g，生甘草 6 g。

【适用病症】　崩漏，证属肝肾失调型，常见于育龄期妇女。临床表现为月经淋漓不断或突然下血，血色紫暗有块或清稀，伴见乳房或小腹胀痛，心烦易怒，体倦乏力，腰膝酸软，舌质暗红、苔薄白，脉弦细。

【用药方法】　每天 1 剂，水煎服。

【临床疗效】　此方治疗崩漏证属肝肾失调型，效佳。

【病案举例】　朱某，女，51 岁。经血淋漓 40 余天，平素嗜辛辣，曾服凉血止血类药物，经血渐止，但现又见月经突然增多。经 2 次 B 超检查示：子宫内膜增殖症。诊见：神疲乏力，倦怠，懒言，面色萎黄，心悸目眩，动辄经血增多，汗出而喘，呼吸低微，心烦喜呕，四肢不温，小腹胀痛，唇甲舌淡、苔薄白，脉微细。本病阴血虚是本，但往往气随血脱，而有形之血不能速生，必先补益无形之气，故急服独参汤培固元气，以防阳气暴脱。再以滋肾养血、疏肝调经的宫血汤去黄芪、煅赤石脂、地榆炭，加红参（另炖）、血余炭各 10 g，白芍 15 g，三七粉（冲服）6 g，益母草 25 g。每天 1 剂，水煎服。服 3 剂后，血崩减缓，伴有心烦，动则汗出。原方续服 6 剂，排出紫暗内膜状物，经血净止，腹胀痛消失。继服逍遥丸以善后。

【验方来源】 郭秀清，程孝远，程艳蕊. 程彬芳老中医治疗崩漏经验介绍［J］. 新中医，2002，34（9）：11.

按： 崩漏一症，肾固然重要，但亦不可忽视肝的作用。七情过极、恣食偏味、堕胎小产、节育上环，皆可引起肝失所藏，肾阴不充，疏泄无度，相火妄动，灼伤胞脉，迫血妄行而致血崩经漏；崩漏日久，必致肝不藏血，肾不藏精，肝肾失调。治以滋肾养血，疏肝调经。方用宫血汤治之，并随证加减。但忌用大量凉血止血药物，因血得热则行，得寒则凝，寒凝滞血，成瘀成块。又忌辛温香燥之品，妇女血常不足，崩漏亦伤其血，复以辛燥，使虚者更虚，宜慎之。

逐瘀调血方

【药物组成】 生地黄、当归、香附、荆芥穗炭、赤芍各 15 g，炒蒲黄、五灵脂、侧柏叶、枳壳、茜草各 10 g，三七粉（冲服）3 g，海螵蛸 40 g，益母草 50 g。

【适用病症】 崩漏，证属气滞血瘀型。多见于妇科炎症、肿瘤及部分有排卵型功能性子宫出血引起的出血。临床表现为阴道出血、量少淋漓、色暗有块，小腹胀痛或刺痛，喜温拒按，伴胸胁乳房胀满，善太息，或小腹部可触及包块，或皮肤可见暗红色瘀斑，或午后、夜间低热，心烦难眠，舌紫暗有瘀点（斑）、苔薄白，脉沉弦涩。

【用药方法】　每天 1 剂，水煎服。

【临床疗效】　此方治疗崩漏证属气滞血瘀型，疗效较佳。

【验方来源】　张新宽，马艳芳，郭梅樱，等. 杨宗孟教授治疗崩漏经验［J］. 新中医，2001，33（2）：14.

按：月经正常来潮，乃气调血畅之故。然"百病皆生于气"，气机不畅则血行泣，冲任失于调节，血海失于蓄溢而成崩漏。故以逐瘀调血方逐瘀调经，气行则冲任调，瘀化则血归经，虽无涩血之品以塞流，却有调血之药以澄源，乃通因通用之法。临证时切忌不辨虚实而妄投涩滞之品，以致变证百出。

滋肾安血汤

【药物组成】　黄芪、熟地黄、龙骨、牡蛎各 30 g，山茱萸、五味子、山药各 12 g，白芍 15 g，栀子炭 10 g，生甘草 6 g。

【适用病症】　崩漏，证属肾气未充型，多见于青春期少女。临床表现为经期紊乱，阴道流血淋漓不断，或突然大下紫暗血块，经色鲜红，小腹微痛或无痛，伴头晕耳鸣、腰膝酸软、五心烦热、口干、舌红、脉细数。

【用药方法】　每天 1 剂，水煎服。

【临床疗效】　此方治疗崩漏证属肾气未充型，疗效佳。

【病案举例】　刘某，女，15 岁，学生。经某医院诊断为青春期功能性子宫出血。曾服止血类和激素类药物，疗效欠佳。平素喜食酸辣。诊见：经血淋漓不断 24 天，经色暗红、质稠有血块，形体消瘦，面色萎黄，舌质淡、苔薄黄，脉沉细数。B 超检查示：子宫内膜增厚。证属肾气虚弱，血有郁热。治以滋肾清热，补益冲任为主，方用滋肾安血汤 3 剂，每天 1 剂，水煎服。药后经血净止。继服 7 剂，以巩固疗效。随访半年无复发。

【验方来源】 郭秀清，程孝远，程艳蕊. 程彬芳老中医治疗崩漏经验介绍［J］. 新中医，2002，34（9）：11.

按： 崩漏之形成，病因复杂多端，与肾气虚实关系最为密切。肾为先天之本，主藏精气，肾气盛则天癸至，任通冲盛，月经按时而下。若肾气未充，阴精不足，封藏失司，冲任不盛，胞脉不荣，经血失调而致崩漏，崩漏日久则又损及肾阳。治以滋补肾阴，补益冲任。方用滋肾安血汤治之，切合病机，故疗效较佳。

滋源调经方

【药物组成】 女贞子 50 g，旱莲草、白芍各 25 g，山药、地榆各 30 g，山茱萸、当归、熟地黄、牡丹皮、黄柏、乌梅、苎麻根各 15 g，龟板 20 g，甘草 10 g。

【适用病症】 崩漏，证属阴虚血热、血不循经型。多见于引产、流产、刮宫术所致的子宫异常出血，或无排卵型功能性子宫出血。临床表现为阴道下血淋漓，量或多或少，色鲜红、质黏稠，月经周期紊乱，经期延长，甚或不规则阴道出血，兼见头晕耳鸣，心烦失眠，咽干口苦，面颊潮红，午后低热，大便干燥，小便色黄，平素白带量少，阴道干涩灼痛，舌红少苔、舌面干燥，脉弦细数。

【用药方法】 每天 1 剂，水煎服。

【临床疗效】 此方治疗崩漏证属阴虚血热、血不循经有较好的疗效。

【病案举例】 郭某，女，38 岁，已婚。因药物流产不全服药 2 周，出血量仍较多，又行清宫术，血量减少但淋漓不尽 1 个月余，曾用止血药等，疗效不佳。诊见：阴道淋漓出血，量少、色鲜红、无血块，伴见心烦易怒，头晕耳鸣，夜寐不安，潮热颧红，舌红绛干燥、无苔，脉细数无力。证属阴虚火旺。治以滋阴清热、养血调经，用滋源调经方治疗 2 天血止。共服药 10 余剂，诸症状消失。停服中药后 22 天月经来潮，色、量正常，6 天干净。随访半年月经正常。

【验方来源】 张新宽，马艳芳，郭梅樱，等. 杨宗孟教授治疗崩漏经验 [J]. 新中医，2001，33（2）：14.

按：妇科虽多血证，但阴虚血热、血不循经型崩漏的辨证要点在于阴液亏损，虚火扰于冲任，血海不藏，蓄溢失度。方用滋源调经方滋阴清热，养血调经，但不可妄投收敛滞涩之药以止血，当循其所因而治之。如虚者培其本，寒者温其元，热者抑其势，实者导其源。故因阳虚、寒湿所致妇科出血证，不宜用滋源调经方。

宫 血 饮

【药物组成】 补骨脂、白花蛇舌草、党参各 30 g，续断 20 g，蒲黄 12 g，三七粉（冲服）3 g。

【适用病症】 崩漏。可见于功能失调性子宫出血、子宫肌瘤出血、盆腔炎症出血、子宫内膜异位症以及宫内放置节育环后子宫出血，中医辨证属肾虚血瘀夹湿热型。

【用药方法】 每天 1 剂，水煎 2 次，分早、晚服。连续服药 4 周，月经期不停药。

【临床疗效】 此方治疗崩漏属肾虚血瘀夹湿热型 117 例，临床治愈（经量、经期、周期恢复正常，并能维持 3 个月经周期以上或更年期妇女血止绝经）38 例，好转（经量、经期、周期恢复正常，但不能维持 3 个月经周期，或周期正常，经量较治疗前减少1/2 以上，经期也有所缩短）71 例，无效（子宫出血无改善）8 例。

【病案举例】 李某，女，26 岁。月经 41 天未净，曾用中西药治疗未效，既往有崩漏病史。本次月经来潮初期量少，至月经第 5 天量增多，暴下如注，经治疗后量减少但一直未净。妇科检查：子宫大小正常，双侧附件未见异常。诊断性刮宫后刮出物经病理检查示：子宫内膜增生过长（单纯型与腺囊型混合）。诊见：出血量多，色暗红、有血块，腰骶酸痛，舌暗红有小瘀点、苔微黄稍腻，脉滑数。中医诊断：崩漏。证属肾虚血瘀夹湿热型。治以补肾益气、化瘀清湿热为主，方用宫血饮 7 剂，每天 1 剂。服药后出血已止。再以宫血饮调治 3 周，月经来潮，经量已恢复正常，7 天干净。停药随访 3 个月余，月经周期、经量和经期均正常。

【验方来源】 欧阳惠卿. 宫血饮治疗崩漏 117 例疗效观察［J］. 新中医，1998，30（5）：21.

按： 崩漏是妇科常见病，治疗有塞流、澄源、复旧三法。塞流既是止血，又是治疗的重要环节。中医学认为，肾虚是导致本病的主要病机。肾虚则封藏失职，冲任不能固摄经血，故妄行而为崩漏。又因失血使气随血去，气虚无力运血，从而加重血脉之瘀滞，故本病多夹血瘀，瘀而郁热，经血受热煎熬，则瘀结更甚，因此本病的病程较长。宫血饮方中用补骨脂、续断补肾固冲治其本，现代药理研究证实，补骨脂对子宫有明显的收缩作用，能缩短出血时间，故有减少子宫出血量的效果；三七粉、蒲黄均能缩短凝血酶原时间，因而有凝血作用；党参益气行血，白花蛇舌草清热凉血，二药配伍使用，以加强行瘀散结止血之效。全方攻瘀而不伤正，补肾而不留瘀，用于治疗肾虚血瘀夹湿热型之崩漏，可收较好的止血调经效果。

安本固冲方

【药物组成】 党参、艾叶炭、白术、炙甘草、茯苓各 10 g，黄芪、山药各 30 g，女贞子 50 g，旱莲草、赤石脂、补骨脂各 25 g，山茱萸、鹿角霜各 15 g。

【适用病症】 崩漏，证属脾肾两虚型。多见于青春期无排卵型功能性子宫出血，反复多次人工流产及刮宫术、部分妇科炎症所致的子宫出血。临床表现为阴道出血淋漓，量多色淡、质稀无块，或月经周期紊乱，或经期延长，甚或阴道不规则出血，兼见神疲乏力，头晕心悸，腰膝酸困，小腹、四肢不温；或面浮肢肿，气短懒言，自汗出，面色萎黄或晦暗无华，小便清长或不利，纳呆便溏；平素带下量多、清稀如水、味腥，舌质淡胖嫩、边有齿痕，苔白滑，脉沉细或虚弱。

【用药方法】 每天 1 剂，水煎服。

【临床疗效】 此方治疗崩漏证属脾肾两虚型有较好的疗效。

【验方来源】 张新宽，马艳芳，郭梅樱，等. 杨宗孟教授治疗崩漏经验［J］. 新中医，2001，33（2）：14.

按：妇科虚证与脾肾有密切关系。如肾阳虚衰则失于温煦气化，故封藏无力，冲任不固；脾气不足则化源匮乏，清阳不升，致冲任失养，血海失统。治宜滋先天以固本，健后天以安冲，本固则肾元不竭，冲安则血止经调。方用安本固冲方调补脾肾，可获得较好的疗效。

茱萸螵蛸固冲汤

【药物组成】 党参、黄芪各 20 g，白术 6 g，白芍、山茱黄、续断、海螵蛸、茜草根炭、蒲黄各 15 g，阿胶（烊化）10 g，煅龙骨、煅牡蛎各 25 g。

加减：脾肾阳虚者，加补骨脂 15 g，艾叶炭 6 g；阴虚血热者，加生地黄、地榆各 10 g，牡丹皮 6 g；血瘀者，去阿胶，加三七 5 g，益母草 15 g。

【适用病症】　崩漏。

【用药方法】　每天 1 剂，水煎 2 次，分早、晚服。

【临床疗效】　此方加减治疗崩漏 76 例，临床治愈（月经周期、经量、经期恢复正常并持续 3 个月经周期以上，或更年期患者血止绝经）43 例，好转（月经周期、经量、经期恢复正常但不能持续 3 个月，或周期正常、经量明显减少、经期缩短）25 例，无效（子宫出血无明显改善）8 例。总有效率89.47%。

【验方来源】　陈喵，朱嘉扬. 固冲汤加减治疗崩漏 76 例疗效观察 [J]. 新中医，2001，33（2）：53.

按：崩漏的主要特征乃经血非时暴下不止或淋漓漏下不尽，多因脾虚气陷、统摄无权、冲任失固致血不归经所致，故在固涩的同时辅以补气摄血以治其本。茱萸螵蛸固冲汤加减方中的煅龙骨、煅牡蛎、海螵蛸、茜草根炭收涩止血以治其标；党参、黄芪、白术、阿胶、山茱萸补脾益气，补血止血以治其本；续断补肾固冲止血；白芍敛阴止血；又因"离经之血则为瘀血"，在补气固涩止血同时佐蒲黄以化瘀止血。诸药合用，补脾肾、固冲任、收涩止血，具有标本同治之功，可收到较好的治疗效果。

固本止崩汤

【药物组成】　熟地黄、白术各 30 g，黄芪、当归各 10 g，人参、白芍、柴胡、棕榈炭、地榆、侧柏叶各 9 g，姜炭 3 g。

加减：偏血虚者，加阿胶、枸杞子；偏气虚者，加升麻、三七；闪挫受伤有瘀血者，加赤芍、当归尾、桃仁、牡丹皮、益母草；肾精亏损者，加阿胶（烊化）、山茱萸；肝气郁结者，加白芍、柴胡；血止后去棕榈炭、地榆、侧柏叶等。

【适用病症】 崩漏。

【用药方法】 每天 1 剂，水煎服。

【临床疗效】 此方加减治疗崩漏 98 例，治愈（出血止，月经按期来潮，适量维持 3 个月以上）61 例，好转（出血止，月经周期正常或先后不定，3 个月内有复发）33 例，无效（连续治疗 3 个月，月经不能恢复正常）4 例。总有效率 95.9%。

【病案举例】 杨某，女，27 岁。阴道不规则流血 8 个月。曾有 2 次习惯性流产。经激素治疗，重建月经规律无效。诊见：阴道大量流血，血色淡、质稀无块，伴全身乏力，心悸气短，面色㿠白，胸胁闷胀，舌淡、苔薄白，脉细无力。证属肾经亏损，肝气郁结，冲任不固。治以补肾益气，固摄冲任。治以固本止崩汤加阿胶、枸杞子、三七。服上方 3 剂后，出血量减少，5 剂血止。随访 2 年月经正常。

【验方来源】 姚玉卫. 固本止崩汤治疗崩漏 98 例 [J]. 陕西中医，2001，22（11）：682.

按：妇女经血淋漓甚则崩漏不止，其主要原因为禀赋不足、肾气亏损，加之房劳、饮食、情志所伤，而至肾精暗耗，肝肾精血亏损，固摄无权，冲任失守，发为崩漏。本病常伴有胸胁闷胀、两胁不舒之肝气郁结之证。故于固摄冲任之中略施平肝解郁之白芍、柴胡，"肝平则能藏血"。但填补肾精、固摄冲任是治疗的最重要法则。固本止崩汤中选用熟地黄、当归，量大味厚助以阿胶、枸杞子入肾经温补肾阴，充督脉之损。人参、白术、黄芪益气摄血，健脾助运；地榆、棕榈炭、侧柏叶凉血止血；柴胡、白芍解郁平肝；姜炭引血归经。诸药合用，以当归、枸杞子、熟地黄、阿胶补先天之肾气，以人参、白术、黄芪调理后天之脾气。后天养先天，以达补益肾精、固摄冲任之效。临证用于治疗崩漏，获效良多。

止血宁宫汤

【药物组成】 党参、炙黄芪、生地黄炭、煅龙骨、煅牡蛎、赤石脂、茜草炭、龟板（先煎）各 15 g，熟地黄炭 18 g，阿胶（烊化）10 g，炒白芍、旱莲草各 12 g，炙甘草 6 g。

加减：暴崩骤然亡血者，改党参为人参 10 g，加三七粉（冲服）3 g，以大补元气、固脱止血；血热甚者，加知母 10 g，地榆炭、槐花炭各 15 g；肝火旺者，加牡丹皮 10 g，栀子 10 g，龙胆草 12 g；虚热者，加地骨皮、侧柏叶炭、瓦松各 10 g；气血虚者，去茜草炭，加升麻 6 克，当归、血余炭、棕榈炭各 15 g；阳虚者，去生地黄炭，加续断 15 g，炮姜炭 6 g；阴虚者，加山茱萸 10 g；气郁者，加柴胡、香附各 10 g，莲房炭 15 g；血瘀者，加川芎、炒蒲黄各 10 g。

【适用病症】 崩漏。

【用药方法】 每天 1 剂，水煎 2 次，分早、晚饭后服。7 天为 1 个疗程。

【临床疗效】 此方加减治疗崩漏 100 例，治愈（经量、经期、周期恢复正常，并能维持 3 个月经周期以上，或更年期妇女血止经绝）54 例，好转（经量、经期、周期虽恢复正常，但不能维持 3 个月经周期，或经量减少或经期缩短）40 例，无效（阴道出血无变化）6 例。总有效率 94%。

【验方来源】 杜爱国. 止血宁宫汤治疗崩漏 100 例. 山东中医杂志 [J]，2000，19（9）：540.

按：中医学认为，崩漏主要是由冲任损伤不能制约经血所致。止血宁宫汤中的党参、炙黄芪益气摄血；熟地黄炭、阿胶、炒白芍补血养血，滋阴生津；龟板、赤石脂、煅龙骨、煅牡蛎、旱莲草滋补肝肾，固涩止崩，镇静安神；生地黄炭、茜草炭养血凉血止血，使血循经不致外泄；炙甘草补脾益气，调和药性。诸药合用，共奏调补气血、滋补肝肾以治其本，安神固冲止血以治其标，用于治疗崩漏，疗效好，见效快，无不良反应。

固冲汤加减方

【药物组成】　炒白术、党参各 30 g，白芍、煅牡蛎各 20 g，黄芪、续断、何首乌各 18 g，山茱萸、阿胶各 15 g，茜草 10 g，五倍子 6 g。

加减：血热内扰者，去黄芪，加生地黄、地骨皮、黄芩，白术生用；脾肾阳虚者，加巴戟天、杜仲、淫羊藿；肾阴亏虚者，加菟丝子、旱莲草、女贞子、黄精；瘀滞胞宫者，加益母草、三七、蒲黄。

【适用病症】　更年期崩漏。

【用药方法】　每天 1 剂，水煎服。

【临床疗效】　此方加减治疗更年期崩漏 38 例，治愈 26 例，好转 8 例，未愈 4 例。总有效率 89%。

【病案举例】　劳某，女，50 岁。月经紊乱 1 年，呈不规则出血，量较平时增多，有时持续 20 余天才干净。4 个月前因经量过多，20 余天未净，曾行刮宫术。半月前月经来潮，暴崩下血，色淡红、质稀，伴头晕目眩，腰背酸痛，肢冷畏寒。诊见：形体稍胖，精神萎靡，面色㿠白，舌淡、苔薄白，脉沉细无力。B 超检查示：排除子宫肌瘤。血常规示：全血细胞减少。西医诊断：功能性子宫出血。中医诊断：崩漏。证属脾肾阳虚。方用固冲汤加减方加巴戟天、杜仲、淫羊藿各 15 g。服 3 剂后，出血量明显减少，续服 2 剂血止。但仍有腰背酸痛，疲乏无力，纳呆，上方去煅牡蛎、茜草、五倍子，加熟地黄、山药、茯苓各 20 g，嘱常服调理，巩固疗效。随访半年，月经周期尚属正常。

【验方来源】 王娟. 固冲汤加减治疗更年期崩漏 38 例［J］. 新中医，1998，30（8）：48.

按： 更年期崩漏的主要病机为冲任不固，不能制约经血。此期妇女正值天癸竭，脾气虚，肾气衰。而脾虚则统摄无权，肾衰则封藏不固，致冲任失摄成为崩漏。治以健脾益气、脾肾双补为主。出血原因有寒、热、虚、实之分，但崩漏发病缓急不同，出血新旧各异，应本"急则治其标，缓则治其本"的原则，"补虚"是"塞流"的重要措施。虚证主要表现脾肾气血亏虚：脾为后天之本，有统摄血液之功，脾气亏虚，气不摄血，重者血流如注而为崩，轻者淋漓不断而为漏，故健脾益气实为"塞流"之重要治法。止血后应固本复旧，调理善后。更年期妇女崩漏多为卵巢功能失调，证见脾肾虚衰，故脾肾双补是复旧的重要措施。

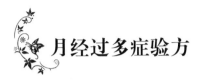

月经过多症验方

凉血清海汤

【药物组成】 水牛角（水浸，先煎）30～45 g，生地黄（切碎黄酒浸）、白芍各15～45 g，牡丹皮炭9 g，桑叶、仙鹤草各30 g，海螵蛸10～20 g，阿胶（烊化）、荆芥炭各10 g。

加减：属血热夹瘀者，兼见月经夹有血块、色紫或肉膜样物，下腹胀痛拒按，且血块排出后下腹胀痛缓解，加三七粉（冲服）3 g，益母草12 g，云南白药胶囊4粒（分2次吞服）；属血热气虚者，兼见倦怠乏力，短气懒言，面色少华，舌淡红或胖、苔薄白，脉细软，加党参15～30 g；属血热气虚肝郁者，兼见胸乳胀痛，郁闷不舒，加香附炭6 g，柴胡5 g；属血热肾虚者，兼见腰膝酸软，头晕耳鸣，脉细，加旱莲草30 g，女贞子12 g，山茱萸20 g；属血热脾肾两虚者，兼见倦怠短气，舌胖有齿印，脉细软，加党参15～30 g，炙黄芪15 g，旱莲草30 g，女贞子12 g；属血热肾虚湿热者，加旱莲草、槐花各20 g，地榆、贯众炭各30 g；属血热肾虚夹瘀者，加旱莲草30 g，三七粉（冲服）3 g，益母草12 g；属血热阴伤者，加石斛20 g，天冬15 g；如脾胃偏寒，生地黄减量或改为生地黄炭，白芍用炒，另加香附炭10 g。

【适用病症】 月经过多症，证属血热型。可见于功能性子宫出血、人工流产术后、子宫内膜炎、子宫肌瘤、放置宫内节育环后所引起的出血。临床表现为月经过多，超过正常量1倍以上，经色鲜红或紫黑，口渴，便秘，舌质偏红、苔薄白或微黄，脉滑。

【用药方法】 每天1剂，水煎服。

【临床疗效】 此方加减治疗月经过多证属血热型100例，治愈76例，显效12例，有效8例，无效4例。总有效率96%。

【验方来源】 马大正. 凉血清海汤治疗经量过多100例报道 [J]. 上海中医药杂志，1998（4）：38.

按： 月经量过多，多因热致血不循经所致，故临床表现以血热型为主，治宜清热凉血止血为大法。凉血清海汤中的水牛角，经动物实验证明具有明显缩短出血时间的作用；生地黄切碎用黄酒浸后，能明显缩短凝血时间；白芍凉血止血；牡丹皮炭增强止血功能，也可以防止瘀血形成；桑叶可增强毛细血管的抵抗力，有促使血液凝固的作用，为肝热妄行之崩漏要药；海螵蛸收敛固涩；仙鹤草止血；阿胶养血止血；荆芥炭可使出血时间缩短。诸药合用，共奏凉血止血之功。由于气为血之帅，血为气之母，经量过多必然耗气，故血热兼见气虚者尤为多见。此外，还兼见其他证型，治疗时应随症加减，才能获得较好的疗效。

乌贼茜草加味方

【药物组成】 茜草，乌贼骨（海螵蛸）。（原方无药量）

加减：心脾气虚导致肢冷多汗、乏力、面色㿠白者，加入参、白术、黄芪、酸枣仁、远志等；胞脉血瘀见腹痛、下血色黑者，加桃仁、红花、当归、川芎、五灵脂、蒲黄、益母草；肝郁气滞见烦躁易怒、胸胁、小腹胀痛、经量或多或少、或夹瘀块者，加柴胡、白芍、当归、人参、白术、香附、枇杷叶；血热月经量多、色红质黏、心烦面赤者，加黄芩、黄连、牡丹皮、栀子、生地黄、麦冬、赤芍；出血过多者，加大蓟、小蓟、阿胶、侧柏叶。

【适用病症】　月经过多症。

【用药方法】　每天 1 剂，水煎服。

【临床疗效】　此方加减治疗月经过多症 26 例，治愈 21 例，好转 5 例，总有效率 100%。疗程最短者 2 天，最长者 15 天。

【病案举例】　张某，女，38 岁。人工流产后经期延长 3 个月余，淋漓不尽，色鲜红或暗，伴黑色豆腐状血块，小腹胀痛，心烦失眠，脉弦稍沉。此乃冲任受损，肝郁为病。治以疏肝解郁、调冲宁血为主，方用乌贼茜草加味方。处方：乌贼骨 30 g，茜草、荆芥穗、棕榈炭、制香附各 10 g，柴胡 5 g，益母草 15 g。服 4 剂后，血止。

【验方来源】　翟立樵. 乌贼茜草加味治疗月经过多症 26 例［J］. 吉林中医药，2003，23（7）：26.

按：月经过多症为临床常见病，临证宜详审病因，辨明虚实，治疗重在调经以治本。经前理气为先，经期调血为主，经后补虚为宜，血海宁静则血不妄行。乌贼茜草加味方的乌贼骨咸温无毒，主治妇女赤白漏下、经闭、血崩等；茜草苦寒无毒，止内崩下血，久服益经气，又主月经不止、带下、瘀血等。两药一散一敛，开血闭，散恶血，临证加减治疗顽固性月经过多症有良好的疗效。

安宫环宁汤

【药物组成】　蒲公英、败酱草各 15 g，香附、续断、茯苓、山楂、延胡索、熟地黄各 10 g，黄柏、侧柏炭、栀子、赤芍、当归各 12 g，五灵脂、蒲黄各 6 g。

加减：脾胃气虚者，加党参、黄芪各 15 g；瘀热内结明显者，加益母草 15 g，大黄炭 10 g。

【适用病症】　放置节育环后月经过多。临床表现为放置节育环后月经量增多，经期延长，或月经淋漓不断，伴见腰腹疼痛。

【用药方法】　每天 1 剂，水煎 2 次，分早、晚服。3 天为 1 个疗程，治疗 1～4 个疗程。

【临床疗效】　此方加减治疗放置节育环后月经过多 66 例，治愈（阴道出血停止，腰酸腹痛消失，3 个月未复发）54 例，好转（阴道出血控制，临床症状缓解或缓解后复发）10 例，无效（治疗前后无变化）2 例。总有效率 98.5%。

【病案举例】　某女，30 岁。1 个月前子宫放置节育环，当天出现腰腹疼痛，次日见少量阴道流血、色鲜红，淋漓不断，曾口服消炎止血药，效果不佳。近 2 天出现周身乏力，腰腹酸痛加剧，阴道出血、色淡红，量较前增加，伴见面色少华，精神萎靡，舌质淡白，脉沉细。中医辨证属脾肾两虚，瘀血内结。予安宫环宁汤加减，服用 3 剂后，阴道流血量明显减少，腰腹疼痛、周身乏力减轻。继服 3 剂巩固疗效。随访半年无复发。

【验方来源】　王晓伟，王洪美. 安宫环宁汤治疗放环后月经过多［J］. 山东中医杂志，2003，22（7）：443.

按： 子宫放置节育环引起的不规则出血，常伴有下腹部胀痛，其病机常与脾肾不足、瘀血热毒搏结于胞宫有关。虽有血热、气虚、血瘀之分，但因病情错杂，常需三组方药配合使用，使之泻中有藏，藏中有泻。腰腹痉挛性疼痛者，多是由于子宫排除异物引起的肌肉收缩痛，故在治疗上，除滋肾调肝外，尚需加入化瘀和络的药物。在调理脾胃的同时，宜加入疏调心肝之品，结合心理疏导，才能稳定疗效。

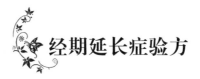

经期延长症验方

固冲止血汤

【药物组成】　党参、黄芪、续断各 20 g，白术、山药各 15 g，阿胶 10 g。

加减：湿热者，加车前子、苦参；血瘀者，加炒蒲黄、五灵脂、益母草炭；肝郁者，加香附、柴胡；肾虚明显者，加枸杞子、山茱萸；虚热者，加生地黄、地骨皮；便秘者，去山药。

【适用病症】　经期延长症。

【用药方法】　每天 1 剂，水煎服。

【临床疗效】　此方加减治疗经期延长症 82 例，治愈 77 例，无效 5 例。治愈率 93.9%。

【病案举例】　何某，女，26 岁。月经淋漓不断近 50 天，经血量多、色红、无血块，小腹疼痛下坠，尿浊，舌质红、苔黄，脉滑细。方用固冲止血汤 3 剂，经血明显减少，腹痛减轻。继服 4 剂，出血止。随访 1 年余未再复发。

【验方来源】　李艳芬. 固冲止血汤治疗经期延长 82 例 [J]. 陕西中医，2001，22（12）：746.

按：经期延长与肝脾肾功能和冲任二脉的关系最为密切。固冲止血汤重在安冲固本，用黄芪、党参、白术、山药补气健脾，生津养血；续断、阿胶补益肝肾，益冲止血。诸药合用，共奏补肝脾肾、安冲止血之效。临证随症加减，疗效颇佳。

妇科各种疾病引起的子宫出血验方

固本止血汤

【药物组成】 何首乌 20 g，大枣 25 g，党参、黄芪各 30 g，荆芥炭、白术各 10 g，茯苓、白芍、续断、山茱萸、杜仲、阿胶（烊化）各 15 g，炙甘草 6 g。

加减：气虚较甚者，加重党参、黄芪的用量，或人参 15 g（另煎）；夹寒者，加艾叶、鹿角胶（烊化）各 15 g；夹热者，加生地黄、玄参各 15 g；胎滑者，加菟丝子、桑寄生各 15 g。

【适用病症】 妇科各种疾病引起的子宫出血，包括怀孕后阴道无痛性流血、月经过多、崩漏等。临床表现为怀孕后阴道无痛性流血，或月经经期延长且经量增多，或 1 个月 2 次月经且量多，或先多后少，淋漓不断。伴见头晕气短，腰膝酸痛，乏力，不思饮食，心悸，面色㿠白，唇舌淡，甚至晕厥。

【用药方法】 每天 1 剂，水煎服。10 天为 1 个疗程。服药期间禁食辛辣刺激性食品，禁饮酒，注意休息，避免剧烈运动及加重腹压的体力活动。病情较重者，待血止及其他症状改善后用补中益气丸合补肾丸，每次 1 丸，分早、晚服，连服 1 个月以巩固疗效。

【临床疗效】 此方加减治疗妇科各种疾病引起的子宫出血 50 例，治愈（出血止，月经及周期转为正常，其他症状明显改善，半年以上无复发）41 例，有效（出血停止，其他症状改善，月经较正常稍多，再服药仍有效）8 例，无效（临床症状无改善）1 例。总有效率 98%。

【病案举例】 廖某，女，42 岁。月经量多，每次持续 10 多天。诊见：本月月经 1 个月 2 次，且经量多，伴见面色㿠白，唇淡、神疲乏力，气短，头晕，心悸，经血色淡红，腰膝酸软，舌淡、苔薄，脉细弱无力。经 B 超检查未见子宫肌瘤。辨证属脾肾两虚，气不摄血，冲任不固所致月经过多。用固本止血汤加重党参、黄芪用量，治疗 4 天后经量大减。1 个疗程后经血止，其他症状明显改善。后用补中益气丸合补肾丸服 1 个月善后。随访半年未复发。

【验方来源】 李焕松. 固本止血汤治疗妇科出血症 50 例 [J]. 新中医，2001，33（5）：65.

按：固本止血汤中的党参、黄芪、白术、炙甘草健脾补气；何首乌、白芍、大枣、阿胶补血养血，共奏气血双补；山茱萸、续断、杜仲补肾固摄；荆芥炭、阿胶收敛止血。诸药合用，共奏健脾固肾、补气摄血之功，故对脾肾亏虚之妇科出血症有良好的效果。本症虽然可见夹热型月经过多，但也可因出血量多或日久而使热随血泄，后期见虚多热少，方中加入清热药时不宜过多。

二 脂 汤

【药物组成】 补骨脂 6 g，赤石脂 5 g。

【适用病症】 妇科各种疾病引起的子宫出血，如功能性子宫出血、宫内置环后、刮宫未净、恶露不净、子宫肌瘤等。

【用药方法】 每天 1 剂，水煎 2 次，分早、晚服，连服 5 天。如阴道出血停止即可停药；如出血明显减少可继服药直至血净；若连服 5 天而出血无明显减少或出血反而增多，则佐以其他止血药或停药改用他法治疗；对单纯月经过多的患者，可在月经来潮的第 3 天或辨明子宫内膜脱落后按上法服药。

【临床疗效】 此方治疗各种妇科疾病引起的子宫出血60例,治愈(用药3天内阴道出血完全停止)23例,有效(用药5天后虽出血未净,但较以往月经量明显减少或稍有见红)30例,无效(用药5天后出血量未见明显减少或无明显变化)7例。总有效率88.3%。

【病案举例】 张某,女,36岁。放置金属节育环后,月经量较前增多约3倍,且迁延半个月,伴见头晕无力,倦怠难眠,恶心纳差,曾用西药治疗未见效。现月经来潮第3天,服二脂汤3剂后,血净。后又连续治疗3个月经周期,月经量及周期均恢复正常。

【验方来源】 骆建平. 二脂汤治疗子宫出血60例. 中医杂志 [J],2002,43 (2):131.

按:子宫出血,可因多种妇科疾病引起,治以温补脾肾、收敛止血为主。二脂汤治疗子宫出血效果可靠,药源丰富,价格低廉,若制成丸散片剂则使用更加方便。

妇科止血安

【药物组成】 侧柏叶、益母草各适量。

【适用病症】 各种妇科疾病引起的子宫出血。症见月经过多,经期延长,功能性子宫出血,甚至癌性出血。

【用药方法】 将上药烧成炭后,制成膏剂。每次口服10 g(约1汤匙),每天2~3次,均在月经期或出血期应用。服1~3天(2~6次)。个别有复发者,可在下次月经期重服1~3天。

【临床疗效】 此方治疗各种妇科出血证58例,治愈(出血停止,月经血量连续3个月正常)44例,显效(出血明显减少,经期缩短)11例,好转(出血量减少或月经量较治疗前有好转)3例。

【病案举例】　成某，女，32 岁。近几年来月经血量增多、色淡质稀，经期持续 7 ~ 10 天，小腹空坠，舌质淡、苔薄白，脉弱。诊见：中度贫血貌，神疲，面部轻度浮肿，甲床苍白。血常规检查：血红蛋白 87g/L，红细胞 2.8×10^{12}/L。西医诊断：排卵型功能性子宫出血。中医诊断：月经过多，经期延长。服用妇科止血安 1 次后，血量减少。服 3 次后血止，月经亦恢复正常。随访 1 年未复发。

【验方来源】　万晓芳，肖平，胡涂. 妇科止血安治疗妇科出血证 [J]. 湖北中医杂志，2000，22（4）：38.

按：妇科止血安具有收缩子宫的作用，方中侧柏叶、益母草炒炭后，凝血机制得以加强，提高了止血效果。而且妇科止血安药源丰富，制作容易，药价低廉，服用方便。

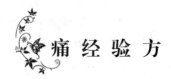

痛 经 验 方

痛 经 消 方

【药物组成】 益母草、醋香附、当归各 15 g，炒五灵脂、川芎各 9 g，白芍 20 g，蒲黄 12 g，延胡索 10 g，山楂 30 g，川牛膝、甘草各 6 g。

加减：气血瘀滞者，加红花、乌药各 9 g，制乳香、制没药各 6 g；寒凝胞宫者，加艾叶、桂枝各 9 g，吴茱萸 6 g；气血虚弱者，去山楂、川牛膝，加黄芪 15 g，熟地黄 12 g；肝肾亏损者，去益母草、山楂，加山茱萸、杜仲各 10 g，枸杞子 12 g。

【适用病症】 原发性痛经。临床表现为经期或行经前后周期性出现小腹疼痛或痛引腰骶，重者剧痛伴见呕吐或昏厥。

【用药方法】 每天 1 剂，水煎 2 次，取药液 400 mL，分早、晚温服。每次经行前 3 天服药，6 剂后停服；下次月经来潮前照上法再服 6 剂。连续治疗 3 个月。15 岁以下患者药量减半。另用外敷药（由红花、丹参、乳香、没药、川芎、延胡索、木香、丁香、细辛、白芷等各适量组成）布包蒸热，于痛经发作时热敷腹部，每天 2 次。

【临床疗效】 此方加减配合外敷治疗原发性痛经 69 例，治愈（经行腹痛及有关症状完全消失）59 例，好转（经行腹痛及有关症状缓解）9 例，无效（治疗前后症状无明显改善）1 例。总有效率 98.55%。

【病案举例】 王某，女，19 岁，学生。痛经 4 年，每于经期小腹疼痛难忍。曾服用吲哚美辛、维生素 B$_6$ 治疗，效果欠佳。诊见：正值经行第 1 天，小腹疼痛、得热痛缓，经量少，经色紫暗有块，伴面色苍白，畏冷，呕吐，舌质暗，苔白，脉沉弦。西医诊断：原发性痛经。中医诊断：证属寒凝胞宫，经血瘀滞。治宜活血化瘀，温经暖宫止痛。内服痛经消方加艾叶、乌药、桂枝各 9 g，吴茱萸 6 g，每天 1 剂。并配合外敷药热敷腹部，每天 2 次。治疗 3 天后患者腹痛消失，经量、经色正常，畏冷、呕吐等症状消失。连续治疗 3 个月经周期，病愈。随访半年未再复发。

【验方来源】 李艳玲. 痛经消方配合外敷法治疗原发性痛经 69 例 [J]. 新中医，2002，34（9）：55.

按： 原发性痛经，除月经初潮前后腹痛外，生殖器无明显器质性病变，又称功能性痛经。而寒、热、瘀、虚，导致冲任瘀阻或寒凝经脉，使气血运行不畅，胞宫经血流通受阻是其基本病机。其病位在冲任胞宫，变化在气血，表现为痛证。痛经消方以"通则不痛"为法则，调理冲任气血为主。临证根据不同的证候加减用药，或行气，或活血，或散寒，或补虚。并配合外敷药热敷小腹部，以活血化瘀，通达气血，调理冲任，温经暖宫止痛。内服与外敷，整体与局部相结合，针对病因，切中病机，直达病所，使胞宫经络疏通，冲任气血畅通，解除痉挛，维持胞宫正常血运，则经行腹痛消失。

黑豆大枣汤

【药物组成】 黑豆 100 g，大枣 50 g，红糖 20 g。

【适用病症】 原发性痛经。

【用药方法】 每天 1 剂，先将黑豆、大枣加水适量煮成粥状，再加红糖调服。每次月经来潮前 3 天开始服用，连服 10 剂为 1 个疗程，治疗 2～3 个疗程。

【临床疗效】 此方治疗原发性痛经26例，全部治愈。1个疗程治愈者12例，2个疗程治愈者9例，3个疗程治愈者5例。

【病案举例】 岳某，女，18岁，未婚。患者16岁月经初潮，每次经期少腹呈现持续性疼痛，需服止痛药方可缓解。诊见：正值月经来潮，量少、色紫、有血块，少腹剧痛，肢冷汗出，面色苍白，泛恶欲吐，喜热饮，舌淡、苔薄白，脉弦细。证属寒凝胞宫，经血瘀阻不畅。治宜温通散寒，调理冲任。经服用黑豆大枣汤1个疗程后，经期腹痛减轻。治疗2个疗程后诸症状消失，月经正常。随访半年无复发。

【验方来源】 王焕新，赵长兰. 黑豆大枣汤治疗痛经[J]. 新中医，1998，30（4）：31.

按：黑豆大枣汤方中黑豆色黑通肾，能补肾、填髓；大枣、红糖色赤入血分，有健脾、温经、通络之效。诸药合用，共奏补肾益气、温经止痛之效，用于治疗原发性痛经疗效满意。

四物香附汤

【药物组成】 炒当归、生地黄、白芍、制香附、怀牛膝各10 g，川芎6 g，小茴香、桂枝、艾叶各3 g，吴茱萸2.5 g，延胡索12 g。

加减：腹胀者，加乌药10 g；腰酸者，加续断、狗脊各12 g；寒甚者，去生地黄，加巴戟天10 g，淫羊藿12 g；膜样痛经者，加花蕊石20 g，制没药6 g，五灵脂、蒲黄各12 g；子宫内膜异位症，月经量过多如注者，去川芎，加生蒲黄30 g，血竭粉3 g，三七粉（吞服）2 g；血块多剧痛者，加花蕊石20 g，全蝎粉（吞服）3 g，制没药6 g；盆腔炎者，白芍改为赤芍，加牡丹皮、川楝子各10 g，败酱草30 g，鸭跖草15 g，红藤15 g；夹湿者，加苍术10 g，茯苓12 g。

【适用病症】 痛经。临床表现为月经期或其前后有严重下腹痛、腰酸，疼痛剧烈者甚至影响工作及生活。可见于原发性痛经，或者盆腔炎、子宫内膜异位症引起的继发性痛经。

【用药方法】 每天 1 剂，水煎服。经行前 3 天开始服药，连服 7 天。子宫内膜异位症患者月经干净后以桂枝茯苓汤化瘀消癥；盆腔炎患者月经干净后续服清瘀理湿之剂。3 个月经周期为 1 个疗程，治疗 2 个疗程。

【临床疗效】 此方加减治疗痛经 100 例，治愈 64 例，好转 23 例，有效 10 例，未愈 3 例。总有效率 97%。

【验方来源】 黄素英. 温宫化瘀法治疗痛经 100 例 [J]. 上海中医药杂志，2002，36（7）：26.

按：痛经的病因病机不外气滞血瘀、寒湿凝滞、气血虚弱或肝肾亏损等。风冷之邪为痛经的主要原因，其产生的机制为经脉不利，气血运行不畅，经血排出困难，即"不通则痛"。在治疗上应着重于"温""通"两法。四物香附汤中以四物汤（炒当归、生地黄、白芍、川芎）养血调经；桂枝辛温通散；吴茱萸温中散寒；艾叶温中逐寒、调经止痛；制香附理气调经止痛；小茴香祛寒理气止痛；延胡索活血散寒、理气止痛；怀牛膝活血行瘀。根据临床实验证实，四物汤有调节子宫肌活动的作用，与理气行气的香附、延胡索、小茴香配合使用，可以提高疗效。由于阴血赖阳气的推动，若气滞不通，或阳虚阴寒凝滞，均能导致血瘀，因此与温阳祛寒的桂枝、艾叶、吴茱萸同用温中辛散，助气血流通，血得热则行，以达通则不痛之效。

桃红痛经汤

【药物组成】 桃仁、红花、丹参、赤芍、五灵脂、蒲黄、当归、延胡索、川楝子、木香、枳壳。（原方无药量）

加减：寒重者，加炮姜、艾叶、熟附子等温经散寒；肝气不舒者，加柴胡、白芍、青皮等疏肝理气；有热者，加牡丹皮、栀子、大黄等清热祛瘀。

【适用病症】　痛经。证见经前或经期少腹疼痛，月经量少，色暗有块。

【用药方法】　每天 1 剂，水煎 2 次，分早、晚服。于月经前 6 天开始服药至月经来潮。服 6 剂后月经仍未来潮，可暂停汤剂，酌情服用宁坤丸、三七痛经胶囊、舒肝丸、调经丸等丸药直至月经来潮。若 6 剂未服完月经来潮则停药，下次月经周期前再服。连续治疗 2 个月经周期。

【临床疗效】　此方加减治疗痛经 16 例，均获效。

【病案举例】　陈某，女，18 岁，未婚。因每次月经时吃大量冷饮，近几个月月经来潮第 1 天均感少腹疼痛，得热则舒，且月经量少、色紫暗有块，伴见体质羸弱，面白唇淡，四肢不温，舌质淡、苔薄白，脉沉细。此乃经期过食冷饮，寒邪直中胞脉，与血相搏，而致气滞血瘀。治宜温经散寒，祛瘀止痛。方用桃红痛经汤加减。处方：桃仁、红花、当归、肉桂、蒲黄（包煎）、五灵脂（包煎）、艾叶、乌药各 10 g，小茴香、炮姜各 12 g，川楝子、延胡索各 15 g，炙甘草 6 g。于月经前 6 天，每天 1 剂，水煎 2 次，分早、晚服。6 剂后月经来潮，疼痛大减，经量增多，有大块瘀血排出，伴头晕乏力，喜卧嗜睡。此因素体气血较虚，月经过多所致。遂以八珍汤加黄芪调理，服药后诸症状好转。次月服用桃红痛经汤 4 剂后月经来潮，未见腹痛。经净后服宁坤丸调理。第 3 个月行经前将剩余 2 剂煎服，痛经未再发作。

【验方来源】　陈艳石. 活血化瘀法治疗痛经 16 例 ［J］. 新中医，1998，30（6）：46.

按：痛经的病机大多是气滞血瘀，胞脉不通，导致该下之血不下或下而不畅，留邪不去，"不通则痛"，故多属实证。方用桃红痛经汤活血化瘀为主，临证还应兼顾扶助正气，因痛经虽多属实证，往往用活血药后经量增多，部分患者会出现头晕、乏力、心悸等表现，可在月经干净后以十全大补汤或八珍汤等善后调理。

一贯煎加味方

【药物组成】　沙参、枸杞子、生地黄各 15 g，麦冬、白扁豆各 12 g，当归、川楝子、枇杷叶、桑叶、地骨皮各 10 g。

加减：两乳酸胀者，加麦芽 15 g；鼻腔火气过大者，加桑白皮 10 g；少腹挛急者，加白芍 25 g。

【适用病症】　痛经。

【用药方法】　每天 1 剂，加水 3 碗，煮沸后文火煎煮 20 分钟，倒出药液，复煎，混合药液，分早、晚服。每月服 14 剂。3 个月为 1 个疗程。

【临床疗效】　此方加减治疗痛经 36 例，治愈（服药后腹痛及其他症状消失，第 4 个月经周期未见复发）28 例，好转（腹痛明显减轻，其余症状消失，不服止痛药能坚持工作）8 例。

【病案举例】　陈某，女，30 岁。月经初潮后 2 个月参加抗洪，适值经期，涉足冷水中数天，此后患痛经已 13 年。每月必发，发作时小腹疼痛难忍，恶心呕吐，坐卧不安，服去痛片无明显缓解，经净后疼痛缓解至消失。结婚 5 年未孕。西医诊断为慢性盆腔炎、附件炎、输卵管阻塞。诊见：适逢经水来潮，量较多，小腹疼痛难忍，且腹痛一阵即有少量带状物排出。自觉从咽喉至胸部常觉梗塞不舒，恶心嗳气，吐冷清口水或酸水，食欲不振，鼻腔干燥，手足心热，小便灼热、色黄量少，大便 2～4 天 1 次，舌质偏红、苔薄黄、舌体偏瘦小，脉细弦。证属肝阴不足，厥阴不能遂其条达之性而化火化燥。治以柔肝养阴，用一贯煎加味方治疗 8 个月，症状消失。半年后怀孕，足月顺产一男婴。

【验方来源】 胡静娟.一贯煎加味治疗痛经36例［J］.新中医，1999，31（1）：50.

按：一贯煎为妇科常用方，方中沙参、麦冬清肺养阴以制肝之用；生地黄、当归、枸杞子滋阴养血以柔肝之体；川楝子和肝气以止痛。加入桑叶、枇杷叶以清肺下气，地骨皮清肺肾伏火，白扁豆养胃阴。阴液得复，肝得其养，而能顺其条达之性，则诸症自愈。使用本方的特点：舌体瘦小、舌质偏红、无苔或有薄苔、舌面干燥少津，脉细数或细弦，若无此阴虚火旺见证，当不宜用。

痛 经 丸

【药物组成】 当归 100 g，吴茱萸、牡丹皮、丹参、延胡索、茯苓、赤芍各 60 g，党参 80 g，川芎、红花、黑老虎、肉桂各 30 g，小茴香、木香、艾叶各 20 g，细辛 12 g，益母草、香附、陈皮、炙甘草各 40 g。

【适用病症】 痛经。

【用药方法】 上药均研细末后秤取，用槐花蜜炼为丸，每丸含生药约 12 g。痛经轻者每天服 2 次，重者每天服 3 次，每次 1 丸。于经前 4~5 天开始服用，10 天为 1 个疗程，治疗 2~3 个疗程。

【临床疗效】 此方治疗痛经80例，痊愈（症状完全消失）37 例，好转（痛经症状明显减轻，其余症状明显改善）39 例，无效（症状无改善）4 例。

【验方来源】 王建伟.痛经丸治疗痛经80例［J］.新中医，1996，28（4）：50.

按： 痛经多因冲任瘀阻或寒凝经脉，气血运行不畅，经血流通受阻，以致"不通则痛"；或冲任、胞宫失养而痛。临证常见气滞血瘀、寒凝胞中、气血虚弱等证候。痛经丸中的吴茱萸、肉桂、小茴香、艾叶、细辛温经散寒；当归、益母草、川芎、红花、赤芍、丹参、牡丹皮、黑老虎化瘀调经；党参、陈皮、茯苓益气健脾；延胡索、香附、木香、炙甘草理气止痛。诸药合用，共奏化瘀散寒、扶脾益肾、补虚泻实、标本同治之功。

缓 急 止 痛 汤

【药物组成】 白芍、知母、煅龙骨、煅牡蛎、酸枣仁各30 g，炙甘草、党参、黄芪各15 g，吴茱萸12 g，姜半夏9 g，桂枝10 g，当归20 g，炮姜6 g。

【适用病症】 痛经。

【用药方法】 每天1剂，水煎2次，分早、晚温服。于月经前1～2天开始服用，连服5天。

【临床疗效】 此方治疗痛经102例，治愈（疼痛消失，连续3个月经周期未见复发）82例，好转（疼痛减轻或疼痛消失，但不能维持3个月以上）17例，未愈（疼痛未见改善）3例。总有效率97%。

【病案举例】 吴某，女，25岁。3年前因经期受寒后出现小腹疼痛，此后每逢经行小腹疼痛难忍，畏寒，四肢厥冷，恶心呕吐，不能进食。曾经治疗收效甚微。经多次妇科检查及B超检查均未发现异常。诊见：适逢经期，痛苦面容，面色㿠白，四肢冰凉，时而泛呕，舌淡、苔薄白，脉沉弦。证属胞宫失于濡养，不荣而痛。治以缓急止痛，温中止呕。服缓急止痛汤5剂后，腹痛消失，畏寒肢冷、恶心呕吐亦消失。1个月后复诊：月经又来潮，除小腹隐痛外，无其他不适。

【验方来源】 王丽娜. 缓急止痛汤治疗痛经 102 例 [J]. 四川中医, 2001, 19 (1): 40.

按: 痛经是由于子宫收缩增强, 子宫血流量减少, 造成子宫缺血、缺氧, 引起极度疼痛。中医学认为, 气滞血行不畅、阳虚失于温煦、气虚运血无力、血虚不充脉道、精血不足、冲任虚损等均可使气血运行不畅, 以致不能适应月经期冲任气血的急骤变化, 导致冲任胞宫失于濡养, 不荣则痛。若见经行小腹疼痛, 畏寒肢冷, 或有恶心呕吐, 肛门下坠, 舌质暗淡、苔薄白, 脉沉弦等一派虚寒之象, 治以补为通, 缓急止痛。缓急止痛汤中以白芍、炙甘草、党参、吴茱萸、姜半夏缓急止痛、温中止呕, 为君药; 黄芪、桂枝、当归益气温经, 养血通脉为臣药; 煅龙骨、煅牡蛎、酸枣仁、知母安神定志, 助君、臣药缓急止痛止呕; 炮姜意在温宫止痛, 为使药。诸药合用, 有止痛止呕温通之效, 用于治疗痛经, 效佳。

加减金铃四逆散

【药物组成】 柴胡 9 g, 枳壳、川楝子、延胡索、香附、桃仁、瓜蒌各 12 g, 白芍 15 g, 甘草 6 g。

加减: 气滞血瘀明显者, 加川芎、丹参、刘寄奴; 寒湿凝滞者, 柴胡、川楝子减量, 加当归、肉桂、细辛; 湿热下注者, 白芍改赤芍, 加薏苡仁、败酱草、忍冬藤; 冲任不足者, 加黄芪、当归、熟地黄; 有包块者, 加浙贝母、炮穿山甲 (代)、鸡内金; 兼腰痛者, 加补骨脂、杜仲、续断; 兼乳痛者, 加王不留行、路路通、郁金。

【适用病症】 痛经。

【用药方法】 每天 1 剂, 加水适量煎取药液 200 mL, 分早、晚服。于月经前 3 ~ 5 天开始服用, 连服 3 个月经周期。

【临床疗效】 此方加减治疗痛经 38 例，痊愈（腹痛及其他症状消失，停药后 3 个月经周期未复发）11 例，显效（腹痛明显减轻，其余症状好转，不服止痛药可坚持工作）14 例，有效（腹痛及其他症状减轻，再服上药后疼痛消失）9 例，无效（腹痛及其他症状无改变）4 例。总有效率 89.5%。

【病案举例】 孙某，女，37 岁。2 年前人工流产后即出现经行不畅，经前和经期腹痛，疼痛牵及大腿内侧，并呈进行性加重。痛甚时周身冷汗，揉按与热敷均无效。经妇科检查诊为子宫内膜异位症。诊见：正值月经前期，小腹及乳房胀痛，肛门坠胀，舌暗，脉弦细。中医辨证属气滞血瘀证。方选加减金铃四逆散加炮穿山甲（代）、鸡内金各 12 g，丹参 15 g。服 5 剂后，经期疼痛大减。连续治疗 3 个月经周期，经行通畅。

【验方来源】 王晓萍，吴建红. 金铃四逆散治疗痛经的临床观察与机制探讨［J］. 江西中医药，1998，29（2）：17.

按：痛经的治疗以理气为主，活血为辅，金铃四逆散加减治之。以擅长理气的四逆散合金铃子散（柴胡、枳壳、白芍、甘草、川楝子、延胡索）为主，佐活血之桃仁，再加瓜蒌、香附以散结理气止痛，经加减后治疗不同证候的痛经，可收到良效。

痛 经 散

【药物组成】 当归、乳香、吴茱萸、没药、细辛、肉桂、樟脑各适量。

【适用病症】 痛经。临床表现为月经前后或行经期间出现下腹部痉挛性疼痛并伴有全身不适。

【用药方法】 将上药共研细末备用。每次用 10 g，外敷脐中。在月经来潮第 1 天即用，每天换药 1 次，至腹痛消失停止。

【临床疗效】 此方外敷治疗痛经 60 例，显效（每次月经

来潮第 1 天仅感小腹部轻微不适，全身症状消除，能正常工作和
生活，保持 3 个月经周期）18 例，有效（每次月经来潮第 1 天
仅感小腹部轻微疼痛，不伴有全身症状，能正常工作和生活，连
续好转 3 个月经周期）36 例，无效（痛经未见明显减轻）6 例。
总有效率 90%。

【验方来源】　姜晓成. 痛经散治疗痛经 60 例 [J]. 辽宁
中医杂志，1996，23（4）：172.

按：中医学认为，痛经主要是因为气血运行不畅，不通则
痛。经临床观察，本病大多为寒凝胞宫、气滞血瘀所致。痛经散
中的肉桂为大辛大热之品，配吴茱萸、细辛，共奏温经散寒止痛
之功；当归、乳香、没药活血止痛；樟脑辛热，外用有止痛的作
用。诸药合用，共奏温经散寒、活血止痛之功，对寒凝胞宫、气
滞血瘀的痛经疗效显著。

调经止痛方

【药物组成】　当归、赤芍、延胡索、白芍各 15 g，川芎、
制没药、川楝子、川牛膝、蒲黄（包煎）、五灵脂（包煎）、香
附各 10 g，甘草 6 g。

加减：恶心呕吐者，加黄连、吴茱萸、生姜和胃降逆；胸
闷、食少者，加白术、茯苓、陈皮健脾理气；口苦、苔黄、经期
延长者，加栀子、夏枯草、益母草；痛及腰骶者，加杜仲、续
断；两胁胀满者，加柴胡、枳壳。

【适用病症】　原发性痛经。临床表现为经前或经期下腹部
疼痛，或腰胀痛，经量少、色暗有块，经通后痛减。

【用药方法】　每天 1 剂，水煎 2 次，分早、晚温服。每个
月经周期前 5 天开始服药，每 3 个月经周期为 1 个疗程。

【临床疗效】　此方加减治疗原发性痛经 76 例，治愈（治

疗后腹痛及其他症状消失，停药 3 个月经周期未复发）42 例，显效（治疗后腹痛明显减轻，其余症状消失或减轻，不服止痛药能坚持工作）25 例，无效（治疗后腹痛及其他症状无改变）9 例。总有效率 88.16%。

【验方来源】 潘彩萍. 调经止痛方治疗原发性痛经 76 例[J]. 广西中医药，2003，26（3）：47.

按： 原发性痛经多见于青少年女性，现代医学主要采用解痉、止痛、镇静、避孕药及前列腺素拮抗剂、钙通道剂等治疗，止痛作用快，但疗效较为短暂，且有一定不良反应，甚至对月经周期有干扰，远期效果不理想。中医学认为，在经期或经期前后，血海由满盈而溢泻，气血变化急骤，阴阳转换显著，致病因素乘虚而入，遂可发生痛经。其发病机制或冲任瘀阻，气血运行不畅，胞宫经血流通受阻，以致"不通则痛"；或冲任虚损，胞宫失于濡养而使"不荣则痛"。病位在冲任、胞宫，变化在气血，表现为痛证。治疗以调理冲任气血为主，或理气活血化瘀，或温经散寒，或调肝益肾扶脾，使气顺血和，冲任流通，经血畅行则痛可止。调经止痛方以赤芍、川芎活血祛瘀；当归、白芍养血调经；制没药活血理气止痛；延胡索、川楝子、香附疏肝行气止痛；川牛膝通利血脉，引血下行；蒲黄、五灵脂活血化瘀通脉；甘草调和诸药。诸药合用，使血活瘀化，气行经调，疼痛自解。此外，预防调护对治疗痛经亦有帮助，月经期避免剧烈活动，防止受寒、受湿，少吃生冷刺激之品，均有助于避免或减轻痛经发作。

附没痛经方

【药物组成】 制附子（先煎）6 g，延胡索、当归各 12 g，没药、莪术、五灵脂（包煎）、蒲黄（包煎）各 9 g，肉桂（后下）5 g。

【适用病症】 原发性痛经，证属寒凝血瘀型。

【用药方法】 每天1剂，水煎2次，共取药液400 mL，分早、晚服。每个月经周期自月经前3天开始服药，连服5天至月经来潮第2天。连续治疗3个月经周期为1个疗程。

【临床疗效】 此方治疗原发性痛经35例，痊愈（治疗后经期腹痛及其他症状消失，连续3个月经周期未见复发）18例，显效（治疗后腹痛明显减轻，其他症状消失或减轻）10例，有效（治疗后腹痛减轻，其他症状好转）4例，无效（治疗后腹痛及其他症状未见改善）3例。总有效率91.4%。

【验方来源】 于萍，黎清婵，谭宝莲. 附没痛经方治疗寒凝血瘀型原发性痛经35例疗效观察［J］. 新中医，2003，35（8）：27.

按： 痛经是妇女最常见的疾患之一。痛经虽有寒热虚实之分，但原发性痛经大多以寒凝血瘀型为主，尤其是重度痛经患者。治疗以温阳化瘀止痛法为主。附没痛经方中的制附子、肉桂温壮阳气，寒得温则散，瘀得温则化，血得温则行，故为主药。没药散瘀止痛；莪术行气中之血，破血中之瘀；加五灵脂、蒲黄化瘀止痛。上药共为臣药，合奏化瘀止痛之功。佐以当归养血活血，延胡索行气止痛。诸药合用，共奏温阳散寒、活血化瘀、调经止痛之功。现代药理研究认为，温经活血化瘀药有明显的解痉作用，能增加血液灌流量，改善微循环。本方对寒凝血瘀型原发性痛经疗效满意，尤对重度和中度痛经疗效甚佳。

鹿茴汤

【药物组成】 鹿衔草30 g，丹参、小茴香、乌药、炮姜、延胡索、川楝子、炒没药各10 g，炒艾叶6 g。

加减：肾虚腰痛者，加巴戟天 20 g，补骨脂 10 g；血虚经量少、色淡者，加当归 10 g，黄芪 30 g；有热象者，加牡丹皮 10 g。

【适用病症】 原发性痛经。

【用药方法】 每天 1 剂，水煎服。

【临床疗效】 此方加减治疗原发性痛经，疗效满意。

【病案举例】 某女，20 岁。患者自 15 岁月经初潮起即痛经，近 2 年来逐渐加重。每于月经来潮前一天即感少腹剧烈疼痛，伴恶心呕吐，手足欠温，形寒肢冷，腰腹坠胀，月经色黑成块状，疼痛随月经来潮而减轻，直至消失。察其舌淡、苔白，脉沉弦。中医辨证属寒凝胞宫，治以温经化瘀，理气止痛，服用鹿茴汤 3 剂。次月月经来潮，少腹仅感稍有不适，疼痛已除，无血块。原方再服 3 剂，5 天经净。随访半年未见复发。

【验方来源】 林时田. 鹿茴汤治疗原发性痛经 [J]. 浙江中医杂志，2003，38（8）：331.

按：原发性痛经多见于青少年，以寒湿凝滞型为主，治以温经化瘀、理气止痛。鹿茴汤中的鹿衔草性味甘温，益肾活血调经；丹参、炒没药活血化瘀；小茴香温中散寒，理气止痛；乌药下通少阴肾经，散胞宫之寒；炒艾叶逐寒湿而止冷痛；炮姜调中散寒，温经止血；延胡索、川楝子理气止痛。诸药合用，切中病机，故获效满意。

芎归芍痛经汤

【药物组成】 丹参 15 g，当归、川芎、白芍、五灵脂、蒲黄、益母草、香附、乌药、延胡索各 10 g，甘草 3 g。

加减：寒湿凝滞者，加桂枝、苍术以温经散寒，燥湿化浊；湿热阻滞者，加败酱草、红藤、薏苡仁清热解毒除湿；气血虚弱者，加党参、黄芪以补气；肝肾亏损者，加续断、杜仲、巴戟天以温肾益冲任。

【适用病症】 原发性痛经，证属气滞血瘀型。

【用药方法】 每天 1 剂，加水 500～600 mL，煎取药液 200 mL，分 2 次温服。于经期前 4～5 天服。同时用 30 cm× 20 cm 的布袋把药渣装好，扎紧袋口，将靠近皮肤一面洒白酒 100～150 g，药袋热度以皮肤能耐受为度，敷于小腹部，热度减后可在药袋上置热水袋以保温，每次 1～2 小时，用药至经期。4～5 天为 1 个疗程，连用 3 个疗程，用药期间不加服任何镇痛药物。

【临床疗效】 此方加减治疗原发性痛经 134 例，近期临床治愈（治疗后腹痛及其余症状消失，停药 3 个月经周期未复发）76 例，显效（腹痛明显减轻，其余症状消失或减轻，不服止痛药能坚持工作）30 例，有效（腹痛减轻，其余症状好转，服止痛药能坚持工作）16 例，无效（腹痛及其他症状无改变）12 例。总有效率 91%。

【病案举例】 陈某，女，21 岁。患者以月经前 1～2 天下腹疼痛 5 年，加剧半年。5 年前适逢经期食冷饮而受凉，此后月经量少、色暗红，有血块，经前 1～2 天下腹疼痛难忍，需服用去痛片方能缓解。诊见：月经来潮第 1 天，量少、色暗红，有少许血块，下腹疼痛难忍且拒按，面色苍白无华，神疲，胸闷，手足冰冷，冷汗出，恶心呕吐，舌淡暗、苔白，脉沉弦。此因内伤于寒，寒湿之邪客于冲任以致经血运行不畅。治宜温经散寒除湿，理气化瘀止痛。治以芎归芍痛经汤加桂枝、苍术各 10 g，服 2 剂。另将热药渣装入布袋外敷于下腹部 1 小时。治疗 2 天后经血增至中等量、色暗红，有血块排出，下腹痛减轻，其余症状消除，月经 5 天干净。治疗 3 个疗程后，经前下腹疼痛消除，月经量中等、色红，无血块。停药后随访 1 年未复发。

【验方来源】 刘宪鸣. 痛经汤治疗原发性痛经134例[J]. 福建中医药，2003，34（1）：25.

按： 原发性痛经是妇科常见病之一。其发病机制主要是各种致病因素导致冲任气血运行不畅，胞宫经血流通受阻而致"不通则痛"，或冲任、胞宫失于濡养不荣而痛。治疗上以调理冲任气血为主，改善子宫肌层的血液运行。芎归芍痛经汤中以丹参为主药且重用，以养血活血，通调冲任气血，而且丹参具有雌激素样生物活性，能使泌乳素及前列腺素合成减少，从而缓解子宫肌肉收缩的频率及幅度，抑制子宫肌肉的强烈收缩而达到止痛效果；当归、川芎、白芍以养血和血，调经止痛；蒲黄、五灵脂、益母草活血化瘀以止痛；香附、乌药、延胡索调肝理气以止痛；甘草缓急和诸药。诸药合用，共奏活血调经、理气止痛之功效，对气滞血瘀及寒湿凝滞型痛经效果显著。利用药渣热敷下腹部，可使药物中的有效成分借助酒力和热度的渗透，直达胞宫以增强活血调经、理气止痛之功。

痛 经 汤

【药物组成】 制草乌（先煎）、甘草各6g，制乳香、制没药、川芎各10g，丹参30g，当归、延胡索、香附、炒白芍各12g。

【适用病症】 青春期痛经。

【用药方法】 每天1剂，水煎2次，分早、晚服。无论发作期与缓解期，均服3剂。发作期疼痛剧烈时，可配合针刺治疗以缓解疼痛。

【临床疗效】 此方治疗青春期痛经232例，近期治愈128例，显效62例，有效26例，无效16例。总有效率93.1%。

【验方来源】 郭士全. 痛经汤治疗青春期痛经232例临床

观察［J］. 山西中医，2003，19（2）：24.

按：中医学认为，痛经之因，多责之于经血不通。其病机不外乎虚实两端。实则因气滞、血瘀、寒凝、湿热阻滞经脉，冲任不通，经血瘀滞不通，不通则痛；虚则因气血不足，肝肾亏损，冲任失养，经亏血少而经血不通，不通则痛。一般经前为气滞，经期为血瘀，经后为血虚；胀痛为气滞，冷痛为寒凝，刺痛为血瘀，灼痛为湿热，隐痛为血虚。临床观察青春期痛经，大多见于经前第1天至行经第1天，且冷痛、刺痛、胀痛同时兼见，多实少虚，并且气滞、血瘀、寒凝相夹为病，互为因果。治疗上不能孤立地辨成气滞型、血瘀型、寒湿凝滞型，从而单纯地行气、活血、温经散寒，而应行气、活血、温经散寒并举。痛经汤中的制草乌祛寒止痛，制乳香、制没药、丹参、当归、川芎活血止痛，延胡索、香附理气止痛，炒白芍、甘草缓急止痛。《素问·调经论》云："血者，喜温而恶寒，寒则泣不能流，温则消而去之。"是谓血得寒则凝，得温则散，故温经即可活血，活血则行气，行气则活血，盖气以行血，血以载气，气行则血行，血瘀则气滞。行气、活血、温经散寒为治痛之本，再佐以缓急止痛为治痛之标，标本兼治，故收良效。

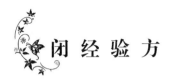

闭 经 验 方

补肾化瘀汤

【药物组成】　紫石英、鸡血藤、丹参各 30 g，川牛膝、熟地黄、淫羊藿各 15 g，菟丝子、枸杞子、续断、泽兰各 12 g，桃仁 10 g。

加减：伴气虚者，加党参 12 g，黄芪 20 g；伴肝郁气滞者，加郁金、香附各 12 g。

【适用病症】　人工流产术后闭经。临床表现为人工流产术后连续 3 个月无月经来潮，并排除妊娠。

【用药方法】　每天 1 剂，水煎 2 次，分早、晚服。每个月服药 22 剂，停药 7 天，等待月经来潮，待月经干净后继服 22 剂。如无月经来潮，停药 7 天后继服 22 剂，服药 3 个月经周期为 1 个疗程。服药期间忌食生冷及辛辣温燥之品。

【临床疗效】　此方加减治疗人工流产术后闭经 60 例，痊愈（服药 1 个疗程月经按月来潮，连续 3 个月经周期正常）40 例，有效（服药 1 个疗程月经按月来潮，但未达人工流产前月经量）15 例，无效（服药 1 个疗程无月经来潮）5 例。

【病案举例】　周某，女，30 岁。平素月经正常，半年前做第 3 次人工流产术，术后 3 个月无月经来潮。经用性激素人工周期治疗 22 天，停药 8 天后见有极少量经血，但停用后月经又闭止。诊见：自觉腰酸乏力，舌质暗红、苔薄白，脉细涩。妇科检查：子宫正常大小，双侧附件无异常。西医诊断：人工流产术后闭经。证属肾虚血瘀。方用补肾化瘀汤治疗 22 天，停药 5 天见有月经来潮、量少、色红，持续 4 天干净。月经干净后继用 2 个月，共用 1 个疗程，月经恢复正常。随访 1 年月经正常。

【验方来源】 曹怀宁. 补肾化瘀汤治疗人流术后闭经60例[J]. 新中医，1998，30（9）：42.

按：人工流产术后闭经，多因手术直接损伤胞宫，瘀血阻滞所致。而肝血肾精受损，冲任不充，血海不能按时盈满，瘀血不去，新血不生则闭经。故本病的基本病机为肝肾虚损，冲任不充，瘀血阻滞。治疗上不可单纯攻伐通经，以防再伤精气，又不可一味填补，使瘀血不去，新血不生，治宜攻补兼施，使精气盛，冲任充，瘀血去，新血生，血海按时满盈，月经如期而至。补肾化瘀汤中的紫石英、菟丝子、枸杞子、续断、淫羊藿、熟地黄滋补肝肾，调补冲任，滋阴温阳，阴阳双补；鸡血藤、丹参、泽兰、桃仁养血活血，祛瘀通经，其中丹参专走血分，有祛瘀生新的作用；川牛膝活血通经，引药下行，直达病所。诸药合用，有补益肝肾、调补冲任、化瘀通经之功，用于治疗人工流产术后闭经有较好的疗效。

养血通经方

【药物组成】 黄芪、紫石英各 30 g，当归、怀牛膝各 20 g，紫河车 10 g。

加减：瘀血凝滞、下腹刺痛、舌紫暗者，加红花、桃仁、川芎；七情郁结、胸腹胀痛者，加乌药、香附、延胡索；积痰闭塞、形体肥胖、神疲体倦者，加陈皮、法半夏、石菖蒲；气血虚弱、心悸气短、头昏眼花者，加人参、白术、枸杞子；肝肾虚损、头晕耳鸣、腰腿酸软者，加熟地黄、山茱萸、鸡血藤；阴虚血燥、五心烦热、咽干舌燥者，加生地黄、石斛、地骨皮。

【适用病症】 继发性闭经。

【用药方法】 每天 1 剂，水煎，取药液 360 mL，每次 180 mL，每天 2 次服。连服 3 个月。

【临床疗效】 此方加减治疗继发性闭经 50 例，治愈（月经恢复正常周期，停药后连续维持 3 个月经周期以上）29 例，好转（月经虽恢复来潮，但周期不准，经量少，不能连续维持 3 个月经周期）13 例，无效（连续 3 个月以上，临床症状及有关实验室检查均无改善）8 例。总有效率 84%。

【验方来源】 俞调忠. 养血通经方治疗继发性闭经 50 例疗效观察［J］. 新中医，2002，34（5）：19.

按：闭经的病因病机不外虚实两类。虚证主要为肝肾不足，气血虚弱，阴虚血燥；实证常见气滞血瘀、寒湿凝滞等。肝肾不足系肾气亏损，肝血虚少，而使胞脉空虚，发为闭经；气血虚弱乃生化不足，血海空虚，营血无以下注冲脉；阴虚血燥为精亏阴竭，冲任失滋，以致血枯经闭；气滞血瘀是气机不畅，瘀血内阻而月经不行；寒湿凝滞即痰湿壅塞，血气阻遏，于是经行停滞。治疗原则是重在养血，补而通之，泻而通之，即养血通经。养血通经方中的黄芪补气升阳，养血活血，资生血之源，固后天之本；当归补血活血，和营益阴。归芪合用为君，阳生阴长，气旺血升。紫河车养气补精，大补气血，疗诸虚百损；紫石英暖宫散寒，养血去湿，补肾助阳壮先天之本。紫河车、紫石英二药为辅，补调结合，倍增通经之力。怀牛膝为佐，活血逐瘀通经，补肝肾，强筋骨，引药下行。诸药合用，共奏养血通经之效。临证根据不同病情加减，故疗效显著。

受 敏 汤

【药物组成】 党参、当归、黄芪各 30 g，熟地黄、丹参各

15 g，白术、茯苓、何首乌、炒白芍、炒杜仲、桑寄生、柴胡各10 g，炙甘草、川芎、升麻各 6 g。

加减：阳虚者，酌加桂枝、艾叶、仙茅、淫羊藿；阴虚者，酌加旱莲草、山茱萸、阿胶珠；血瘀者，酌加莪术、三棱、桃仁、红花。

【适用病症】 气血两虚型闭经。

【用药方法】 每天 1 剂，水煎 3 次，分早、中、晚服。

【临床疗效】 此方加减治疗气血两虚型闭经 48 例，治愈（月经来潮，连续 3 个月基本正常）7 例，显效（月经来潮，但不能连续 3 个月维持基本正常）30 例，无效（未达上述标准）11 例。

【病案举例】 钱某，女，38 岁。3 个月前行人工流产后停经至今，尿妊娠试验阴性。以往月经正常，平时大便干结，伴见头晕目眩，舌质淡，脉沉细。证属气血两虚，生化乏源，治以补益气血，活血调经。以受敏汤为基本方，略施加减，服 25 剂后经行、量少；续进 25 剂后，经行恢复正常；再继续服药，巩固疗效。3 个月经周期正常后停药。

【验方来源】 施明仙. 受敏汤治疗气血两虚型闭经 48 例［J］. 浙江中医杂志，2000（6）：251.

按：气血两虚型闭经主要因气血两虚，生化不足，血海空虚，营血无以下注冲脉，以致血枯经闭。治当重在养血通经。受敏汤中黄芪、党参补气升阳，养血活血，资生血之源，固后天之本；当归、炒白芍、熟地黄补血和营益阴；白术、茯苓健脾益气；丹参、何首乌、炒杜仲、桑寄生、川芎活血通经，补肝肾，强筋骨；柴胡、升麻引药入里；炙甘草调和诸药。诸药合用，共奏养血通经之效，但气血两虚型闭经调治需要较长的时间，不能操之过急。

补肾化瘀汤

【药物组成】 鹿角霜、杜仲、赤芍各 15 g，菟丝子、益母草、川牛膝各 30 g，熟地黄、山茱萸、当归、川芎各 10 g，香附 12 g，郁金 20 g。

加减：肾阳虚者，加淫羊藿、巴戟天、续断各 10 g；肾阴虚者，加女贞子、制何首乌各 20 g；气虚者，加党参、黄芪各 30 g；瘀血内阻者，加桃仁、红花、三棱各 10 g。

【适用病症】 人工流产后闭经。临床表现为闭经，常伴有头晕耳鸣，腰膝酸软，面色晦暗，胸闷疲惫，舌质淡、边有瘀斑，脉沉涩。

【用药方法】 每天 1 剂，水煎 2 次，分早、晚服。连服 3 个月为 1 个疗程。

【临床疗效】 此方加减治疗人工流产后闭经 98 例，临床痊愈（治疗后月经来潮并建立正规月经周期，经量正常）77 例，有效（治疗后月经能来潮，但停药后又出现反复，再用本方仍有效）17 例，无效（治疗 3 个月月经始终未来潮，或停药后仍出现闭经，而继续用药）4 例。总有效率 95.92%。

【病案举例】 王某，女，26 岁，已婚。人工流产术后半年月经未至，3 个月前口服安宫黄体酮片 10 mg，每天 1 次，治疗 5 天，月经仍未来潮。诊见：停经半年，腰背酸痛，足跟疼痛，头晕耳鸣，面部晦暗，胸闷疲惫，舌质淡、边有瘀点、苔薄白，脉沉涩。B 超检查示：子宫附件无异常。西医诊断为人工流产术后继发性闭经。证属术后胞脉损伤，肾精亏虚，瘀血内阻胞宫。治宜补肾温阳，化瘀调经。以补肾化瘀汤治之。服 20 剂后月经来潮，但量少色暗。连续服用 3 个月痊愈。

【验方来源】 江伟华. 补肾化瘀汤治疗人工流产后闭经 98

例［J］. 中医杂志，2003，44（2）：99.

按：补肾化瘀汤中的鹿角霜、菟丝子、杜仲温补肾阳；熟地黄、山茱萸滋补肾阴，以阳中求阴；当归、川芎、赤芍养血活血；香附、郁金行气开郁，活血调经；益母草、川牛膝活血化瘀通经。诸药合用，能使精充血足，瘀祛郁舒，冲任通达，则经自调。

桃红四物汤加味方

【药物组成】 当归、生地黄、白芍、川芎、巴戟天、枸杞子、菟丝子各 12 g，炒酸枣仁 30 g，柏子仁、桃仁、红花各 9 g。

加减：肾阳虚者，加仙茅、淫羊藿各 12 g；肝郁明显者，加柴胡、郁金各 9 g；烘热汗出者，加莲子心 5 g，浮小麦 15 g。

【适用病症】 继发性闭经。

【用药方法】 每天 1 剂，水煎服，连服 3 个月。另用西药建立人工月经周期基础上，口服己烯雌酚 1 mg，每天 1 次，于月经第 5 天开始，连服 22 天；安宫黄体酮片 8 mg，每天 1 次，从服己烯雌酚的第 11 天开始，连服 10 天。在人工周期治疗 1 个疗程后，不论有无撤退性出血，再开始进行第 2 个周期，3 个周期为 1 个疗程。

【临床疗效】 此方加减配合西药治疗继发性闭经 30 例，痊愈（月经来潮，连续 3 次以上正常行经）3 例，好转（月经恢复来潮，但月经周期未正常，经量 <80 mL）25 例，无效（月经仍未来潮）2 例。总有效率 93.3%。

【验方来源】 张淑芬. 中西医结合治疗继发性闭经 30 例［J］. 山西中医，2003，19（3）：27.

按：卵巢早衰与卵巢对抗性综合征导致诱发性闭经，一般多见于 35 ~ 40 岁的妇女，病因较为复杂。忧虑和精神抑郁，长期生活、工作压力过大，或夫妻之间长期不和，以及过去有痛苦的性生活经历等都有可能是致病因素。西医一般采用建立人工周期治疗，但效果一般。中医学认为，本病与肾有关，因天癸亏耗所致，如劳累、情志不畅均可导致天癸衰少，所以桃红四物汤加味方中采用补肾阴之剂以补天癸。又因妇女以血为用，血虚则血海不得充盈而经血不能按时而至。根据闭经治疗原则，虚者补而通之，故以四物汤（当归、生地黄、白芍、川芎）养血，加桃仁、红花通经以促排卵，使月经按时而下；并加用巴戟天、枸杞子、菟丝子温肾补肾，柏子仁、炒酸枣仁安神镇静，使心肾相交并血脉流畅，入于胞脉而月事按期而至。诸药合用，共奏补肾养血、安神活血之功，并随症加减，可达到治疗目的。

妇 笑 散

【药物组成】　柴胡、川芎各 15 g，红花、当归各 20 g，丹参 25 g，益母草 30 g。

【适用病症】　继发性闭经。

【用药方法】　上药除益母草外，均研成粉末状密封备用。将益母草煎成浓汁备用。用时以 75% 酒精常规消毒神厥穴（肚脐），以益母草浓汁将药末调成糊状。取糊状药做成药饼约 5 g 置于神厥穴，外用胶布固定以防外溢。3 天换药 1 次。

【临床疗效】　此方敷脐治疗继发性闭经 17 例，均获治愈。

【验方来源】　刘福丽，刘丽霞，王欣，等. 中药妇笑散敷脐治疗青春期闭经 17 例 [J]. 辽宁中医杂志，1996，23（8）：359.

按：脐疗是外治的一种。脐表皮角质层最薄，而且皮下无脂肪组织，药物分子较易透过皮肤角质层，使药物直达病所而增加疗效，方法简便，见效快，用药量少，使用价值较高。

益肾通经散

【药物组成】　鹿茸 6 g，巴戟天、肉苁蓉、紫河车、熟地黄、益母草、当归、人参、山楂、鸡内金各 30 g，黄芪 40 g。

【适用病症】　闭经。

【用药方法】　上药共研为细末，装瓶备用。用时取药末 10 g，以酒调和成团，纳入脐中，外盖纱布，用胶布固定，每 3 天换药 1 次，7 次为 1 个疗程。

【临床疗效】　此方治疗闭经 122 例，痊愈 74 例，显效 30 例，有效 10 例，无效 8 例。总有效率 93.44%。

【验方来源】　邱敏. 益肾通经散贴脐治疗闭经 122 例 [J]. 国医论坛，2003，18（5）：32.

按：益肾通经散中的鹿茸、巴戟天、肉苁蓉、紫河车温肾助阳，养血填精；熟地黄滋肾养肝；黄芪、人参益气，气旺则血充；当归补血；益母草活血通经；山楂、鸡内金通经消食，以增生化之源；益母草调经。诸药合用，使肾气得充，气血得补，化源充足，冲任得养，血海渐盈，则月经自可复常。脐乃为神阙穴，为任脉的一个重要穴位。其与全身经络相通，与脏腑相连。因此，益肾通经散贴脐治疗闭经，既有穴位刺激激发经络之气的作用，又通过特定药物在特定部位的吸收，发挥明显的药理作用，用于治疗闭经有较好的疗效。

抗精神病药所致闭经泌乳综合征验方

通 达 汤

【药物组成】 三棱、莪术各 6 g，桃仁、泽兰、川芎、川牛膝各 10 g，鸡血藤 30 g。

加减：肝经湿热者，合龙胆泻肝汤化裁；痰浊凝滞者，加导痰汤出入；气血瘀结者，与逍遥散合用；血瘀偏重时，合膈下逐瘀汤加减。

【适用病症】 抗精神病药所致闭经泌乳综合征。

【用药方法】 每天 1 剂，水煎服。1 个月为 1 个疗程，一般治疗 2 个疗程。

【临床疗效】 此方加减治疗抗精神病药所致的闭经泌乳综合征 40 例，痊愈（月经恢复正常，临床症状消失，检查血液中催乳素正常）20 例，显著改善（月经接近正常，其他症状减轻，检查血浆催乳素正常）11 例，改善（月经来潮，其他症状减轻，检查血浆催乳素降低）6 例，无效（临床症状和血浆催乳素均无变化）3 例。总有效率为 92.5%。

【病案举例】 黄某，女，30 岁。患精神分裂症偏执型，服用抗精神病药物舒必利片，3 个月后停经。诊见：已停经 6 个月，乳汁自溢，两乳发胀，胸胁苦满，口苦咽干，少腹隐痛，面色无泽，口唇色紫，舌有瘀斑，脉细涩。中医辨证属气滞血瘀。治以疏肝理气，活血通经。方用通达汤去泽兰，加柴胡 12 g，当归 15 g，炒白芍、乌药、制香附各 10 g。服 10 剂后，泌乳量减少。上方加益母草 15 g，泽兰、路路通各 10 g，续服 15 剂。服药后月经已行，泌乳停止，乳胀大减。继续以理气养血调理之剂治疗 30 天，月经正常。随访半年月经正常。

【验方来源】　丁瑛，曹日芳，周庚生. 通达汤治疗抗精神病药所致闭经泌乳综合征 40 例［J］. 浙江中医杂志，2003，38（7）：286.

按：中医学认为，抗精神病药所致闭经泌乳综合征的病机为冲任失调，瘀阻胞宫，而且久服抗精神病药物，导致脾失运化，痰浊内生，阻滞冲任；或湿从热化，侵扰肝经，疏泄失常，影响肾之藏泻；或肝失条达，气滞血瘀，影响冲任之畅行。冲任不调，经血不能下趋而上溢为乳。气滞、血瘀、痰浊、湿热虽壅于局部，但治疗必须抓住化瘀通经这一环节，重在通达。通达汤在活血化瘀调经的前提下，根据辨证分型，配以清化湿热、豁痰化浊、理气畅达等方药，标本同治，可获得较好的疗效。

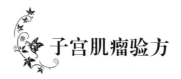

宫 宁 汤

【药物组成】 淫羊藿、仙茅、三棱、莪术各 30 g，穿山甲（代）、白芥子、香附、䗪虫各 15 g，水蛭（装胶囊吞服）6 g，浙贝母 10 g。

加减：月经量多者，加三七、蒲黄；小腹疼痛者，加延胡索、小茴香；贫血者，加黄芪、当归；带下者，加土茯苓、黄柏。

【适用病症】 子宫肌瘤。临床表现为月经不调，或有小腹疼痛、带下、贫血等。

【用药方法】 每天 1 剂，水煎 2 次，分早、晚服。于月经后连服 20 剂为 1 个疗程，服药 1~3 个疗程。月经期停用。

【临床疗效】 此方加减治疗子宫肌瘤 50 例，痊愈（症状、体征消失，肌瘤消失）33 例，有效（症状、体征减轻，肌瘤缩小）13 例，无效（症状、体征无改善，肌瘤不变）4 例。总有效率 90%。

【病案举例】 陈某，女，38 岁。小腹疼痛半年。妇科检查：子宫体增大如孕 6 周大小，质偏硬，推之不移，有压痛。B超检查示：子宫前壁浆膜下有 1 个 2 cm×3 cm 肌瘤。诊见：面色晦暗，四肢发凉，舌质淡、边有齿痕，脉细无力。给予宫宁汤加延胡索、小茴香治疗。5 剂后，小腹疼痛减轻。10 剂后，小腹疼痛消失。治疗 2 个疗程后，妇科复查：子宫大小正常。B超复查示：子宫肌瘤消失。

【验方来源】 王天明. 宫宁汤治疗子宫肌瘤 50 例疗效观察 [J]. 新中医，1996，28（8）：42.

按： 子宫肌瘤的发生，多因先天禀赋不足，或经期、产后寒邪所乘，或多产、房劳而致肾阳虚弱。一则命门火衰，寒邪由生，血为寒凝而成瘀；一则水气不化，聚湿为痰，痰瘀互结，凝滞胞宫而成此病。根据病因病机，治以补肾助阳、活血消癥、化痰散结为主。宫宁汤方中的淫羊藿、仙茅补肾助阳；三棱、莪术、穿山甲（代）、䗪虫、水蛭活血消癥；白芥子、浙贝母化痰散结；香附行气通络。全方标本兼顾，攻补并用，用于治疗子宫肌瘤，切中病机，可获良效。

加味桂枝茯苓丸

【药物组成】 桂枝、茯苓、桃仁、牡丹皮、赤芍、制香附、昆布各 10 g，鳖甲（先煎）、生牡蛎（先煎）、夏枯草各 15 g，甘草 3 g。

加减：气虚者，加党参、黄芪各 20 g；血虚者，加何首乌、鸡血藤各 20 g；血瘀甚者，加三棱、莪术各 10 g；虚寒者，加当归、川芎各 10 g，艾叶 6 g；肝肾不足而腰痛者，加女贞子、杜仲各 15 g；月经量多者，加阿胶（烊化）、棕榈炭各 15 g；若带下量多或兼色黄臭者，加黄柏、樗白皮各 15 g；肝郁胸胁不舒者，加柴胡 12 g，郁金 10 g。

【适用病症】 子宫肌瘤。临床表现为月经量多，经期延长，不规则子宫出血，伴见下腹或胀、或痛、或满，腰酸，带下增多，甚或小产、不孕等。妇科检查可触及包块。

【用药方法】 每天 1 剂，水煎温服。经期停药。3 个月为 1 个疗程，治疗 2 个疗程。

【临床疗效】 此方加减治疗早期子宫肌瘤98例，痊愈（妇科检查及B超检查子宫肌瘤消失，子宫恢复正常大小，月经正常）69例，有效（月经量减少，子宫肌瘤缩小，子宫缩小）18例，无效（月经量不减或增多，子宫肌瘤无缩小或较前增大，子宫大小无变化或增大）11例。总有效率88.8%。

【病案举例】 刘某，女，28岁。近年来月经过多伴经期延长，经血暗红、夹有血块，经前下腹胀痛，肛门部有下坠感，舌质紫暗、边有瘀紫斑点、苔薄白，脉沉弦。B超检查示：子宫肌瘤，子宫体10 cm×8 cm×5 cm，子宫肌瘤5 cm×4 cm。中医诊断：癥瘕。证属气滞血瘀型。以加味桂枝茯苓丸去赤芍，加三棱、莪术各10 g，每天1剂。共服50剂，月经正常，经量减少。B超复查：子宫及附件未见异常。

【验方来源】 陈淑音.加味桂枝茯苓丸治疗早期子宫肌瘤98例［J］.陕西中医，2000，21（7）：296.

按：子宫肌瘤属中医学癥瘕范畴。其病机是寒凝、气滞、血瘀所致。血瘀是本病发生的重要环节。加味桂枝茯苓丸中的桂枝温经通阳，以促血脉运行而散瘀；赤芍活血化瘀，去除癥瘕；桃仁破血化癥，牡丹皮活血散瘀，二药加强化瘀消癥之效；更用茯苓健脾益气，宁心安神，与桂枝同用，通阳开结；加鳖甲、牡蛎、昆布软坚散结；香附理气散结止痛；夏枯草散结消肿；甘草调和诸药。诸药合用，共奏活血祛瘀、散结消癥之功，用于治疗早期子宫肌瘤近期疗效确切。

加味消癥散

【药物组成】 当归、赤芍、白芍、石打穿、五灵脂、黄芪、续断各10 g，蒲黄（包煎）6 g，制香附9 g，花蕊石（先煎）、党参各15 g，血竭粉（吞）、琥珀粉（吞服）各4 g。

加减：经净之后，上方去蒲黄、花蕊石、琥珀粉，加三棱、莪术各 10 g，土鳖虫 9 g。经后期，加山药、熟地黄、女贞子、山茱萸各 10 g，菟丝子、续断、茯苓各 15 g，醋柴胡 5 g；经间期，加山药、熟地黄、续断、菟丝子、紫石英各 10 g，茯苓 15 g，醋柴胡 5 g；经前期，加山药、熟地黄、巴戟天、鹿角胶、淫羊藿各 10 g，茯苓 15 g，醋柴胡 5 g；脾肾阳虚者，去熟地黄、山茱萸；阴虚火旺者，去鹿角胶、巴戟天、淫羊藿。

【适用病症】 子宫肌瘤。临床表现为月经量明显增多，经期延长，或不规则阴道出血，或伴腰腹痛，白带多。经 B 超检查子宫可有一个或多个瘤体。

【用药方法】 每天 1 剂，水煎 2 次，分早、晚服。

【临床疗效】 此方加减治疗子宫肌瘤 55 例，痊愈（临床症状、子宫肌瘤均消失）15 例，显效（临床症状减轻或消失，子宫肌瘤缩小 1/2 以上）21 例，有效（临床症状减轻或消失，子宫肌瘤缩小 1/3，或停药后子宫肌瘤稳定，临床症状消失，持续半年以上）16 例，无效（临床症状无改变，子宫肌瘤未见明显缩小）3 例。总有效率 94.55%。

【验方来源】 吴难. 补肾调周法治疗子宫肌瘤 55 例临床观察 [J]. 江苏中医药，2002，23（6）：21.

按：中医学认为，子宫肌瘤乃因情志抑郁、饮食内伤、感受外邪、房事不慎，致脏腑气血失和，积瘀而成。其形成和发展与整体功能失调有关，因此治疗上不仅要化瘀消积以攻邪，还要考虑到调节整体功能。补肾法可调节下丘脑—垂体—卵巢轴功能及与之相互影响的下丘脑—垂体—肾上腺皮质轴功能，肝藏血并调节气血，脾统血并为气血生化之源，故治从调补肾肝脾胃（即补肾调周法）入手，兼用消癥化瘀，或消癥化瘀兼以调补肾肝脾胃。行经期—经后期—经间排卵期—经前期受阴阳消长转化的月节律所支配，据此规律，经后期以白芍、山药、熟地黄、山茱萸、女

贞子等补养阴血为主，并根据"阴得阳助则泉源不竭"之理佐以
续断、菟丝子等助阳；经间期以白芍、山药、熟地黄补养肾阴与
续断、菟丝子、紫石英温壮肾阳并重，有利于卵子排出；经前期
以续断、巴戟天、鹿角胶、淫羊藿等补阳为主，并佐以白芍、山
药、熟地黄等养血滋阴，使阳得阴助，化源无穷，且使阳气柔和，
免于燥烈之弊；行经期以当归、赤芍、制香附、五灵脂等理气活
血调经为主，当归、白芍、续断等补肾养血为辅，使阳气顺利随
经血下泄。此外经后、经间、经前三期皆加入茯苓、柴胡以调肝
脾。柴胡可条畅气机并助阳气舒发，振奋脾肾之阳；茯苓可防滋
腻药碍胃，利水以治瘀阻湿停，并与党参、黄芪、山药相合旺生
化之源以充阴精。子宫肌瘤因瘀常致经量、经期异常，出血过多
又使气血耗伤，故行经期以加味消癥散化瘀止血为主，兼以补气
摄血养血，经净后加入三棱、莪术、土鳖虫等加强化瘀消癥之力。
此攻邪之剂合补肾调周扶正之药，与病机相合，故疗效较好。

消 癥 方

【药物组成】 三棱 20 g，莪术、穿山甲（代）、鳖甲各
15 克，桃仁、赤芍、枳壳各 12 克，白花蛇舌草、黄芪各 30 g。

加减：血虚者，加熟地黄、当归；肾虚者，加续断、肉苁
蓉、桑寄生；腹痛者，加三七、延胡索。

【适用病症】 子宫肌瘤。临床表现为月经过多，或经期
延长。

【用药方法】 每天 1 剂，水煎 2 次，分早、晚服。3 个月
为 1 个疗程，连服 3 个疗程。经期停服。

【临床疗效】 此方加减治疗子宫肌瘤 53 例，治愈（临床
症状消失，子宫肌瘤消失，子宫恢复正常大小）9 例，显效（临
床症状基本消失，子宫肌瘤明显缩小或 B 超复查示子宫直径之

和缩小 2.5 cm 以上）33 例，有效（临床症状有改善，但子宫肌瘤无明显缩小，或 B 超复查示子宫直径之和缩小0.5～2.5 cm）8 例，无效（临床症状及体征均无改善）3 例。总有效率94.33%。

【病案举例】 陆某，女，41 岁。5 年前因家庭不和而抑郁不舒，时烦躁易怒，半年后出现月经量过多、色暗夹瘀块，少腹坠胀，头晕，面部黄褐斑，舌淡红、苔薄白边有瘀点，舌下脉络粗大曲张，脉弦细。妇科检查：子宫前位，增大如孕 1 个半月，活动，无压痛，双侧附件正常。B 超检查示：子宫前壁浆膜下肌瘤（2.6 cm×2.3 cm）。西医诊断：子宫肌瘤。证属气滞血瘀兼血虚，治宜行气活血，消瘕散结，辅以补气血。方用消瘕汤加熟地黄、当归各 15 g，每天 1 剂。治疗 1 个月后，症状明显减轻；继服上方 1 个疗程后，月经量恢复正常，间夹少许血块，无少腹坠胀，面部黄褐斑渐消，舌下脉络正常顺畅。B 超复查示：子宫肌瘤缩小为 1.2 cm×0.8 cm。继续治疗 3 个疗程，B 超复查示：子宫肌瘤消失。随访半年子宫正常。

【验方来源】 杜嫦燕. 消瘕方治疗子宫肌瘤 53 例临床观察 [J]. 新中医，2000，32（4）：31.

按： 中医学认为，子宫肌瘤由多种致病因素日久积聚而成，久病必瘀，其主要病机为血瘀凝滞。肾经系舌本，舌本为舌下脉络所在，且舌下脉络通过肾与心肺相通，心肺有调节机体气血运行作用。若气血运行不畅，瘀血留滞则舌下脉络不通。消瘕方中的三棱、莪术破血行气，消积止痛，现代药理研究证明，均具有抗血栓形成和增强纤溶活性的作用，同时又具有抗炎消瘕的作用；穿山甲（代）配鳖甲通经行血、软坚散结；枳壳、桃仁、赤芍行气活血散瘀，推动经脉血液运行；白花蛇舌草清热解毒祛湿，具有消炎作用；黄芪补气健脾增强机体免疫力，具有抗肿瘤、抗菌作用。诸药合用，共奏行气散结、活血破瘀消瘕的作用。

穿山甲（代）组方

【药物组成】　穿山甲（代）、三七粉、三棱、莪术、当归、桂枝各 100 g。

【适用病症】　子宫肌瘤。

【用药方法】　上药共研细末，炼蜜为丸。每次 9 g，每天服 3 次。15 天为 1 个疗程。

【临床疗效】　此方治疗子宫肌瘤，可获得较好的疗效。

【病案举例】　龙某，女，29 岁。2 年来月经量增多、色暗红、夹血块，月经周期 25 天，经期 15 天；伴头昏头痛，小腹疼痛，月经期加剧；白带增多、色黄，舌质紫暗边有瘀斑，苔黄腻，脉细弦。妇科检查：外阴未产，阴道畅通，宫颈光滑，子宫后位增大如孕 45 天、质硬，双侧附件（－）。子宫彩色 B 超检查示：有 7.2 cm×6.3 cm×5.5 cm 大小肌瘤，宫内回声不均，子宫后壁探见 3.2 cm×2.5 cm 低回声区，有光团，双侧附件（－）。西医诊断：子宫肌壁间肌瘤。服穿山甲（代）组方治疗 3 个疗程，症状大减；续服 1 个疗程，症状全部消失。子宫彩色 B 超复查：宫内未见占位性病变。1 年后随访，已怀胎 8 个月。

【验方来源】　赵晓琴. 用穿山甲（代）组方治疗子宫肌瘤 [J]. 中医杂志，2002，43（3）：172.

按： 子宫肌瘤是女性生殖器官最常见的良性肿瘤，属中医学癥瘕范畴，其病位在血分。多为经期、产后正虚体弱，饮食起居不慎，淫邪乘虚客于胞宫，与血搏结凝聚，致气滞血瘀，瘀久而成癥瘕。中医学根据"结者散之""留者攻之"的治疗原则，采用活血破瘀、行气散结为主。而穿山甲（代）性味咸微寒，有通经下乳、消痈排脓的功效，可用于治疗血瘀经闭、乳脉不通、痈疽肿毒等病症，故以穿山甲（代）为主组方治疗子宫肌瘤，效果较为理想。

理气化湿降逆汤

【药物组成】　法半夏、炒枳壳、白术、茯苓、制大黄各10 g，厚朴 6 g，莱菔子、薏苡仁各 12 g，炒麦芽、炒谷芽各 15 g。

【适用病症】　子宫肌瘤术后胃肠道功能未恢复。临床表现为不同程度的纳减，恶心，腹胀，矢气不转，舌质淡胖、苔厚腻。

【用药方法】　每天 1 剂，水煎 2 次，分早、晚服。于术后第 1 天开始服药，连服 3 天。

【临床疗效】　此方治疗子宫肌瘤术后胃肠道功能未恢复有较好的疗效。

【验方来源】　叶平. 理气化湿降逆法对 48 例子宫肌瘤术后患者胃肠道功能恢复的初步观察［J］. 浙江中医杂志，1999（12）：521.

按： 子宫肌瘤属妇科常见病、多发病，中医学多从癥瘕积聚或气滞血瘀论治。患者手术过程中不可避免地失血耗液，加之术后近期内不能摄食，又须卧床，胃肠运动减少，导致功能障碍，从而出现纳减、恶心、腹胀、矢气不转、舌质淡胖、苔厚腻等气滞湿阻征象。理气化湿降逆汤中的厚朴、炒枳壳一降一升，调畅气机，斡旋中州，去恶心，宽胀满，转矢气，泄浊升清，为主药；制大黄导浊下行，法半夏降逆和中，莱菔子则顺气开郁，消除胀满，共为辅药；茯苓、薏苡仁、白术之用，取其健脾胃而祛水湿，并有扶助正气之功，共为佐药；炒麦芽与炒谷芽同用，借其升发之气以运动中州，开胃进食，共为使药。诸药合用，具有良好的理气化湿降逆作用。

子宫内膜异位症验方

内 异 消 汤

【药物组成】 薏苡仁、川贝母、怀牛膝、鳖甲（先煎）各 15 g，土鳖虫、穿山甲（代）、海藻各 12 g，三七、甘草各 9 g，大黄 5 g，血竭 3 g。

加减：痛经者，于经前及经期酌加桂枝、益母草、五灵脂、蒲黄等通经定痛之品；月经过多者，于经前及经期酌加生地黄炭、地榆炭、花蕊石等化瘀止血之品；月经不调及不孕者，酌情配合人工周期疗法。

【适用病症】 子宫内膜异位症。临床表现有月经不调、痛经、盆腔痛、性交痛等，腰酸痛周期性加重，伴有肛门坠胀感，甚至不孕。

【用药方法】 每天 1 剂，水煎服。3 个月为 1 个疗程，治疗 2 个疗程。待临床症状缓解，病情稳定后汤剂改散剂或丸剂继续治疗。

【临床疗效】 此方加减治疗子宫内膜异位症 60 例，痊愈（症状全部消失，盆腔包块等局部体征基本消失）15 例，显效（症状基本消失，盆腔包块缩小）31 例，有效（症状减轻，盆腔包块无增大或略缩小）10 例，无效（治疗前后症状、体征无变化或加重）4 例。总有效率 93.33%。

【病案举例】 王某，女，30 岁。结婚 4 年未生育，近半年来，每次月经来潮时下腹部剧痛难忍，伴恶心、呕吐、汗出、口服去痛片稍缓解。平时腰骶部酸胀疼痛，时有胸脘痞闷不舒，白带量多黏稠，舌苔厚腻，脉细濡。妇科检查：后穹隆有数粒黄豆大小结节、触痛；子宫后位增大，质稍硬，活动度欠佳，后壁可扪及大小不等的结节，压痛明显。B 超检查示：子宫后位，7.4 cm×4.5 cm×6.0 cm，肌壁回声颗粒粗糙。西医诊断：子宫内膜异位症。中医诊断：痛经、癥瘕。证属痰瘀互结。治以化瘀消痰，软坚散结。方用内异消汤，每天 1 剂，水煎服。服药 2 个月，痛经及伴随症状消失。妇科检查及 B 超检查示未见异常。9 个月后来诊，已怀孕 3 个月，经检查胎儿发育正常，子宫附件未异常。

【验方来源】 周元荣，孙方亮，刘爱梅. 痰瘀分消法治疗子宫内膜异位症 60 例临床观察 [J]. 新中医，1999，31 (1)：19.

按： 子宫内膜异位症属中医痛经、癥瘕等范畴。下焦瘀血是其主要病机，临床表现虽以血瘀证候为主，但重症患者均兼有不同程度的痰湿表现，因此，瘀久夹痰，痰瘀互凝，是癥瘕的基本病机特征。故以活血化瘀、渗湿除痰的痰瘀分消法治疗，能迅速改善临床症状，又能有效持久地消除其体征。内异消汤以血竭、土鳖虫、三七、大黄破血通经，逐瘀散癥；以鳖甲软坚散结，海藻、薏苡仁、川贝母消痰渗湿，旨在使痰瘀癥瘕有形之物缓缓消解于无形之中。现代药理研究表明，活血化瘀类药物能促进瘀血的分解与吸收，软化粘连，缩小包块；而海藻类含碘的消痰散结药物能促使病理产物和炎性渗出物的吸收，促进病态组织的软化、崩解和吸收，从根本上消除病灶，根治子宫内膜异位症。由于本方配伍切中病机，故收效颇佳。

消 异 汤

【药物组成】 菟丝子 20 g，狗脊、续断、制延胡索、制香附、当归、赤芍各 15 g，三棱、莪术各 10 g。

加减：兼发热者，加半枝莲、白花蛇舌草、夏枯草各 12 g；兼恶寒者，加小茴香、吴茱萸各 6 g，肉桂 3 g；经前及经期者，加山楂、丹参、牡丹皮各 15 g，以增加活血化瘀之力，使宿血随经血外排；有癥瘕者，加炙鳖甲 12 g，海藻 15 g，生牡蛎 30 g，以化痰软坚散结。

【适用病症】 子宫内膜异位症。临床表现为月经不调，或痛经，或周期性直肠刺激症状，或性交痛，或非经期下腹部或盆腔疼痛，或不孕。经 B 超检查：有卵巢巧克力囊肿，或盆腔结节，或子宫增大。

【用药方法】 每天 1 剂，水煎服。

【临床疗效】 此方加减治疗子宫内膜异位症 60 例，痊愈（临床症状全部消失，盆腔包块等局部体征基本消失）12 例，显效（临床症状基本消失，盆腔包块缩小）32 例，有效（临床症状减轻，盆腔包块无增大或略缩小）13 例，无效（治疗前后临床症状、体征无变化）3 例。总有效率 95%。

【病案举例】 张某，女，32 岁。继发性不孕 4 年。诊见：每次经行腹痛坠胀，里急后重，经前乳房胀痛，平时感腰脊酸痛，舌暗红、苔薄，脉细涩。妇科检查：后穹隆有 2 粒黄豆大小的结节、触痛，子宫后位、略增大、质稍硬，活动度欠佳，压痛明显；左侧附件可触及鸡蛋大小的肿块，压痛明显。B 超检查示：子宫后位，略偏大，肌壁回声欠均匀。西医诊断：子宫内膜异位症。中医诊断：痛经。证属胃虚肝郁血瘀。治以补肾疏肝、化瘀散结。方用消异汤加炙鳖甲、海藻各 15 g，牡蛎 30 g。每天 1 剂，水煎服。服药 6 个月，痛经及伴随症状消失。妇科检查及子宫附件 B 超复查均未见异常。10 个月后来诊：停经 50 天。查尿试验阳性。

【验方来源】 贾美君. 补肾疏肝化瘀法治疗子宫内膜异位症 60 例［J］. 新中医，2001，33（6）：53.

按： 子宫内膜异位症是妇科常见的疑难病。现代医学对本病的治疗多采用激素或手术治疗，前者副作用大、复发率高，后者的适应证有一定的局限性，而且远期疗效均不甚满意。中医学认为，本病的病因病机以瘀血为主，但单纯用活血化瘀法治疗，疗效并不令人满意。此乃肾虚肝郁，冲任失养，不能约束经血，经血随逆乱之肝气不能行于常道，停积成瘀血，并随冲任之盈亏而溢泻。瘀血日久，或化热或夹痰，凝为癥瘕。故本病属本虚标实证，治当从调补肝肾以求其本；活血化瘀，或兼以清热、化痰治其标，标本同治。消异汤中的菟丝子、狗脊、续断补肝肾以调冲任；制延胡索、制香附疏肝理气以止痛；当归、赤芍、三棱、莪术活血化瘀消结。诸药合用，共奏活血化瘀、消痰软坚、补肾疏肝之效，以调整脏腑功能，使气血调畅，宿瘀得化，癥瘕消散，故取效明显。

内 异 汤

【药物组成】 丹参 20 g，当归、赤芍各 15 g，桃仁、葛根、蒲黄（包煎）、延胡索各 10 g，枳实 9 g，青木香 8 g。

加减：寒凝血瘀者，加桂枝 6 g；湿热瘀阻者，加黄柏 10 g，车前子 15 g；肾虚血瘀者，加杜仲、续断各 15 g；气虚血瘀者，加党参 15 g。

【适用病症】 子宫内膜异位症。临床表现为痛经、盆腔包块（巧克力囊肿）、不孕等。痛经多呈继发性，且渐进性加剧。

【用药方法】 每天 1 剂，水煎，取药液 300 mL，分 2 次温服。并于每次月经来潮前 1 周抗炎治疗，连续 7 天。

【临床疗效】 此方加减治疗子宫内膜异位症，收到满意的疗效。

【验方来源】 黄艳辉，王雪梅. 中西医结合治疗子宫内膜异位症 [J]. 湖北中医杂志，2000，22 (7)：13.

按： 中医学认为，子宫内膜异位症为瘀血阻滞，留聚下焦，日久成癥瘕，不通则痛。现代药理研究表明，当归、丹参、赤芍、蒲黄、木香等具有免疫双向调节作用，可调整患者的免疫功能，减少异位灶内的前列腺素等致痛物质，还能改善血液流变性，减少子宫平滑肌因前列腺素增高等引起的收缩缺血反应，并可抑制炎症反应，修复损伤组织，松解粘连，消除异位灶，以缓解痛经和缩小巧克力囊肿。因此，内异汤能使气血流畅，痛经症状明显缓解，并使巧克力囊肿体积明显缩小。

内异消癥止痛汤

【药物组成】 内异消癥汤：丹参、急性子各30 g，赤芍20 g，桃仁、川芎各10 g，水蛭、三棱各 12 g，莪术、苏木各15 g，蜈蚣 2 条，细辛 3 g，石见穿、黄药子、鬼箭羽各18 g。内异止痛汤：丹参、蒲黄、益母草各30 g，桃仁、川芎、肉桂、血竭、琥珀各 9 g，赤芍、枳壳、香附、苏木、延胡索、五灵脂各15 g，花蕊石50 g。

【适用病症】 子宫内膜异位症。临床表现为渐进性痛经、性交痛、盆腔痛、月经异常及不孕症。

【用药方法】 每天 1 剂，水煎 2 次，混合药液，分早、中、晚服。非经期用内异消癥汤，连服 15～20 剂；经前 2 天开始改服内异止痛汤，至月经干净止。连服 3 个月经周期为 1 个疗程。

【临床疗效】 此方治疗子宫内膜异位症 40 例，痊愈（临床症状全部消失，盆腔包块等局部体征基本消失，经 B 超检查盆腔包块消失）12 例，显效（临床症状基本消失，盆腔包块缩小）18 例，有效（临床症状减轻，盆腔包块无增大或略缩小）7 例，无效（治疗前后症状、体征无变化或加重）3 例。总有效率 92.5%。

【病案举例】 金某，女，26 岁。患者 16 岁月经初潮，周期基本正常，量中等，无痛经。半年前因药物流产后阴道出血 20 余天不净而行清宫术，次月又行上环术，其后每于月经期间即感小腹坠痛不适，且经期腹痛呈渐进加剧，舌质紫暗，脉弦。B 超检查示：子宫右方可见一 65 mm×50 mm 无回声区，壁毛糙，增厚。子宫左方可见一 55 mm×44 mm 无回声区，边界尚清晰。提示双侧附件囊性包块（巧克力囊肿）。妇科检查：子宫正常大小，双侧附件均可触及包块，压痛明显。中医辨证属瘀血内结，阻滞胞络，治宜活血散瘀，通络止痛。非经期予内异消癥汤煎服，每天 1 剂；月经前 2 天开始改服内异止痛汤，至月经干净止。连续服用此两方 2 个月经周期后，经期腹痛完全消失。妇科复查：双侧附件均未触及异常。B 超复查：双侧附件未见异常回声。随访 2 年未复发。

【验方来源】 高巍. 活血散瘀法治疗子宫内膜异位症 40 例临床观察 ［J］. 中医杂志，2000，41（9）：545.

按：子宫内膜异位症属中医学癥瘕、痛经等范畴。其发生多因妇女在经期、产时或产后（特别是小产或人工流产后）摄生不慎，外有所感，内有所伤，均可导致冲任损伤及胞宫的藏泻功能异常，使经血不能循常道而行，离经之血留滞胞宫及胞络等处而成瘀血，瘀血阻滞，不通则痛，瘀血日久，渐成癥瘕。因此，下焦瘀血是本病的主要病机，故临床表现以血瘀证候为主，故活血散瘀法应贯穿于治疗的全过程，两方均以丹参、赤芍、桃仁、川芎活血祛瘀为基础方。内异消癥汤则用于非经期时，配三棱、莪术、苏木破血散瘀；蜈蚣、水蛭逐瘀通络；黄药子、石见穿、鬼箭羽软坚散结；急性子苦辛通降，祛瘀散结，软坚消积；更佐以细辛温经散寒，使瘀血得热而化之。诸药合用，活血通络，散瘀止痛，使瘀血得散，癥瘕得以化解。月经期间则用内异止痛汤，以基本方配枳壳、延胡索、香附行气活血；血竭、琥珀、苏木、五灵脂、蒲黄活血祛瘀；益母草、花蕊石理血调经；佐肉桂辛热温通，促其气血和顺。全方以调气为主，活血随后，气行血活则月经自调，瘀散痛止。由于两方较一般活血祛瘀方为峻猛，应用时应注意掌握剂量。

益母补肾化瘀汤

【药物组成】　杜仲、补骨脂、续断、山茱萸各10 g，桃仁、益母草各15 g，红花、制香附各12 g，乌药5 g，小茴香4 g，败酱草、红藤各20 g。

加减：月经色紫晦暗且淋漓不净者，加五灵脂、生蒲黄；经前两侧乳房痛结，少腹胀满者，加柴胡、海藻；口干口苦，带下频频者，加黄柏、黄芩、牡丹皮或栀子。

【适用病症】　子宫内膜异位症。临床表现为痛经，伴有腰骶部酸痛，或月经期会阴部、肛门坠胀，大便异常，或月经不调，或不孕。

【用药方法】　每天1剂，水煎2次，每次煎取药液200 mL，分早、晚顿服。3个月为1个疗程。

【临床疗效】　此方加减治疗子宫内膜异位症32例，痊愈（临床症状全部消失，盆腔血块等局部体征基本消失）8例，显效（临床症状基本消失，盆腔包块缩小）17例，有效（临床症状减轻，盆腔包块无增大或略减小，停药3个月内症状不加重）5例，无效（治疗前后症状、体征无变化或加重）2例。总有效率93.75%。

【验方来源】 霍清萍. 补肾化瘀法治疗子宫内膜异位症32例［J］. 新中医，1998，30（1）：29.

按： 子宫内膜异位症是指有功能活动的子宫内膜出现在正常子宫腔内壁以外的部位。临床以痛经进行性加重、盆腔包块、不孕为三大特征。根据其临床特征和表现，可归属于中医学痛经、癥瘕、不孕等范畴。多由七情所伤，寒湿凝滞，气血瘀滞，凝结胞宫，流注经脉脏腑，瘀血积久而成癥瘕。因形成结节、肿块、瘀血是产生本病一系列临床症状的关键，故治以活血化瘀为主，但本病还多伴有腰痛、不孕等肾虚证候。由于肾主生殖，腰为肾之府，因此，肾虚与本病关系密切。而妇女"以肝为先天"，且肝"体阴用阳"，肝肾同源，七情所伤，肝郁化火，日久劫伤肝阴而累及肾，故以补肾化瘀为主，佐以舒肝清热。本病初起在肝，日久及肾，因此益母补肾化瘀汤治疗子宫内膜异位症疗效满意。

补肾活血方

【药物组成】 菟丝子、巴戟天各20g，三棱、莪术、枳壳、鳖甲各10g，皂角刺、夏枯草、赤芍、白芍各15g，大黄、甘草、鸡内金粉（吞服）各6g，薏苡仁30g，水蛭粉（吞服）、穿山甲（代）粉（吞服）各4g。

【适用病症】 子宫内膜异位症。临床表现为月经前后少腹、腰骶部有不适或疼痛，逐渐加重，或有固定性刺痛或拒按，舌质紫暗或有瘀斑瘀点，脉涩或结代。检查盆腔可有病理性包块、结节。

【用药方法】 每天 1 剂，水煎 3 次［其中鸡内金、水蛭、穿山甲（代）分别研末，不入煎剂，每天分 2 次吞服］，将药液混合后分 2~3 次温服，并留取 100 mL 睡前高位保留灌肠。另用血竭、乳香、没药、大黄、透骨草、三棱、莪术、芒硝、细辛、肉桂各等份，打成粗末，加入适量青盐，纱布包好，每天蒸热敷脐及下腹部，渐凉时用热水袋盖于药包之上加温，每次 30~45 分钟，每天 2~3 次。治疗 3 个月经周期为 1 个疗程。

【临床疗效】 此方内服配合高位保留灌肠及热敷局部治疗子宫内膜异位症 50 例，临床治愈（临床症状全部消失，盆腔包块等局部体征基本消失）4 例，显效（临床症状基本消失，盆腔包块缩小）16 例，有效（临床症状减轻，盆腔包块无变化）24 例，无效（临床症状及盆腔包块无变化）6 例。总有效率 88%。

【验方来源】 丁琅娟. 补肾活血通腑散结法治疗子宫内膜异位症 50 例［J］. 浙江中医杂志，2000（1）：11.

按：子宫内膜异位症属中医学的痛经、癥瘕、不孕等范畴。其主要病机是肾虚血瘀，肾虚是本，血瘀是标。治以补肾活血、通腑散结为主。方由补肾药、活血祛瘀药、通腑逐瘀药、软坚散结药组成。补肾活血方中的三棱、莪术、穿山甲（代）、水蛭、皂角刺破血逐瘀消癥；菟丝子、巴戟天补肾益精，温肾助阳，能推动血行，增强活血祛瘀药的效力；大黄入血分，能破瘀血，导滞下行；枳壳行气通腑，辅助大黄以逐瘀；鳖甲、夏枯草入肝经，可软坚散结；白芍、赤芍、甘草合用，缓急止痛；薏苡仁渗湿，鸡内金消化。诸药合用，多途径给药，充分发挥药物的作用。由于本病的病情顽固，治疗较棘手，临床上往往对缓解症状、控制内膜异位症发展的效果较为理想，但对异位病灶的消除则相对较为缓慢，因此要坚持治疗，一般不应少于 3 个疗程。

红藤汤加味

【药物组成】 红藤、延胡索各 15 g，败酱草、牡蛎各 30 g，牡丹皮、丹参、桃仁、莪术、夏枯草、川楝子、制香附、蒲黄（包煎）、赤石脂、神曲各 12 g，薏苡仁 20 g，淫羊藿、鹿角片、菟丝子各 10 g。

加减：气虚而夹气滞血瘀型，用加味红藤汤去牡蛎、莪术、夏枯草、川楝子、制香附、赤石脂，加党参、黄芪各 12 g。若出现肛门坠胀者，可加升麻、柴胡、枳壳、桔梗；月经过多者，加仙鹤草、旱莲草、地榆、槐花、花蕊石、震灵丹等。

【适用病症】 子宫内膜异位症，证属气滞血瘀型。临床表现为不同程度的进行性经行腰腹痛，月经过多或紊乱，可经妇科检查、B 超检查确诊。

【用药方法】 每天 1 剂，水煎服。治疗 3 个月为 1 个疗程。

【临床疗效】 此方加减治疗子宫内膜异位症 43 例，痊愈（临床症状消失，盆腔包块等局部体征基本消失，不孕症患者在 2 年内妊娠或生育）9 例，显效（临床症状消失，盆腔包块缩小，虽局部体征存在，但不孕患者得以受孕）17 例，有效（临床症状减轻，盆腔包块无增大或略缩小，停药 3 个月症状无加重）13 例，无效（临床症状无变化，局部病变有加重趋势）4 例。总有效率 90.70%。

【验方来源】 苏艾华. 红藤汤加味治疗子宫内膜异位症 43 例 [J]. 浙江中医杂志，2000（1）：12.

按： 红藤汤加味有清热活血、消癥、理气止痛、补肾等作用。活血化瘀、理气止痛的药物有助于促进瘀血吸收，使粘连减轻，包块缩小，从而减轻疼痛。由于肾虚是本病发病的内在因素为本，而出血、粘连、血液阻滞经脉进而形成局部癥块为标，故治疗中配伍适当的补肾之品如淫羊藿、菟丝子、鹿角片等，标本兼顾。红藤汤加味对于缓解子宫内膜异位症患者较为突出的痛经症状效果尤为显著。

内 异 方

【药物组成】 内异 1 号方：熟地黄、石见穿各 15 克，制鳖甲、皂角刺、昆布各 12 克，血竭、三棱、莪术、香附、乌药、水蛭、桃仁、红花各 10 g，蜈蚣 20 g。内异 2 号方：当归、白芍、制乳香、制没药、青皮、陈皮、桂枝、延胡索各 10 g，五灵脂、炒蒲黄各 12 g。

加减：兼腰痛者，加续断 10 g，淫羊藿、杜仲各 12 g；出血量多者，加花蕊石 20 g；畏寒者，加制附子、艾叶各 10 g。

【适用病症】 子宫内膜异位症。临床表现为经行腹痛，恶心呕吐，性交痛，乳房胀痛等。妇科检查：子宫活动受限。

【用药方法】 每天 1 剂，水煎服。月经后服内异 1 号方，连服 20 天；月经期服内异 2 号方，连服 5 剂。3 个月为 1 个疗程。

【临床疗效】 此方加减治疗子宫内膜异位症 22 例，痊愈（临床症状全部消失，盆腔包块等局部体征基本消失）4 例，显效（临床症状基本消失，盆腔包块缩小）10 例，有效（临床症状减轻，盆腔包块无增大或缩小，停药 3 个月内症状不加重）4 例，无效（治疗前后临床症状、体征无变化或加重）4 例。总有效率 82.8%。

【验方来源】 奚嘉. 内异方治疗子宫内膜异位症临床观察 [J]. 山东中医杂志，2000，19（10）：594.

按：子宫内膜异位症是因异位的宫内膜随卵巢功能的变化而出现周期性出血及周围组织纤维化、粘连，临床上多以进行性加重的痛经为主要症状；离经之血积蓄并形成结节与包块影响子宫、输卵管、卵巢等生殖器官的功能而致不孕。中医学认为，本病的病理本质在于脏腑功能失调，气血不畅，瘀血阻滞，故治以活血祛瘀、散结消癥为主。内异 1 号方以化瘀散结消癥为主，用于非月经期，方中的血竭、三棱、莪术、桃仁、红花、石见穿、水蛭等活血化瘀；香附、乌药理气以助血行；蜈蚣、昆布、皂角刺软坚散结；熟地黄、鳖甲益肾养血，以防止药物过于消散及长期服用耗伤气血之弊。经期则用内异 2 号方活血理气，兼养血和血，方中的当归、白芍养血和血；五灵脂、炒蒲黄、制乳香、制没药活血止痛；青皮、陈皮、延胡索行气定痛；桂枝温经通络。临证时还可根据月经的期、质、色、量及虚实寒热之变化，适当调整用药，所以有月经不调者亦能同时治愈。

益气消异饮

【药物组成】　三棱、莪术、水蛭、苏木各 9 g，穿山甲（代）、土鳖虫、菟丝子、淫羊藿、夏枯草各 12 g，党参、黄芪各 15~30 g。

加减：痛经严重者，酌加羌活、独活、白芷、川楝子、延胡索；腰酸者，加杜仲、狗脊、黄精；乳胀者，加橘叶、橘核、娑罗子、八月扎；月经量多或淋漓不净者，加仙鹤草、岗稔根、艾叶、大蓟、小蓟；输卵管不通或附件压痛者，加红藤、败酱草、紫花地丁；黄体不足者，加胡芦巴、巴戟天、锁阳、鹿角片；基础体温呈单相者，加熟附子、桂枝、肉苁蓉、紫石英、山茱萸、生地黄、熟地黄。

【适用病症】　子宫内膜异位症。临床表现为不同程度的痛经，可伴有月经不调（包括月经量多或淋漓不净），月经质稠色暗夹有血块，或合并附件肿块，或合并子宫肌瘤，或不孕症，或伴性交痛，或合并输卵管不通或欠畅。

【用药方法】　每天 1 剂，水煎服。

【临床疗效】　此方加减治疗子宫内膜异位症 39 例，均获痊愈。

【病案举例】　陈某，女，31 岁。诊见：结婚 3 年未孕，月经初潮 14 岁，周期尚正常，量中、色暗夹血块，伴痛经（需服止痛片止痛），舌尖红、苔薄，脉细。妇科检查：宫颈光滑，宫体中位、大小正常，后穹隆可触及结节，触痛明显；附件左侧可触及 5 cm×5 cm 大小块物、质中，右侧增厚伴压痛。B 超检查示：卵巢肿块 5 cm×5 cm。妇科检查：输卵管不通。实验室检查：抗子宫内膜抗体阳性，抗精子抗体阳性。西医诊断：子宫内膜异位症。证属瘀阻胞宫胞络。治以益气化瘀、化痰软坚法。方用益气消异饮加浙贝母 9 g，每天 1 剂。上方加减调理 14 个月后，尿妊娠试验阳性。经 B 超检查诊断为宫内早孕。

【验方来源】　张锡珍. 李祥云教授治疗子宫内膜异位症的经验 [J]. 陕西中医，2000，21（9）：410.

按：根据子宫内膜异位症的临床表现，其病机与气虚肾亏瘀阻有关。肾亏藏精不足，冲任失于濡养，瘀阻则脉络不通而致痛经。所以破瘀散结是治疗大法。三棱、莪术、苏木等活血化瘀药对异位的内膜具有抑制其增生，促进包块消散和吸收，软化粘连、修复瘢痕等作用，还具有免疫调节作用。本病由于病久入络，病程缠绵，需用破瘀散结、搜剔经络之虫类药，如穿山甲（代）、土鳖虫、水蛭等，可追逐、推拨、搜剔沉滞久瘀之邪。尤其是水蛭破血逐瘀，擅治月经不利的血癥积聚，水蛭含有水蛭素、肝素、抗血栓素等成分，有显著的抗凝血作用，有利于粘连的分解与吸收。本病与免疫功能异常、内分泌失调等因素也有关，而久病入络伤正，祛瘀活血亦伤正，故用党参、黄芪益气扶正，振奋脏腑功能，调节自身免疫功能。现代药理研究认为，党参可增加心脏血流量，增强心功能，对血小板聚集有抑制和解聚作用，抑制血栓形成，使红细胞压积降低，电泳增快，全血及血浆的黏度降低，利于改善本病血液的浓、稠、黏、聚的病理特点；黄芪补气运血，能扩张血管，保护红细胞的变形能力，增强造血系统功能，降低血小板黏附率，减少血栓形成，增强血流量，有抗病毒、升高白细胞等作用，并能增强机体免疫力。因肾为先天之本，藏精主生殖，肾精主宰着天癸的至与竭，肾精充足，则冲任得养，二脉流通，经血渐盈，应时而下，而能生育。故应选用药性平和的补肾精药物，如菟丝子、淫羊藿，菟丝子温而不燥，补而不峻，故入肾经，虚可以补，实可以利，寒可以温，热可以凉，湿可以燥，燥可以润。现代药理研究认为，菟丝子、淫羊藿有类激素样作用，能改善垂体—卵巢—性腺的功能，使卵巢的内分泌功能趋于正常。淫羊藿对异常升高的血浆前列腺素有一定降解作用，能缓解痛经。此外，选用夏枯草清肝火，散郁结。诸药合用，共奏益气化瘀、化痰软坚之功，能改善子宫内膜异位症的症状，故获较好的疗效。

桃红四物汤加减方

【药物组成】　桃仁、红花、当归、白芍、白术、川牛膝、蒲黄（包煎）各 12 g，五灵脂、三棱、莪术、制香附、延胡索、牡丹皮各 10 g，红藤 20 g，丹参、败酱草、茯苓各 15 g，薏苡仁 30 g，甘草 3 g。

【适用病症】　子宫内膜异位症。临床表现为以痛经为主要症状，伴腰酸及肛门坠胀，或见经期发热，口干便秘，舌质红、有瘀点。

【用药方法】　每天 1 剂，水煎 2 次，分早、晚服，经期连服。并加服小剂量雷公藤多甙每次 10 mg，每天 2 次。3 个月经周期为 1 个疗程，连续治疗 3 个疗程。

【临床疗效】 此方治疗子宫内膜异位症 30 例，显效（痛经消失，子宫、附件肿块明显缩小，结节明显缩小或消失）12 例，有效（痛经减轻，子宫、附件肿块缩小，触痛减轻）16 例，无效（痛经未改善，子宫、附件肿块或结节病灶无变化）2 例。总有效率 93.33%。

【验方来源】 吴泰蓉，陈芸. 桃红四物汤加减治疗子宫内膜异位症 30 例 [J]. 江苏中医药，2002，23（2）：35.

按：子宫内膜异位症属于中医学痛经、癥瘕、不孕范畴，病程较长。多因手术损伤、经期性交、房室不节等，导致冲任损伤，胞宫藏泻功能异常，月经或经血虽有所泻，但部分经血不循常道而逆行，以致离经之血蓄积体内而成瘀血。瘀血阻滞不去，新血无以归经，不通则痛，瘀久化热，瘀热互阻，冲任失调，胞脉阻滞而致本病。治以活血化瘀、清热散结为主。桃红四物汤加减方用桃红四物汤去川芎、地黄，加丹参、五灵脂活血化瘀；红藤、败酱草清热通络；三棱、莪术活血化瘀，软坚散结；蒲黄、牡丹皮凉血化瘀；薏苡仁、茯苓健脾渗湿，顾护胃气；制香附、延胡索理气止痛；甘草调和诸药。诸药合用，共奏活血化瘀、清热散结之功效。

大黄莪棱汤

【药物组成】 大黄、当归、莪术、三棱各 10 g，丹参 30 g，郁金、桃仁、赤芍、枳壳、鳖甲、延胡索各 15 g。

【适用病症】 子宫内膜异位症。

【用药方法】 每天 1 剂，水煎 3 次，药液混合约 1 100 mL，取 1 000 mL 分早、晚 2 次服。于月经干净 2~3 天开始服用，至下次月经来潮停服。余 100 mL 保留灌肠，每天 1 次，经期停用。另将煎煮过的药渣晒干打碎，另加芒硝 20 g、食醋 20 mL 拌匀，同放锅内炒热后再喷洒白酒适量，共装入布袋中，放置于脐与小腹部热敷，每晚 1 次，每次 1.5 小时，凉时外用热水袋不断加热。3 个月为 1 个疗程。

【临床疗效】 此方内服、灌肠、外敷等综合治疗子宫内膜异位症 20 例，痊愈（临床症状及体征消失）2 例，显效（临床症状消失，盆腔包块缩小 1/2 以上）5 例，有效（临床症状显著减轻，盆腔包块缩小 1/3 以上）10 例，无效（临床症状及体征无变化）3 例。

【病案举例】 张某，女，31 岁。痛经数年，进行性加重，月经量多、色暗有块，乏力，舌质暗、苔薄白，脉细弦。妇科检查示：子宫大小正常，活动度差，附件左侧可扪及 5 cm×4 cm×3 cm 包块，质中，触痛明显。B 超检查示：子宫内膜异位症，左侧巧克力囊肿。治宜活血化瘀，软坚消癥止痛。方用大黄莪棱汤内服、灌肠、外敷等综合治疗 10 余天，痛经消失。继续治疗 40 余天后，症状消失。妇科检查：双侧附件正常。B 超复查：子宫、附件未探及明显异常。随访半年无复发。

【验方来源】 岳建平. 大黄莪棱汤治疗子宫内膜异位症 20 例［J］. 新中医，1998，30（9）：44.

按：子宫内膜异位症属中医学痛经、癥瘕范畴。本病的病机实质为血瘀。大黄莪棱汤中的大黄荡涤通腑，推陈致新；莪术辛苦温，三棱辛苦寒，二药有破血行气、化瘀消癥止痛之效；丹参苦微寒，化瘀活血，调经止痛；郁金味辛苦，性寒，活血止痛而行气解郁；赤芍、桃仁活血通调血脉；当归补血活血，善治血滞疼痛；枳壳、延胡索善行气散结，消痞止痛；鳖甲软坚散结化癥。诸药合用，共奏行气活血、化瘀消癥散结之功，以内服、灌肠、外敷等法综合治疗本病，可获得较好的疗效。

七厘失笑棱莪汤

【药物组成】 七厘散 0.3 g，失笑散（蒲黄、五灵脂，均包煎）、三棱、莪术各 15 g，皂角刺 10 g。

加减：兼便秘者，加大黄（后下）15 g；气虚者，加黄芪 30 g。

【适用病症】 子宫内膜异位症。临床表现为明显进行性加剧痛经，伴有性交痛，或有周期性肛门坠痛感等体征。妇科检查：子宫后穹隆及骶韧带有触痛性结节。可经 B 超或腹腔镜检查确诊。

【用药方法】 每天 1 剂，上药除七厘散外，加水浸泡 20 分钟后煎至 100~180 mL，待药液冷却至 40~45 ℃，倒入七厘散调匀后，睡前保留灌肠，第 1 次剂量以 80~90 mL 为宜，以使患者逐渐适应，一般 3 天后增至 150 mL，1 周后达 180 mL，每晚 1 次，3 个月为 1 个疗程。

【临床疗效】 此方加减保留灌肠治疗子宫内膜异位症 57 例，治愈（主要症状或体征消失，B 超及腹腔镜检查示局部肿块基本消失，或不孕者妊娠）13 例，显效（主要症状或体征明显减轻，B 超或腹腔镜检查示包块缩小 1/2 以上）26 例，有效（主要症状减轻，体征好转，B 超及腹腔镜检查示包块缩小 1/3 以上）9 例，无效（主要症状、体征及局部包块无明显变化）9 例。总有效率 84.21%。

【验方来源】 陆涛，倪建俐. 七厘失笑棱莪汤保留灌肠治疗子宫内膜异位症 57 例［J］. 上海中医药杂志，1998（10）：38.

按：中医学认为，子宫内膜异位症多因痰、瘀、热互结下焦，因此，灌肠局部治疗为关键，通过灌肠来疏通盆腔的局部脉络。七厘失笑棱莪汤中的七厘散具有芳香温通开窍、理气活血散瘀、止痛生新之功；失笑散中的蒲黄善治气血不和、女子经闭腹痛、产后瘀血腹痛，五灵脂定痛善开痛经；三棱、莪术亦为化瘀之药，故用之破血行气，以消积聚；皂角刺化痰散结。诸药合用，共奏活血散瘀、化痰止痛之功效。现代药理研究证明，大多数活血化瘀药有免疫调节的作用，对子宫异位内膜具有抑制其增生，促进包块吸收及粘连软化、瘢痕修复的作用。采用灌肠方法治疗，可使有效药物直接作用于肠壁，促使局部瘀血较快吸收，改变盆腔血液浓、黏、凝、聚的状态，达到消除盆腔肿块的目的。而灌肠保留时间以患者能忍耐的最长时间为度，一般患者1周后即能适应，并可保留至第2天清晨。保留时间越长，临床效果越佳。

祛 癥 灵

【药物组成】 大黄 6 g，丹参 30 g，三棱、莪术、桂枝、昆布各 10 g，延胡索、香附各 15 g，黄芪 12 g。

【适用病症】 子宫内膜异位症。

【用药方法】 每天 1 剂，水煎取药液 100 mL，待冷却至约 40 ℃ 时，用注射器抽取 100 mL，接导尿管，排空针管内空气，每晚睡前排尽大小便；取左侧卧位，将导管涂上润滑剂后缓缓插入肛门内 15～20 cm，在 15～30 分钟内将药液缓慢推入，然后取半卧位。每晚灌肠 1 次，连续 5 天，停 1 天，月经期暂停，3 个月为 1 个疗程。

【临床疗效】 此方灌肠治疗子宫内膜异位症 100 例，痊愈（临床症状消失，盆腔包块等局部体征基本消失，不孕症患者 3 年内妊娠或生育）50 例，显效（临床症状基本消失，盆腔包块缩小，不孕患者得以受孕）28 例，有效（临床症状减轻，盆腔包块无增大或略缩小，停药后3个月内症状不加重）18例，无效（治疗前后无变化）4例。总有效率96%。

【验方来源】 胡淑琴，于萍，李明，等. 祛癥灵灌肠治疗子宫内膜异位症临床观察［J］. 山东中医杂志，2000，19（8）：458.

按：中医学认为，子宫内膜异位症是由于各种原因导致经血瘀滞或血不循经，留于脉外，离经之血则成瘀血。而瘀血不去，影响气机，不通则痛，阻碍胞脉则为不孕，血瘀日久则成癥瘕。故瘀为本病发生之关键，活血化瘀是治疗的基本法则。但若一味活血化瘀又难免损伤气血，阻碍气机，故应在活血化瘀基础上辅以扶正之品，使瘀去新生则病愈。祛癥灵中的大黄逐瘀攻下，丹参活血祛瘀，共为君药，既祛瘀生新，又可清泄瘀热。三棱、莪术、昆布活血祛瘀，软坚散结，消散瘀血癥块，配以香附理气散结、延胡索疏肝理气止痛，共为臣药。桂枝性温，能温经通阳，且行气活血，从而振奋阳气，使攻下而不伤正；黄芪性温且能补气，与桂枝共为佐使药，既能配合诸药增强活血消癥之功，又可防破血行气太过以伤正。诸药合用，共奏活血祛瘀、行气散结、消癥止痛之功。由于本病的病灶主要在盆腔，灌肠治疗既可减少苦寒药对胃的刺激，又可通过肠壁直接渗透药液，使药力直达病灶，改善盆腔内的微循环，故可获得较好的疗效。

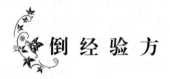

倒 经 验 方

归 经 汤

【药物组成】 怀牛膝、生地黄炭、阿胶（烊化）、肉苁蓉、熟地黄各 15 g，赤芍、益母草、柴胡、大黄炭各 12 g，艾叶炭 6 g，甘草 10 g。

加减：头痛者，加川芎 10 g；血热者，加地骨皮 15 g；出血量多者，加地榆皮炭 15 g；气郁胁痛者，加郁金 10 g。

【适用病症】 倒经。临床表现为月经来潮前 2~3 天或经行初期出现有规律的鼻衄或口吐鲜血，连续 3~4 天，伴有头晕乏力，两胁胀痛，咽喉部有堵塞感，烦躁易怒，月经量少、色黑，经检查排除鼻咽部病变及结核等疾病。

【用药方法】 每天 1 剂，水煎 2 次，分早、晚服。8 天为 1 个疗程。

【临床疗效】 此方加减治疗倒经 7 例，均治愈。

【病案举例】 赖某，女，21 岁。每月行经前 2~3 天即出现鼻衄或吐血，月经量减少、色黑，伴头晕乏力，两胁胀满，烦躁易怒，少腹隐痛，腰痛，舌红微紫，脉弦数，月经过后诸症状消失。中医诊断：倒经。证属木郁化火，血逆上行。治宜平肝泄热，凉血归经。方用归经汤加当归 15 g，每天 1 剂，水煎服。3 剂后出血止，仍守方加减调治共服 24 剂，次月行经未再出现倒经。随访 1 年未复发。

【验方来源】 程相禄. 自拟归经汤治疗倒经 7 例 ［J］. 新

中医，1997，29（5）：42.

按：倒经是一种病势向上的病变，病机为血热。多因木郁失其疏泄之职，久郁化火，火性炎上，致血不循经，气逆而上，或肝肾阴虚，虚火偏亢，血随火升，而成本证。故本病有虚实之分。根据其发病机制，治以清热凉血、滋阴降火并施，运用时据症状偏重加减。归经汤方中以阿胶、熟地黄、益母草补血、活血调经；大黄炭、生地黄炭凉血清热；肉苁蓉补肝肾之阴；怀牛膝引血下行；柴胡、赤芍疏肝，清肝经郁热；艾叶炭引血归经。诸药合用，共奏滋阴、凉血、清肝之效，转逆为顺，吐衄止则月经正常。

清热降冲汤

【药物组成】　生地黄、沙参各 12 g，牡丹皮、白芍、枸杞子、麦冬、川楝子、川牛膝各 10 g，当归、荆芥炭各 9 g，代赭石 15 g，栀子 8 g。

【适用病症】　倒经。临床表现为按月于经前或经期有规律的鼻衄，经量或多或少，色鲜红或暗红，伴有头痛头晕、烦热、胸胁、乳房胀痛，小腹疼痛，舌红、苔薄白，脉弦数或细数。

【用药方法】　每天 1 剂，水煎，分早、晚服。于经前 3～4 天服用，连服 10 天。用药 1 个月经周期为 1 个疗程，治疗 2～3 个疗程。治疗期间停用其他治疗药物。

【临床疗效】　此方治疗倒经 32 例，显效（症状和体征均消失，无周期性发作）16 例，有效（症状和体征明显减轻或消失，未能保持 3 个月经周期不复发）14 例，无效（临床症状和体征无改变或加重）2 例。总有效率 93.75%。

【验方来源】　刘国香. 中西医结合治疗倒经 32 例 [J]. 新中医，1999，31（7）：48.

按：倒经，类似于西医学的"代偿性月经"。其病机多因血热气逆，迫血妄行，血随气上溢所致。清热降冲汤中的生地黄、牡丹皮清热凉血；当归、白芍、枸杞子补肝肾，益精血；麦冬、沙参养阴生津；栀子清肝泻火；川楝子疏肝解郁，调畅气机；川牛膝引血下行；荆芥炭祛风止血；气有余便是火，气属阳，阳盛则热，热则气逆，气逆而血乱，故重用代赭石重镇以降气逆，气降则火降，火降则气不上逆，而血自随气循经。诸药合用，共奏清热养阴、降逆止血之功。本方用于治疗倒经可获得较好的疗效。

脂黄逆经宁

【药物组成】 补骨脂 300 g，酒大黄 180 g。

【适用病症】 倒经（经行吐衄）。

【用药方法】 上药烘干，共研细末，分为 30 包。每次于月经来潮前或病情发作前 7 天服用，每次 1 包，每天 2~3 次，分早、晚或 3 餐饭后用温开水送服，视病情而定。体虚、腹泻者，酌情减量。

【临床疗效】 此方治疗倒经（经行吐衄）63 例，治愈（经行吐衄症状消失，月经恢复正常，1 年后随访无复发）51 例，显效（经行吐衄症状基本消失，月经基本正常，或 1 年内复发）7 例，好转（经行吐衄症状明显减轻）3 例，无效（经治疗 3 个月经周期，经行吐衄症状无改善）2 例。总有效率96.8%。

【病案举例】 李某，女，35 岁。1 年来月经前口鼻出血、色鲜红，伴见胸闷，心烦口干，大便干结，月经量少。经西药治疗，病情时起时伏。本次月经来潮量极少，心烦口干，口鼻出血如故，舌质偏红、苔黄，脉弦略数。证属肝经郁火，气血上逆。

治宜止血降逆，引血归经。方用脂黄逆经宁，每次1包，每天3次。治疗3天后吐衄减轻，5天后口鼻血止。此后每于月经来潮前1周服用，连续治疗3个月经周期而愈。后以丹栀逍遥散调理善后固本。随访1年未见复发。

【验方来源】　王文川. 脂黄逆经宁治疗经行吐衄63例[J]. 中医杂志，2002，43（2）：132.

按：倒经（经行吐衄），也称为"逆经"，现代医学称为"代偿性月经"。多因肝经郁火致气血上逆，治宜止血降逆，引血归经。脂黄逆经宁中的补骨脂味辛苦，性大温，有收涩止衄良效；酒大黄性味苦寒，泻血分实热，引血下行，化瘀通经，辅助补骨脂降逆、止血。药仅两味，一寒一温，调和偏性，协同涩血止衄，化瘀通络，导热下行，引血归经而相得益彰。

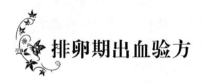

排卵期出血验方

仙 杞 冲 剂

【药物组成】 淫羊藿 20 g，枸杞子 10 g。

【适用病症】 排卵期出血（经间期出血）。临床表现为两次月经之间有少量阴道流血，持续 2~4 天。

【用药方法】 每天 1 剂，用开水冲泡代茶饮。于月经周期第 9 天开始服用，连续服 6 天。3 个月经周期为 1 个疗程。

【临床疗效】 此方治疗排卵期出血，疗效颇佳。

【病案举例】 张某，女，17 岁。诊见：1 年来每于月经干净后 10 天左右，阴道见有少量出血、色红无血块，持续 4 天干净，月经周期正常，伴有小腹隐痛，腰酸，食欲尚可，二便正常，舌质淡红、苔薄白，脉沉细。西医诊断：排卵期出血。中医诊断：经间期出血。治以温肾助阳止血，于月经周期第 9 天开始服仙杞冲剂，每天 1 剂，连服 6 天，治疗 3 个月经周期。患者服药 2 个月经周期后，未再出现经间期出血。随访 3 年未复发。

【验方来源】 李军，吕海香. 仙杞冲剂治疗排卵期出血[J]. 江苏中医药，2002，23（8）：41.

按：中医学认为，排卵期出血的主要发病机制是因月经排净以后，血海空虚，冲任失调，至排卵期肾阳初长，肾阳不足无以蒸腾肾阴，化生肾气，影响胞宫的固藏。仙杞冲剂中重用淫羊藿温补肾阳，配枸杞子滋补肾阴，以阴中求阳，阴生阳长。本方无任何副作用，且服用方便，疗效较佳。

清肝止淋汤加减方

【药物组成】　生地黄 12 g，白芍、当归、黄柏、牡丹皮、川牛膝、茯苓各 10 g，制香附 6 g，薏苡仁、仙鹤草各 15 g，苍术 9 g，黑豆 30 g。

加减：少腹疼痛者，加延胡索、乌药各 10 g；赤白带多者，加车前子 15 g，荆芥炭 10 g。

【适用病症】　排卵期出血。临床表现为月经间期出血，量少或多，无血块，或如赤白带、赤带，神疲乏力，骨节酸楚，胸闷烦躁，小便短赤，平时带下亦多，舌苔黄白腻、根稍厚，脉细弦。

【用药方法】　每天 1 剂，水煎，分 3 次温服。于排卵期前或期间服药 5~7 剂，连服 3 个月经周期为 1 个疗程。

【临床疗效】　此方加减治疗排卵期出血 60 例，痊愈（月经中期无阴道出血，3~6 个月未复发）52 例，好转（月经中期无阴道出血，3 个月后复发）8 例。总有效率 100%。

【验方来源】　丁琴音，吴碧媞清肝止淋汤加减治疗排卵期出血［J］. 中医药研究，2002，18（3）：24.

按：排卵期出血，又称经间期出血，是指两次正常月经之间的少量出血，可伴有程度不同的下腹疼痛，属妇科常见病之一。月经排净以后，血海空虚，冲任衰少，经气逐渐蓄积，由空虚渐充盛。至经间期，为由虚至盛之转折，阴精充实。若情怀不畅，肝郁气滞，克伐脾胃，不能化水谷之精微以生精血，反聚而成湿，湿邪下注，蕴而生热，引动内热，热伤冲任，故出血。治当清热利湿止血。清肝止淋汤加减方中的白芍、当归、生地黄、黑豆补肾养血柔肝，牡丹皮清肝泻火，制香附疏肝解郁，黄柏、苍术清热燥湿，茯苓、薏苡仁利水渗湿，仙鹤草凉血止血，川牛膝引血下行。诸药合用，共奏清热利湿止血之功，用于治疗排卵期出血疗效显著。

温肾活血汤

【药物组成】 仙茅、淫羊藿、巴戟天、紫石英、熟地黄、山药、当归、红花、泽兰各 10 g，菟丝子、益母草各 15 g，山茱萸 18 g。

【适用病症】 排卵期出血。

【用药方法】 每天 1 剂，水煎 2 次，分早、晚服。于月经周期第 9 天起服，连服 8 天。3 个月经周期为 1 个疗程。

【临床疗效】 此方治疗排卵期出血 26 例，痊愈（连续 3 个月经周期排卵期不再出血）15 例，有效（3 个月经周期内平均出血持续时间缩短 1/2 以上）8 例，无效（排卵期出血无明显改善或加重）3 例。总有效率 88.46%。

【验方来源】 张海峰. 自拟温肾活血汤治疗排卵期出血 26 例 ［J］. 上海中医药杂志，1996（11）：11.

按： 排卵期出血归属中医学经间期出血。其病理机制是肾阳不足，胞脉瘀滞。由于肾阳不足不能蒸腾肾精化生肾气，影响到胞宫的固藏，同时胞脉血行瘀滞，新血不得归经，以致子宫出血。治以温补肾阳，活血化瘀。温肾活血汤中的仙茅、淫羊藿、菟丝子、巴戟天、紫石英温补肾阳；熟地黄、山药、山茱萸滋补肾阴，阴中求阳；当归、益母草、泽兰、红花活血化瘀。诸药合用，共奏温肾活血之功，用于治疗排卵期出血颇有疗效。

龟胶八味汤

【药物组成】 龟板胶（烊化）、炒栀子、牡丹皮各 8 g，生地黄、熟地黄、山药、女贞子、旱莲草、菟丝子各 12 g，地榆 15 g。

加减：肝郁者，加香附、柴胡、青皮；湿热者，加瞿麦、车前草；血瘀者，加蒲黄、茜草；肾阳不足者，加仙茅、淫羊藿。

【适用病症】 排卵期出血（经间期出血）。临床表现为两次月经之间阴道少量出血，持续 1~7 天，呈周期性发作，并伴有腰部酸痛，小腹隐痛，舌红、苔薄黄，脉细数。

【用药方法】 每天 1 剂，水煎服。出血时应用。月经干净后，口服六味地黄丸，每次 8 粒，每天 3 次。3 个月为 1 个疗程，治疗 1~2 个疗程。

【临床疗效】 此方加减治疗排卵期出血（经间期出血）60例，痊愈（连续 3 个月经周期排卵期无出血）41 例，有效（出血时间缩短，出血量减少）12 例，无效（经间期出血无改善）7例。总有效率 88.33%。

【病案举例】 李某，女，21 岁，未婚。自诉平时月经规则，量色正常。近年来在无诱因下每逢经间期阴道少量出血、色红，持续 3~5 天停止。曾经 B 超检查诊断为排卵期出血。予西药治疗，病情无明显改善。诊见：月经后 1 周，基础体温下降 0.1 ℃，阴道少量出血、色红，伴腰酸、头痛、大便干结，舌红、苔薄黄，脉细略数。证属肾虚血热，冲任不固，治宜滋阴凉血止血。用龟胶八味汤加野荞麦、虎杖各 15 g，地骨皮、槐花各 12 g。服 3 剂后血止。嘱于月经干净后服用六味地黄丸，连续治疗 3 个月经周期。随访半年未见复发。

【验方来源】 苑小平，白力力. 龟胶八味汤治疗经间期出血 60 例 [J]. 浙江中医杂志，1999（2）：64.

按：排卵期出血（经间期出血），就其症状而言，可属月经先期、月经量少等范畴。本病的特征是在两次月经中间，周期性的阴道少量出血，与一般的月经先期、月经量少有不同之处。肾阴亏损是本病的根本。由于排卵期是由虚至盛、由阴转阳之期，此时阳气内动，引动冲任伏热，二阳相合，伤络动血，以致出血。故治疗应在滋阴凉血的前提下，促使阴阳转化。龟胶八味汤中以龟板胶、生地黄、熟地黄、山药滋补肾阳；女贞子、旱莲草益阴止血；炒栀子、牡丹皮、地榆凉血止血；佐菟丝子一味，既能益阴，又能助阳，合善补阴者于阳中求阴之旨。更予六味地黄丸调补，壮水之主，以制阳光，阴平阳秘，疗效巩固。

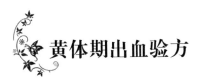

黄体期出血验方

补肾固冲汤

【药物组成】 党参、山药各 15 g，石莲子、菟丝子、女贞子各 12 g，当归、熟地黄、肉苁蓉、制何首乌、龟板、巴戟天、淫羊藿、枸杞子各 10 g。

加减：脾虚者，加黄芪、白术健脾益气摄血；心脾两虚者，加茯神、龙眼肉、炒酸枣仁养心安神；腰酸痛者，加续断、杜仲补肾壮阳；阴虚血热者，加麦冬、地骨皮、玄参、阿胶养阴清热，滋阴止血；阳盛血热者，加牡丹皮、黄芩、黄柏清热凉血降火；肝郁血热者，加醋柴胡、炒栀子疏肝解郁，清热凉血；经行不畅有血块者，加益母草、泽兰、丹参以活血化瘀调经。

【适用病症】 黄体期出血。临床表现为月经来潮前少量出血、呈点滴状，一般持续 3～5 天，甚则 7～8 天，呈棕褐色，然后月经来潮或经量过多。

【用药方法】 每天 1 剂，水煎取药液 300 mL，分早、晚 2 次温服。自月经周期第 16 天开始用药，连服 8 天。3 个月经周期为 1 个疗程。

【临床疗效】 此方加减治疗黄体期出血 51 例，治愈（服药后月经周期、经期、经量正常）36 例，好转（服药后月经周期为 21～28 天，月经来潮前出血时间缩短为 2～3 天）12 例，无效（治疗前后无变化）3 例。总有效率 91.1%。

【验方来源】 王春芳，张淑杰，褚建子. 补肾固冲汤治疗黄体期出血51例［J］.江苏中医药，2002，23（6）：17.

按：黄体期出血属于中医学月经先期、月经过多范畴。其病理机制主要是排卵后黄体发育不健全，或因卵泡发育缺陷致黄体功能不全。此外，子宫内膜孕激素受体不足，或高泌乳素血症，或子宫内膜异位症，部分患者黄体功能不全、黄体期分泌黄体酮不足，或黄体过早衰退均可致子宫内膜分泌反应不良从而引起黄体期出血。中医学认为，本病的病机主要是气虚统摄无权，冲任失固，血热则血海不宁，迫血妄行，故月经提前量多。补肾固冲汤中的党参、山药健脾益气，补后天以养先天；石莲子合山药健脾固冲脉；当归、熟地黄养血调经，且熟地黄能滋肾益精；菟丝子、肉苁蓉、巴戟天、淫羊藿温肾助阳，暖宫调经；制何首乌、女贞子、枸杞子滋肾生血，补益冲任；龟板偏于补阳入任脉。诸药合用，共奏补肾益气、固冲调经之效，肾气充盛，脾气健运，任通冲盛，则病祛经调。

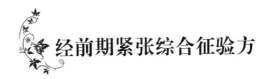

经前期紧张综合征验方

舒肝宁神汤

【药物组成】 柴胡、白术各 12 g，当归、酸枣仁各 18 g，茯苓 10 g，香附、枳壳、青皮、川芎、白芍、郁金各 9 g，远志、炙甘草各 6 g。

加减：气滞血瘀者，加桃仁、红花各 9 g；肝火亢盛者，加龙胆草 12 g，栀子、黄芩、牡丹皮各 10 g，大黄 15 g。

【适用病症】 经前期紧张综合征。临床表现为月经前 7～14 天出现不同程度的头痛，乳房胀痛，全身乏力，精神紧张，抑郁，易怒，失眠，下腹痛，甚至水肿。经生化检查排除其他疾病。

【用药方法】 每天 1 剂，水煎，分早、晚服。于经前 15 天开始服用，服至月经来潮停药。连续治疗 3 个月经周期为 1 个疗程。服药期间注意调节情志，避免精神刺激，忌食辛辣及其他刺激性食物。

【临床疗效】 此方加减治疗经前期紧张综合征 68 例，痊愈（临床症状全部消失，精神状态恢复正常，随访 1 年以上未复发）53 例，好转（临床主要症状消失，自觉症状明显减轻）13 例，无效（治疗前后临床症状无变化）2 例。总有效率 97%。

【病案举例】 李某，女，23 岁，未婚。经常头晕头痛，夜寐多梦。近半年来，每于经前 7～14 天即兴奋暴怒，紧张焦虑，坐卧不安，打人毁物，纳呆少寐，大便秘结，小便黄赤，月经干净后情志渐恢复正常。诊见：目眶青黑，目睛微赤，舌质红、苔黄腻，脉滑而数。西医诊断：经前期紧张综合征。证属肝火亢盛型。给予舒肝宁神汤原方加龙胆草 12 g，栀子、黄芩、牡丹皮各 10 g，大黄 15 g。每天 1 剂，水煎，分早、晚服。服药 1 个疗程后，临床症状全部消失，精神状态恢复正常。随访 1 年未复发。

【验方来源】　丁树栋，管恩兰，丁树琴. 舒肝宁神汤治疗经前期紧张综合征 68 例［J］. 新中医，2001，33（11）：54.

按：经前期紧张综合征多因情志所伤，肝之疏泄功能失常，气机不畅，肝气郁结，气滞血瘀，肝郁化火所致。治以疏肝理气、活血化瘀、清肝泻火、镇静安神为主。舒肝宁神汤中的柴胡、香附、枳壳、青皮疏肝理气；当归、川芎、白芍、郁金养血柔肝，解郁散瘀；白术、炙甘草、茯苓益气健脾，乃循"肝病实脾"之意；酸枣仁、远志安神定志。诸药合用，共奏舒肝宁神之功效，用于治疗经前期紧张综合征疗效较佳。

经 前 舒 汤

【药物组成】　柴胡、香附、山茱萸、川芎、牡丹皮、合欢皮、鹿角片各 10 g，熟地黄、益母草各 15 g。

加减：乳头触痛者，加夏枯草、栀子各 10 g；胸闷头晕甚者，加郁金、菊花各 10 g；口苦咽干者，加黄芩、知母各 10 g；失眠心悸甚者，加柏子仁 10 g，夜交藤 30 g；面肢浮肿明显者，加防己、泽兰、泽泻、大腹皮各 10 g。

【适用病症】　经前期紧张综合征。中医辨证属肾虚肝郁、气滞血瘀型。临床表现为胸闷烦躁，乳房胀痛，头晕头痛，全身乏力，失眠多梦，腹胀腰酸，或面肢浮肿。

【用药方法】　每天 1 剂，水煎服。于月经前 1 周开始服用，2周为1个疗程，连服2~3个疗程。

【临床疗效】 此方加减治疗经前期紧张综合征52例，痊愈（临床症状全部消失，精神状态恢复正常）25例，显效（临床症状、体征明显好转）24例，无效（治疗前后临床症状无明显变化）3例。总有效率94.2%。

【验方来源】 陆启滨. 经前舒汤治疗经前期紧张症52例[J]. 云南中医中药杂志，2001，22（4）：34.

按：经前期紧张综合征其标在肝，其本在肾。肾为先天之本，若肾精不足，阴血不能涵养肝木，则肝郁气滞，胞脉瘀阻，或郁久化火，或热扰胞宫，以致冲任失调。治以益肾疏肝，活血调冲，标本兼顾。经前舒汤中的熟地黄、山茱萸滋补肾中阴精；柴胡、香附、合欢皮疏肝理气；益母草、川芎活血调经；牡丹皮清降肝火，与合欢皮配伍又可宁心安神；鹿角片温补肾阳。诸药合用，使肾阴得养，肝气得疏，冲任调和，用于治疗经前期紧张综合征疗效满意。

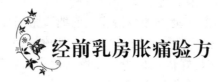

经前乳房胀痛验方

滋肾水养肺阴汤

【药物组成】 生地黄、熟地黄、山药、山茱萸、茯苓、沙参、赤芍、白芍、川楝子各10 g，女贞子、麦冬、香附、枸杞子各12 g，牡丹皮、泽泻、五味子、甘草各6 g。

【适用病症】 经前乳房胀痛。临床表现为月经前乳房胀痛，轻者乳房无结块，经净则痛消；重者伴有乳房结块，乳头痛不可触，甚至伴有痛经。

【用药方法】 每天1剂，水煎服。自月经干净后第1天开始服药，经期停服。1个月经周期为1个疗程，治疗2个疗程。

【临床疗效】 此方治疗经前乳房胀痛30例，显效（经前乳房胀痛消失，痛经消失）22例，有效（经前乳房胀痛及痛经均较治疗前明显减轻）7例，无效（经前乳房胀痛及痛经无明显改善）1例。总有效率96.6%。

【病案举例】 曲某，女，28岁。痛经、经前乳房胀痛8年余。患者18岁月经初潮，月经周期延后，50天至3个月行经1次、经血量少、色红无血块，行经时小腹坠痛，经前乳房胀痛、有结块、乳头痛不可触，经净后则乳痛及乳房结块均消失；伴见形体消瘦，常大便干结、2~3天1次，舌红、舌体瘦小、苔少，脉沉细弦。乳房红外线扫描提示：乳腺增生（双侧）。此乃素体肺肾阳虚，水不涵木，肝失疏泄，治以滋肾水、养肺阴之法。方用滋肾水养肺阴汤，每天1剂。服药1个疗程后，症状明显减轻。继续服药 2 个疗程，经前乳房胀痛及痛经消失，月经周期规律，30 天左右行经 1 次，嘱常服六味地黄丸以巩固疗效。随访半年月经正常，乳房胀痛未发。

【验方来源】 朱利群．滋肾水养肺阴治疗经前乳房胀痛 30 例［J］．新中医，2001，33（1）：62.

按： 乳房乃肝经循行部位，肝主疏泄，喜条达，恶抑郁。若肝气郁滞，乳房部气血运行不畅，则发乳房胀痛，常以疏肝解郁法治之，但不能一概单纯治以疏肝解郁。若属肺肾阴虚所致者，其特点为舌体瘦小、舌质红、舌苔少，经期延后，经水量少，病程较长，治以滋肾水养肺阴法。因肾和肝乃母子关系，肾水可滋养肝木，肝木得肾水之濡养，其疏泄之功能才可正常发挥。滋肾水养肺阴汤中用六味地黄汤加女贞子、枸杞子以滋阴补肾；沙参、麦冬养肺阴以治其本；白芍、五味子养阴柔肝；川楝子、香附疏肝理气；赤芍活血通络，化瘀以治标；甘草调和诸药。全方共奏滋肾水、养肺阴、柔肝疏肝之功，故疗效较好。

疏肝解郁汤

【药物组成】 柴胡 6 g，香附、郁金、白蒺藜、川芎、王不留行、路路通、陈皮、法半夏各 10 g，茯苓 15 g。

加减：乳房胀痛甚者，加延胡索、川楝子；乳头痛或刺痛不能触衣者，加赤芍、牡丹皮、延胡索、地龙；乳头作痒者，加龙胆泻肝丸（包煎）；结节较硬者，加穿山甲（代）、昆布、橘核；脾虚便溏者，加党参、苍术、白术；肾虚腰痛者，加杜仲、续断、巴戟天；少腹胀痛者，加川楝子、延胡索、当归；带下量多黏稠者，加椿根皮、鸡冠花。

【适用病症】 经前乳房胀痛。多见于中青年女性，临床表现为经前乳房胀痛或乳头痒痛，甚至痛不能触衣，可伴有精神抑郁，胸胁胀闷，烦躁易怒，少腹胀痛，月经延期，带下量多，经期后症状减轻或缓解，随月经周期呈规律性变化。

【用药方法】 每天 1 剂，水煎，分 2 次服。月经干净后 7 天开始服至经前 1 天停止，22 天为 1 个疗程，连服 2 个疗程。

【临床疗效】 此方加减治疗经前乳房胀痛 60 例，痊愈（临床症状消失，随访 3 个月经周期未见复发）50 例，有效（临床症状基本消失）8 例，无效（临床症状无改善或改善不明显）2 例。总有效率 96.67%。

【病案举例】 陆某，女，33 岁。婚后 8 年未孕，每次行经前 3~7 天乳房胀痛不可触衣，有时结块，胸胁胀闷有痰，烦躁易怒，时欲叹息，少腹胀痛，胃纳减退，大便偏溏，舌红边有瘀点、苔薄腻，脉弦滑。辨证属肝郁脾虚型。治以疏肝解郁，健脾通络止痛。方用疏肝解郁汤加穿山甲（代）5 g，川楝子、红花各 6 g，苍术、白术各 10 g。治疗 2 个疗程后，诸症状消失。再以逍遥丸调理善后。半年后随访，病未再发，且已怀孕。

【验方来源】 高樟娥. 疏肝解郁汤治疗经前乳胀症 60 例 [J]. 浙江中医杂志，1999（3）：109.

按： 经前乳房胀痛症属经前期紧张综合征范畴。中医学认为，本病与肝、胃（脾）有关，多有情志抑郁或郁怒伤肝，肝气郁滞；或饮食不节，劳倦思虑过度，损伤脾胃，运化无力，痰湿内聚，致使肝郁脾虚，痰湿阻滞经络。治宜健脾疏肝，兼化痰湿，方用疏肝解郁汤，药证相符，而获良效。

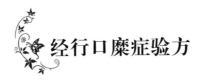# 经行口糜症验方

二地芩连饮

【药物组成】 生地黄、紫草、熟地黄各 20 g，山茱萸、白芍、女贞子各 15 g，黄芩、知母、当归各 10 g，牡蛎（先煎）40 g，黄连 3.5 g，炮附子 3 g，甘草 5 g。

加减：心中烦热、口燥咽干者，加木通 6 g，竹叶、麦冬各 10 g；尿黄便秘者，加大黄（后下）8 克，石膏（先煎）30 g；牙龈肿痛者，加白芷、蒲公英各 10 g；失眠者，加酸枣仁 15 g。

【适用病症】 经行口糜症。临床表现为每值月经来临或行经时口唇、舌黏膜出现溃疡，严重时溃疡蔓延满口，连及咽喉而妨碍进食，经期过后诸症状消失，具有周期性反复发作的特点。

【用药方法】 每天 1 剂，水煎 2 次，分早、晚服。于月经前 1 周开始服药，每月服药 8 剂。另取 50 mL 药液含漱 2~3 分钟。经行口糜消失或减轻后仍需服药 3 个月经周期以巩固疗效。

【临床疗效】 此方加减治疗经行口糜 40 例，痊愈（经行口糜消失，随访半年以上未复发）26 例，显效（经行口糜消失，随访半年以内时有复发）7 例，有效（经行口糜消失或减轻，随访半年以内有复发）4 例，无效（经行口糜仍发作）3 例。总有效率 93%。

【病案举例】 陈某，女，28 岁。近 2 年余，每于月经前 4~8 天见口腔黏膜及舌尖边侧有多个溃疡点，形如绿豆，疼痛，甚则进食困难，伴见心烦、口干，或大便干结，经净后 2~3 天

溃疡不药而愈，下次月经前又复发。曾服牛黄解毒丸、穿心莲片、王老吉冲剂及抗生素等中西药治疗无效。诊见：经期将至，舌尖边及下唇内侧黏膜浅表性溃疡点6个，状如绿豆，溃疡周边红肿不显，伴心中烦热，口干咽燥，失眠多梦，胃纳欠佳，小便赤，大便自调，舌质红、苔少，脉细数。诊断为经行口糜。证属阴虚火旺。治宜滋阴益肾，清热降火。予二地芩连饮加竹叶、麦冬各 10 g，木通 6 g，酸枣仁 15 g。服药 8 剂，每天并取药液50 mL含漱，诸症状全消。连续治疗 3 个月经周期，口糜痊愈。随访半年未见复发。

【验方来源】　莫璐丽. 二地芩连饮治疗经行口糜 40 例[J]. 新中医，1999，31（12）：41.

按：经行口糜症以水不济火，心胃火热上冲为基本病机，虚实相杂，反复发作，若单纯用苦寒清热之剂，则难获良效。二地芩连饮是针对本病的病机拟定的补泻兼施、标本兼顾的方剂，既滋阴补肾以培本，又清热泻火以治标，并予少量辛温之药取其引火归原之意，因其与月经周期相关，还须有养血和血之品以使血气平和，方能获得显著效果。方中以生地黄、熟地黄、山茱萸、女贞子滋阴益肾；黄连、黄芩、知母清胃泻火；生地黄、紫草清热凉血为主，配以当归、白芍养血和血；牡蛎重镇潜阳，反佐炮附子引火归原；甘草清热和中，调和诸药。全方共奏滋阴益肾、清热泻火之功，用于治疗经行口糜有较好的疗效。由于本病反复发作，病情缠绵，故治疗上常需缓缓图之。获效后还应坚持服药一段时间，就能明显降低复发率。

加减柴胡疏肝散

【药物组成】　柴胡、白芍、香附、陈皮、郁金、青皮各10 g，枳壳、川芎、甘草各6 g。

加减：嗳气频频、胸脘胀闷者，酌加旋覆花、代赭石；大便干者，加龙胆草、大黄；纳呆食滞者，加神曲、山楂、鸡内金；经色紫暗有块、少腹胀痛拒按者，加当归、丹参、桃仁、红花；性情急躁易怒、口苦、头痛者，加牡丹皮、栀子；病程较长、眩晕、心悸、失眠心烦者，去枳壳、陈皮，加栀子、牡丹皮、知母、益母草、珍珠母，另加服六味地黄丸。

【适用病症】 经行口糜症。临床表现为每值月经来临或行经时，口舌糜烂，每月如期反复发作，月经干净后则渐愈。

【用药方法】 平时每 3 天 1 剂，经期每天 1 剂，水煎服。连服 3～4 个月经周期。

【临床疗效】 此方加减治疗经行口糜 60 例，治愈 36 例，好转 19 例，未愈 5 例。总有效率 91.67%。

【病案举例】 刘某，女，25 岁。每值经期出现口舌糜烂，曾多次服用黄连上清丸、维生素类及外用药均未见效，反复发作已 5 个月。诊见：3 天前口内灼热不适，口内唇、颊部有 7～8 个红点，纳呆脘闷，次日月经来潮，心烦易怒，胁痛，大便干，舌质红，苔黄，脉弦数。检查：口腔右侧颊部、舌边及唇部有 5 个溃疡，大者 3 mm×5 mm，小者 1 mm×1 mm，溃疡周围黏膜红肿。中医辨证属肝气郁结，气郁化火。治宜疏肝解郁，清热泻火。方用加减柴胡疏肝散去枳壳、川芎、陈皮、青皮，加白术、龙胆草各 10 g，当归、牡丹皮、栀子各 12 g，大黄（后下）6 g。服 3 剂后，溃疡面愈合 3 个，其余症状明显减轻，大便通畅。上方去龙胆草、大黄，继服 3 剂，溃疡面全部愈合，症状消失。经净后每 3 天 1 剂，连服 3 个月经周期，经行口糜已愈。随访 1 年未复发。

【验方来源】 张红香. 舒肝调经法治疗经行口糜 60 例 [J]. 黑龙江中医药，2003（1）：35.

按： 经行口糜，病发于口舌总因于热。中医学认为，本病多因阴虚火旺，热乘于心，或胃热熏蒸而致。常用滋阴降火或清热降火法治疗，但易反复发作。而本病也可由肝气郁结所致。由于肝失条达，疏泄无权，致脾胃气滞热郁，郁久化火，蕴毒腐肉而成疡。又因肝藏血、主疏泄，且妇女的月经与肝有密切关系。肝气郁，血脉滞，经期则失常，因此，部分妇女月经期间可出现口糜的症状。加减柴胡疏肝散中的柴胡、枳壳、香附疏肝行气解郁；陈皮理气和中；郁金、青皮以助解郁之功效；川芎、白芍、甘草可活血化瘀止痛。诸药合用，共奏疏肝解郁、活血化瘀止痛之功，用于治疗经行口糜，可取得较满意的疗效。

月经失调伴肥胖症验方

加味桃红四物汤

【药物组成】 桃仁、红花、制香附、三棱、莪术各 10 g，当归、赤芍各 15 g，川芎、王不留行、怀牛膝各 12 g，鸡血藤 20~40 g，丹参 20 g。

加减：腰膝酸软，形寒乏力，带下频作、色白质稀，颜面及双下肢轻度浮肿，尿少者，加熟附子、肉桂、仙茅、淫羊藿、杜仲、苍术、薏苡仁。

【适用病症】 月经失调伴肥胖，证属肝郁气滞血瘀型。临床表现为体重超过标准，月经周期尚属正常，或月经周期延迟，2~3 个月 1 次，有周期性腹痛，月经量稀少，半天或 1 天则净，经色紫黑、质稠；伴见乳房作胀，性情易怒，大便干结，2~3 天 1 次，甚或 5 天 1 次，少数患者可伴有痤疮、经前期加重，舌质偏红、苔薄黄，脉弦或涩。

【用药方法】 每天 1 剂，水煎，分 2 次服。经期停服。经净后则加服逍遥丸或当归丸 20 天。1 个月为 1 个疗程，一般治疗 2~3 个疗程。

【临床疗效】 此方加减治疗月经失调伴肥胖症 36 例，治愈（月经周期、色、质、量均恢复正常，体重减轻 0.5~1 kg，并维持 1 年以上）18 例，好转（月经量渐多，色、质均有明显改善，体重未增加并维持半年以上）15 例，无效（月经周期仍无规律，色、质、量均无明显改善，体重未减轻）3 例。总有效率91.67%。

【验方来源】　腾月新，何浩明，苏彩女．中药对月经失调伴肥胖症患者性激素水平的影响［J］．江苏中医，2000，21（8）：20.

按：引起月经不调的主要原因是阴阳气血失调，使月经周期、色、质、量在不同程度上发生改变，而肝郁气滞、瘀阻冲任是月经失调的病机关键。治以理气活血化瘀为主。加味桃红四物汤中的桃仁、红花、赤芍、当归、怀牛膝具有活血化瘀通经的作用；丹参活血化瘀功效甚佳，且兼能养血，故有"丹参一味，功同四物"之说；制香附、川芎专入肝经，为"血中气药"，性善走散，以活血调经定痛为著；三棱、莪术以破血理气为主；大剂量鸡血藤走守兼备，化阴生血，活血通络，有润而不燥、补而不滞之功。诸药合用，有理气活血、祛瘀调理冲任之效，可促进血液循环，对改善内分泌紊乱、调节内分泌功能有一定作用。

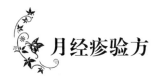

月经疹验方

茯苓当归清疹汤

【药物组成】 茯苓 40 g，当归、白术各 14 g，柴胡、白芍、白蒺藜各 12 g，防风、栀子、牡丹皮各 10 g，蝉蜕、荆芥各 9 g，川芎、甘草各 6 g。

【适用病症】 月经疹。临床表现皮肤损害，多为浅红色小丘疹，较少见为小水疱、红斑和紫斑，也有个别表现为外阴部黏膜溃疡。皮疹用手压之退色或不退色，与过敏性紫癜的皮下出血点相似。皮疹的部位大多发生在躯干、四肢以及面部。

【用药方法】 每天 1 剂，水煎，分 2 次服。于月经前 1 周开始服用，服至皮疹消退。外搽炉甘石洗剂或冰片。月经期不必停药，或配合单味益母草 30 g 水煎服，可增强疗效。

【临床疗效】 此方治疗月经疹 26 例，1 个疗程（1 个月经周期）后痊愈 4 例，2 个疗程后痊愈 7 例，3 个疗程后痊愈 13 例，无效 2 例。总有效率为 92.3%。

【验方来源】 周玉梅，赵熙刚，孙学东，等. 中药治疗月经疹 26 例 [J]. 新中医，2002，34（1）：55.

按：月经疹在月经来潮前发生，经期后消退，多发生于中年妇女，主要的特点是皮疹与月经同步。由于妇女月经来潮前，体内新陈代谢旺盛或过敏体质，对代谢产物尤其是卵巢分泌的黄体酮可能发生变态反应，因而出现皮肤瘙痒和皮疹，且在每次月经期前出现。此外，月经疹也可见于痛经者。中医认为，本病是血虚受风所致，用补血、祛风、止痒的药物治疗，可收到满意的疗效。

月经周期性精神病验方

加味丹栀逍遥散方

【药物组成】 柴胡9 g，当归20 g，白芍25 g，茯苓30 g，白术、牡丹皮、栀子、薄荷（后下）各10 g，甘草6 g。

加减：气滞重者，加香附12 g，合欢皮15 g；有瘀者，加郁金10 g，丹参15 g。

【适用病症】 月经周期性精神病。临床表现为月经前见胸胁满闷，小腹疼痛，烦躁失眠，易怒、不能自控，语无伦次，行为紊乱，甚至怒而发狂，毁物伤人；面红目赤，口渴多饮，月经无定时，色暗红兼有血块，舌红有瘀点、苔黄，脉弦数。月经后症状逐渐减轻，复如常人。

【用药方法】 每天1剂，水煎服。于月经期前5天开始服用，连服10天。

【临床疗效】 此方加减治疗月经周期性精神病12例，治愈（临床症状完全消失，随访1年无复发）8例，好转（临床症状基本消失，随访1年偶有轻度复发）4例。

【病案举例】 魏某，女，25岁。半年前因与人争执后，情志不舒，彻夜不寐，多疑幻想。近3个月来，每逢月经将至即出现烦躁易怒，哭笑无常，打骂妄行，语无伦次，颜面潮红，舌红有瘀点，脉弦数。中医辨证属肝气郁结，郁火内炽，气滞血瘀。治宜疏肝解郁，活血化瘀。方用加味丹栀逍遥散方去白术、薄荷，加郁金、合欢皮、丹参各15 g，香附12 g。10剂。药后睡眠好转，情绪稳定，诸症状减轻。下次月经来诊：情绪不安，易激动，再按上方服 10 剂。当月未见精神症状出现，继续调理 1 个月。随访 1 年未见复发。

【验方来源】 徐莺. 丹栀逍遥散治疗月经周期性精神病 12 例［J］. 新中医，2001，33（8）：48.

按：月经周期性精神病以经期前发作、经期后逐渐趋向正常、反复发作为特点，与妇女以血为体、以气为用有关。肝藏血，主疏泄，喜条达而恶抑郁。如若情志过极，恚怒伤肝，肝失调达，藏血及疏泄功能失常，气机郁滞，血行不畅而导致血海冲任失调，令经前气血逆乱而发病，母病及子，故见神志失常；经来瘀血下行，肝气得舒，精神症状随之缓解；瘀滞不除，故逢经作乱，呈周期性发作。故用加味丹栀逍遥散方疏肝解郁，清热调经。加郁金活血祛瘀，行气解郁；丹参活血祛瘀，除烦安神；合欢皮安神解郁活血；香附疏肝理气，调经止痛，以取"疏其血气，令其条达，而致和平"之功效，故药到病除。

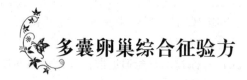

多囊卵巢综合征验方

地 知 柏 方

【药物组成】 生地黄 15 g，知母、胆南星、枳实、香附、川牛膝各 10 g，黄柏、当归、桃仁各 9 g，陈皮 6 g，甘草 5 g。

加减：肥胖明显者，酌加礞石 15 g，山楂 30 g；面部痤疮明显者，加金银花 9 g，泽兰 15 g；便秘重者，加制大黄 9 g；有畏寒、便溏等阳虚表现，去当归，加淫羊藿、巴戟天各 15 g，紫石英 30 g。

【适用病症】 多囊卵巢综合征。临床表现为月经稀发甚至闭经，无排卵，多毛，肥胖，痤疮，不孕等。

【用药方法】 每天 1 剂，水煎服，分早、晚 2 次服。

【临床疗效】 此方加减治疗多囊卵巢综合征，有较好的疗效。

【病案举例】 邹某，女，25 岁。月经量少伴延期 3 年。患者 13 岁初潮，既往月经正常，3 年前无明显诱因出现月经量少伴延期，周期 40～87 天。经 B 超检查示：双侧卵巢增大，内有多囊性卵泡。基础体温呈单相。内分泌检查示：睾酮 3 430 pmol/L，促卵泡素 2.5 IU/L，促黄体素 26 IU/L，雌二醇 126 pmol/L。曾服安宫黄体酮及中药治疗，疗效不显。诊见：末次月经持续 2 天，量少，已停经 55 天，面部痤疮较多，伴口干，白带少，大便干，舌尖红、苔薄，脉弦细。检查：体毛长，肥胖体型，身高 164 cm，体重 74 kg。西医诊断：多囊卵巢综合征。

中医辨证属肝肾阴虚夹痰湿，治以滋阴清热调经。方选地知柏方加金银花、制大黄各 9 g，7 剂。药后口干、大便干略有好转，白带较前略有增多，月经仍未来潮，但小腹隐痛、坠胀，测基础体温上升 2 天。上方加木香、砂仁（后下）各 6 g，淫羊藿、巴戟天各 15 g，莪术 9 g，7 剂。药后月经来潮，量少、色红，面部痤疮较多，予原方加金银花、泽兰各 9 g，连服 14 剂。痤疮略有好转，仍口干、乏力，原方加太子参 15 g，续服 7 剂。口干、乏力好转，仍予原方，服 14 剂。月经延期 16 天后来潮，量较前增多，面部痤疮减少，基础体温呈双相，原方继服。此后的治疗中，仍以地知柏方为主，观察基础体温，上升前后酌加温肾补气活血药物，促进排卵，并对症加减。经过半年余治疗，病情已大有好转，月经量中，周期 36～40 天，体重为 62.5 kg，面部痤疮减少。B 超复查示：两侧卵巢未见明显异常。内分泌检查示：睾酮 280 pmol/L，促卵泡素 5 IU/L，促黄体素 12 IU/L，雌二醇 316.8 pmol/L。

【验方来源】 刘丽清，蔡平平. 戴德英治疗多囊卵巢综合征经验. 中医杂志，2002，43（4）：261.

按： 多囊卵巢综合征与中医学的月经后期、月经量少、闭经、不孕、癥瘕等病症的某些证型有相似之处。其病机以肝肾阴虚为本，痰湿郁火为标。肝肾阴虚，冲任气血涩少不通，致月经稀少，甚至闭经。阴虚日久，必生虚火、郁火，虚火煎熬津液，炼液为痰，故又可见口干、痤疮、肥胖等痰湿郁火的表现。地知柏方中的生地黄滋阴清热；知母泄火以保阴；黄柏善清下焦虚热。知母、黄柏相须为用，滋肝肾阴，泻相火。胆南星清热化痰，陈皮、枳实理气化痰；香附为调经疏肝要药，并引诸药入肝经。因"女子以血为本"，故选当归活血补血，桃仁、川牛膝活血化瘀；甘草调和诸药。诸药合用，使肝肾阴虚得补，虚火得清，痰浊得化，诸症可除。

补肾疏肝化痰汤

【药物组成】 熟地黄、山药、补骨脂、淫羊藿、山茱萸、杜仲、柴胡、当归、白芍、苍术、山慈菇、皂角刺。（原方无药量）

加减：若偏肾阳虚者，加附子、肉桂；偏阴虚内热者，去淫羊藿、苍术，加龟板、石斛。

【适用病症】 多囊卵巢综合征。临床表现为月经异常或稀发、闭经、不孕、无排卵（基础体温呈单相），或伴有多毛、肥胖。B 超检查示：一侧或双侧卵巢增大。

【用药方法】 每天 1 剂，水煎服。治疗 1 ~ 3 个月。

【临床疗效】 此方加减治疗多囊卵巢综合征 25 例，痊愈（临床症状消失，月经正常或基础体温呈双相或妊娠，B 超检查及血清性激素测定恢复正常）20 例，有效（临床症状基本消失，基础体温呈双相，B 超检查显示卵巢比治疗前缩小，血清性激素测定黄体生成素/卵泡刺激素≥2.0，但 <3.0）3 例，无效（治疗前后无变化）2 例。其中 19 例不孕患者中有 15 例妊娠。

【验方来源】 陈秀芳. 补肾疏肝化痰法治疗多囊卵巢综合征 25 例 [J]. 新中医，1999，31（8）：43.

按：垂体功能失调是多囊卵巢综合征基本的病理变化，血清黄体生成素的异常升高为本病垂体功能失调的最重要特征，不仅影响卵巢的雄激素合成，而且影响卵子成熟、排卵、受精及着床等生殖过程的每一个阶段，是造成生殖功能障碍的根本原因。临床治疗上多用克罗米芬类促排卵和手术，但疗效不十分理想。补肾疏肝化痰汤治疗本病，可使血清黄体生成素、睾酮水平明显降低，卵泡刺激素水平略有提高，血清黄体生成素/卵泡刺激素比值降低接近正常值。本方能够调整内分泌功能，恢复下丘脑、垂体、卵巢功能，使其功能趋于新的平衡状态，而使月经正常，产生排卵，故疗效显著。

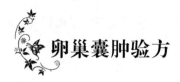

卵巢囊肿验方

活血化囊汤

【药物组成】　当归、三棱、莪术、香附、柴胡、艾叶、炮穿山甲（代）、王不留行各 10 g，蒲黄、桃仁各 7 g，益母草、丹参、白花蛇舌草各 20 g，甘草 5 g。

加减：腹痛者，加延胡索、乌药；发热者，加蒲公英、败酱草、金银花；胸闷不舒者，加枳壳、郁金；恶心者，加法半夏、生姜；纳呆者，加白术、神曲、山楂等。

【适用病症】　卵巢囊肿。临床表现有不同程度的下腹部胀坠感，甚则疼痛，部分可伴有消化不良、恶心、胸闷等症状，或伴有月经失调，前后不定期，经色多暗，白带过多、色黄。

【用药方法】　每天 1 剂，水煎，分 2～3 次服。15 天为 1 个疗程，间隔 1 周再行第 2 个疗程。1 个疗程结束后 B 超复查。2 个疗程无效改其他疗法。月经期间暂停服药。

【临床疗效】　此方加减治疗卵巢囊肿 20 例，治愈（临床症状消失，B 超检查示肿块已消失）11 例，好转（临床症状大部分消失，B 超检查示肿块缩小 2/3）7 例，无效（临床症状虽有好转，但 B 超检查示肿块无任何变化）2 例。

【病案举例】　李某，女，35 岁。诊见：神情抑郁，面色无华，体质消瘦，常觉少腹胀坠，胸闷不舒，乏力，失眠多梦；月经前后不定，时多时少，色暗、间有瘀块；带下色黄、略有腥味，舌质淡红边有瘀点、苔薄黄，脉细弦。妇科检查：子宫前位正常大、无压痛，子宫左侧可触及一鸭蛋样大的包块，表面光滑，活动尚可，压痛明显；右侧附件（－）。B超检查示：子宫左侧可见一鸭蛋样混合性包块，部分呈实质，部分呈液性，大小4.5 cm×4.2 cm×4.5 cm，边界清，内部分布不均匀；右侧附件（－）。西医诊断：左侧卵巢囊肿。证属肝郁气滞，瘀血内生兼有湿热。治宜活血化瘀，疏肝解郁，辅以清热祛湿。方用活血化囊汤去艾叶，加蒲公英、败酱草各30 g。连服5剂后，症状明显减轻，带下减少。药已中病，效不更方，续服10天。B超检查示：左侧卵巢囊肿已消失；余症状均除，唯睡眠欠佳，继予六味地黄丸善后。半年后B超检查示：双侧附件正常。

【验方来源】　何海华，吴建玲.活血化囊汤治疗卵巢囊肿20例［J］.新中医，1998，30（11）：28.

按：卵巢囊肿属中医学肠覃、癥瘕等范畴。其病因多为产后子宫空虚，风寒乘虚侵袭，凝滞气血；或郁怒伤肝，七情郁结，气机不畅，气逆血留，聚集成瘕；或忧思伤脾，气虚血滞，渐积而成。主要病机则是寒凝、气滞、血瘀所致，血瘀是本病最根本环节。治以活血祛瘀为主。活血化囊汤中的三棱、莪术、桃仁破血行气，消癥止痛；益母草、王不留行、丹参活血利水消肿；当归、艾叶温经调经；柴胡、香附行气舒肝，散郁化滞；白花蛇舌草具有清热解毒利湿及抗肿瘤的功效。诸药合用，共奏活血化瘀、消肿化囊之功，用于治疗卵巢囊肿可取得较为满意的疗效。

宫　宝　方

【药物组成】　海藻、石见穿、夏枯草、威灵仙、牡蛎各30 g，乌梅12 g，甘草10 g，水蛭胶囊10粒（每粒含生药0.3 g，另服），鸡内金粉（冲服）5 g，三棱、莪术各15 g。

【适用病症】　卵巢囊肿。临床表现为下腹不适或腹痛，腹部包块，月经不调。妇科检查：子宫体一侧或双侧触及囊性肿物，大小不等，表面光滑，活动度好。可经 B 超检查确诊。

【用药方法】　每天 1 剂，水煎 2 次。头煎 50 分钟，2 煎 30 分钟，将 2 次煎液共 400 mL 混合，分 2 次服，每次 200 mL。另配合中药离子导入方（石见穿、红藤、败酱草、王不留行、赤芍、白芍各 30 g，肉桂、艾叶、干姜各 10 g，川楝子、路路通各 20 g，桃仁、红花、芒硝各 15 g，乳香、没药、三棱、莪术各 12 g，海藻 50 g），加水 2 000 mL，用文火煎至 500 mL 装瓶备用。治疗时把备用药液加温，然后放入药垫再加热至 40℃ 左右，应用离子导入治疗仪进行患侧下腹部离子导入治疗，每次 30 分钟，每天 1 次（或隔天 1 次）。经期停止离子导入治疗。1 个月为 1 个疗程，治疗 2 个疗程。

【临床疗效】　此方配合中药离子导入治疗卵巢囊肿 40 例，痊愈（临床症状消失，妇科检查及 B 超检查示囊肿消失）26 例，好转（临床症状消失或明显好转，妇科检查及 B 超检查示囊肿缩小 50% 以上）12 例，无效（临床症状缓解不明显，妇科检查及 B 超检查示囊肿缩小不及 50%）2 例。总有效率 95%。

【病案举例】　杜某，女，32 岁。因取节育环后 2 年未孕，伴经行腹痛 1 年余，平素带下量多、色质稀，舌淡红、苔薄黄，脉细数。经 B 超检查示：右侧附件区有 6.0 cm×5.5 cm 大小囊性液性暗区，囊壁较薄，边缘清晰、规整。西医诊断：右侧卵巢囊肿，继发性不孕症。中医诊断：癥瘕。证属血瘀胞宫，瘀久化热。治以活血化瘀，软坚散结，佐以清热。方用宫宝方去夏枯草、威灵仙、牡蛎、水蛭，加败酱草 30 g，白头翁 15 g，桃仁、红花各 10 g，穿山甲（代）粉（冲服）3 g，川芎 10 g，服 4 剂。配合中药离子导入方治疗，每天 1 次。用药后带下变白、量少、腥臭味不大，舌淡红、苔薄黄，脉沉滑。继用上方及导入治疗 1 个月。经 B 超复查示：囊肿明显缩小为 3.8 cm×3.5 cm。

上方去白头翁，加水蛭胶囊10粒（另服），威灵仙15 g，服10剂。服完药后，B超复查示：子宫未见异常。1年后因停经46天来诊，检查早孕试验（＋）。后足月顺产。

【验方来源】　徐元山，王桂林，张志龙，等. 宫宝方配合中药离子导入治疗卵巢囊肿40例临床研究［J］. 中医杂志，2002，43（8）：604.

按：卵巢囊肿属中医癥瘕、肠覃范畴。本病的发生多为痰瘀互结，气滞血瘀。治以软坚散结、活血化瘀。宫宝方中的海藻软坚散结。海藻、甘草配伍，本属十八反，但二者相伍，相反相成，可以明显增强海藻软坚散结、活血化瘀、破除癥瘕之力；乌梅止血软坚，平化恶肉，消痰散积，出血不多时可生用，出血较多时可用乌梅炭，无止血留瘀之弊；威灵仙祛风除湿，通络止痛，消痰逐饮，行气化滞，通行十二经脉；石见穿清热利湿，活血化瘀，散结理气止痛；水蛭、三棱、莪术活血破瘀，理气消积；鸡内金为血肉有情之品，健脾养胃，消癥除积；夏枯草、牡蛎平肝熄风，软坚散结。中药离子导入方中也多为活血化瘀、软坚散结、消痰逐饮之品，而且中药离子导入集针灸、理疗、中药于一体，直接作用于病变组织，以消除囊肿。宫宝方合中药离子导入方内外兼治，化瘀散结、消痰逐饮而奏速效。部分患者在治疗卵巢囊肿的同时，还治愈了痛经、盆腔炎、子宫肌瘤、不孕症等疾患。

二　刺　汤

【药物组成】　刺蒺藜15～30 g，皂角刺15～20 g，桂枝4.5～9 g，白芍、海藻各12～15 g，小茴香6～9 g，肉苁蓉、浙贝母各10～15 g，制乳香、制没药、生甘草各6 g，猫爪草、牡蛎各30 g。

加减：若伴盆腔积液或炎性包块者，加马鞭草、红藤、败酱草；大便干结者，加桃仁、夏枯草、玄参；白带量多者，加白槿花、海螵蛸、煅龙骨、煅牡蛎；经水不调者，加柴胡、制香附、炒当归。

【适用病症】　卵巢囊肿。

【用药方法】　每天 1 剂，水煎 2 次，早、晚饭后温服。25 天为 1 个疗程，经期改服逍遥丸。

【临床疗效】　此方加减治疗卵巢囊肿 98 例，临床痊愈（服药 3 个疗程以内，症状消失，B 超检查示卵巢囊肿消失）46 例，显效（服药 3 个疗程以内，临床症状明显改善或消失，B 超检查示卵巢囊肿缩小一半以上）43 例，无效（服药 6 个疗程以上，临床症状有改善，但 B 超检查示治疗前后无明显改善）9 例。总有效率 90.7%。

【病案举例】　曹某，女，37 岁，已婚。近 3～4 个月来月经提前 10 天，经期 10 余天方净。2 年前曾行右卵巢囊肿切除术。经 B 超检查示：左侧卵巢 2.7 cm×3.6 cm 囊性占位。诊见：少腹胀痛，腰酸，肛门重坠感，经量较多、色暗紫并夹大量血块，形寒畏冷，大便软而不畅，舌偏暗、苔薄，脉弦。证属肾元亏损，气血阻络，痰瘀互为胶结。服二刺汤 1 个疗程，适逢经水来潮，经量明显减少，无血块，行经 6 天干净。B 超复查示：子宫、附件未见异常，左侧囊肿已消失。

【验方来源】　宓伟毅. 二刺汤治疗卵巢囊肿 98 例［J］. 新中医，1999，31（8）：45.

按：卵巢囊肿好发于生育年龄。经、带、胎、产的病变，均可使气机不利、运化失常而变生痰瘀，痰瘀胶着体内日久而成癥瘕。因此，气滞血阻、痰瘀凝滞胞络是形成本病的重要因素，肾阳虚衰，又是本病形成的关键。治疗上，应从治本着手，补肾助阳，又兼顾治标。二刺汤中以桂枝配伍皂角刺，温经通络，促进增生组织的软化、吸收;刺蒺藜疏肝行气化癥;复加助阳导滞、活血软坚、通阳利窍之肉苁蓉;海藻、甘草两药相伍,相反相成,软坚散结之功倍增。临床所见,病程越短、囊肿体积越小,伴随症状、体征越少,疗效越佳。因此掌握治疗时机,对治愈本病尤为重要。

三棱慈菇莪苓汤

【药物组成】 三棱、山慈菇各 15 g,茯苓、白花蛇舌草各 20 g,丹参 18 g,夏枯草、莪术、鳖甲、甘草、半边莲各 10 g。

加减:形体肥胖者,加法半夏、桂枝各 10 g;气虚者,加党参、黄芪各 10 g;闭经者,加地龙 10 g,红花 3 g;宫颈糜烂者,加半枝莲、苦参、蒲公英各 10 g;少腹痛者,加延胡索、乌药各 10 g;病久伤阴者,加太子参、沙参各 10 g;病实体强者,加土鳖虫 15 g,大黄(后下)10 g;乳房胀痛者,加柴胡 10 g,郁金 15 g;乳癖者,加法半夏、柴胡、蒲公英各 10 g。

【适用病症】 卵巢囊肿。

【用药方法】 每天 1 剂,水煎 2 次,共取药液 500 mL,分早、晚服。1 个月为 1 个疗程。

【临床疗效】 此方加减治疗卵巢囊肿 30 例,治愈(临床症状消失,B 超检查附件卵巢囊肿消失,随访 2 年以上无复发)9 例,显效(临床症状消失,B 超检查正常,1 年内复发)15 例,有效(临床症状基本消失,B 超检查囊肿缩小)5 例,无效(临床症状、B 超检查同治疗前)1 例。总有效率 96.7%。

【病案举例】 林某,女,22 岁,已婚。2 年前人工流产后少腹两侧疼痛反复发作,经期更为明显;月经或超前或延后,经量少、夹瘀块,平时带下增多,乏力,食少,舌红、苔白少津,脉细涩。B 超检查示:双侧卵巢囊肿,左侧 2.37 cm × 2.54 cm,

右侧 2.13 cm×2.45 cm。西医诊断：卵巢囊肿。中医诊断：癥瘕。治宜活血化瘀，解毒消肿散结。方用三棱慈菇莪苓汤去半边莲，加半枝莲、太子参、沙参各 10 g，每天 1 剂，连服 1 个月后B超复查正常。守方续服 1 个月以巩固疗效。随访 2 年，诸症状未见复发。

【验方来源】 祝均辉. 三棱慈菇莪苓汤治疗卵巢囊肿 30例［J］. 陕西中医，2001，22（11）：683.

按：三棱慈菇莪苓汤中的三棱、莪术、丹参活血化瘀；山慈菇、夏枯草、白花蛇舌草、半边莲清热解毒抗肿瘤；鳖甲、夏枯草软坚散结；茯苓、甘草健脾固中。诸药合用，共奏清热解毒、活血化瘀、软坚散结之功，用于治疗卵巢囊肿收效较佳。

益冲消癥汤

【药物组成】 白芍、党参各 30 g，女贞子、莪术、桃仁、炮穿山甲（代）各 15 g，白花蛇舌草、夏枯草、石见穿各 20 g，水蛭 9 g。

加减：少腹胀滞者，加八月札、枳壳各 9 g；局部疼痛者，加乳香、没药各 6 g；出血者，加鹿衔草、花蕊石各 20 g。

【适用病症】 卵巢囊肿手术后复发。临床表现为一侧卵巢囊肿切除后，另一侧又患卵巢囊肿，可伴有腹痛或月经不调。

【用药方法】 每天 1 剂，水煎 2 次，取药液 500 mL，分 2次服。月经多者，经期停服，经净后续服。2 个月为 1 个疗程，治疗 1～2 个疗程。

【临床疗效】 此方加减治疗卵巢囊肿手术后复发 35 例，痊愈（临床症状消失，B超检查囊肿消失，随访 6 个月后正常）22 例，有效（临床症状减轻，B超检查囊肿缩小 1/3 以上）9例，无效（B超检查囊肿未缩小或继续增大）4 例。总有效率 88.57%。

【病案举例】 何某，女，41 岁。因左侧卵巢囊肿手术切除术后 3 个月，自觉右少腹隐痛。B 超检查示：右侧卵巢有 3.2 cm×2.6 cm 囊性肿块。予对症治疗，症状缓解。半年后右少腹隐痛又作，B 超检查示：右卵巢囊肿 6.4 cm×5.2 cm。因拒绝再次手术，求中医诊治。诊见：右少腹隐痛胀滞，月经淋漓不净，色暗夹血块，腰酸乏力，舌质暗、苔薄白，脉细涩。西医诊断：卵巢囊肿（右侧）。中医诊断：癥瘕。证属术后冲任亏损，经血瘀滞，聚积而成。予益冲消癥汤加八月扎、炒枳壳各 9 g，乳香、没药各 6 g，牡蛎 30 g。连服 14 剂，少腹胀痛缓解，腰酸乏力明显减轻。上方去八月札、枳壳、乳香、没药，续服 45 剂。服药后，自觉症状消失。2 个月后 B 超复查示：右侧卵巢囊肿 1.4 cm×1.1 cm。原方续服 1 个半月后，B 超复查示：囊肿消失，右卵巢正常大小。半年后复查仍正常。随访 2 年未复发。

【验方来源】 金国梁. 益冲消癥法治疗卵巢囊肿手术后复发 35 例 [J]. 浙江中医杂志，2000（8）：336.

按： 卵巢囊肿属中医学癥瘕、肠覃范畴。其发病机制多因六淫之邪侵袭，或七情内伤，或脏腑功能失调，而致气滞血瘀，或寒凝痰积、湿热瘀结而成，加之手术后损伤冲任，致经血调控失常，运行乏力，残血滞瘀胞宫日久，积聚成癥而复发。故术后冲任亏损，血瘀胞宫是卵巢囊肿复发之主要病机。益冲消癥汤中的白芍、党参、女贞子补益冲任；莪术、桃仁、炮穿山甲（代）、水蛭活血破瘀；夏枯草、白花蛇舌草、石见穿消肿散结。诸药合用，具有行气活血、温经通络、化痰散结、清热化湿、消癥散积等功效，而且补益冲任之力不薄，破瘀散结之力尤胜，标本兼治，故疗效较佳。

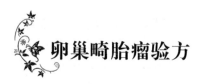

卵巢畸胎瘤验方

新加脱花煎

【药物组成】　当归、牡蛎（先煎）、夏枯草各 30 g，川芎、川牛膝、玄明粉（冲服）各 12 g，红花、肉桂各 6 g，公丁香、炙穿山甲（代）（先煎）各 10 g。

加减：气滞血瘀，腹痛剧烈者，加失笑散（包煎）、赤芍各 10 g；气虚者，加生黄芪、太子参各 30 g；寒邪积滞者，加吴茱萸、桂枝各 6 g；正值经期者，加三七粉（冲服）3 g，益母草 30 g。

【适用病症】　卵巢畸胎瘤。

【用药方法】　每天 1 剂，水煎温服。

【临床疗效】　此方加减治疗卵巢畸胎瘤，疗效较为满意。

【病案举例】　张某，女，25 岁。平素月经不调，婚后 2 年未孕。诊见：小腹胀满，右侧小腹可触及包块，白带增多，舌红边有瘀点、苔腻，脉弦滑。B 超检查示：左侧附件可见 6.2 cm×5.7 cm 低回声暗区，其内可见网状纤细光带。西医诊断：卵巢畸胎瘤。中医诊断：癥瘕。证属气滞血瘀，湿热留阻。予新加脱花煎加白花蛇舌草 30 g，白鸡冠花 15 g。服 30 剂后，B 超复查示：畸胎瘤已缩小至 4.4 cm×3.9 cm，腹胀减轻，白带减少。上方去白鸡冠花，续服 55 剂后，症状、体征消失。B 超复查示：子宫附件正常。

【验方来源】　洪妙兰. 新加脱花煎治疗卵巢畸胎瘤［J］.

浙江中医杂志，1999（8）：333.

按：卵巢畸胎瘤属中医学癥瘕、积聚范畴。其病多因脏腑功能失调，气机不畅，瘀血阻滞，痰湿热毒聚集所致。治以理气活血、祛邪散结为主。新加脱花煎中的当归养血活血；川芎、红花活血化瘀；生牡蛎、炙穿山甲（代）、夏枯草软坚散结；玄明粉泻下通滞；肉桂、公丁香温经理气；川牛膝引血下行。诸药合用，共奏理气活血、祛瘀散结、泄邪通滞之功。

卵泡未破裂黄素化综合征验方

补阳还五汤加减方

【药物组成】 黄芪 50 g, 赤芍 30 g, 川芎、红花各 10 g, 桃仁、菟丝子、肉苁蓉、当归、生地黄、熟地黄各 15 g, 丹参 20 g。

加减: 经后期 (卵泡期), 加黄精、女贞子、山茱萸各 15 g, 阿胶 (烊化) 10 g; 真机期 (排卵期), 加淫羊藿、茺蔚子、郁金、巴戟天、杜仲、炮穿山甲 (代) 各 10 g, 细辛、水蛭、土鳖虫各 5 g; 经前期 (黄体期), 加枸杞子、何首乌各 10 g, 桑寄生、狗脊各 15 g; 行经期加艾叶、益母草、续断、牡丹皮各 10 g; 有热者, 加知母、黄柏各 10 g, 车前草 15 g, 蒲公英 20 g; 脾虚者, 加白术、山药各 10 g, 党参、茯苓各 15 g。

【适用病症】 卵泡未破裂黄素化综合征。

【用药方法】 每天 1 剂, 水煎 2 次, 分早、晚服。行经期服 4~7 剂, 经后期服 7 剂, 真机期服 4~6 剂, 经前期服 7~10 剂。每个月经周期为 1 个疗程, 一般治疗 4 个疗程。

【临床疗效】 此方加减治疗卵泡未破裂黄素化综合征, 疗效较好。

【验方来源】 张耀泉. 补阳还五汤加减治疗卵泡未破裂黄素化综合征 23 例疗效观察 [J]. 新中医, 2002, 34 (6): 23.

按: 根据妇女经、孕、产、乳以血为本和气为血帅的特点, 卵泡未破裂黄素化综合征引起的不孕症, 当辨为气虚血瘀而脉络不通，治以补气补肾、活血祛瘀通络为主。补阳还五汤加减方中的大剂量黄芪、当归补气血；川芎助当归行血；菟丝子、肉苁蓉、生地黄、熟地黄填精益肾，促进卵泡生长成熟；丹参、赤芍、桃仁、红花活血祛瘀，加强血液循环。由于月经周期由行经期、经后期、真机期（排卵期）、经前期4期组成，各期的生理特点是阴阳气血及其转化消长各有不同：行经期重阳转阴，经后期阴长阳消，真机期重阴转阳，经前期阳长阴消。因此，应根据月经周期中不同的阶段辨证加减，促使阴阳转化有序。如经后期着重滋补肝肾之阴；真机期则在补阴的基础上重补肾阳，并在有排卵障碍的情况下，使用活血祛瘀通络药，帮助卵泡破裂排卵。辨证恰当，才能提高疗效。

排卵效灵汤

【药物组成】 红参须、白术、茯苓、白芍、鹿角霜、杜仲、红花、桃仁各10 g，党参、黄芪、当归、熟地黄、皂角刺各20 g，川芎、花椒、炮穿山甲（代）（研细末分冲）、甘草各5 g，菟丝子30 g。

加减：肝郁症状明显者，可加柴胡10 g。

【适用病症】 卵泡未破裂黄素化综合征（排卵功能障碍）。

【用药方法】 每天1剂，水煎服。于月经周期的第5天开始服药，视月经周期长短确定服药天数，每月服10~15剂，待基础体温上升即停药，如未排卵次月再服。

【临床疗效】 此方加减治疗卵泡未破裂黄素化综合征（排卵功能障碍），有较好的疗效。

【病案举例】 陶某，女，29岁。结婚5年未孕。曾在多家医院诊治，B超监测有优势卵泡，张力低，基础体温上升后仍旧存在，直至经行消失；基础体温呈双相型，但黄体中期稍低；输卵管造影示：通畅。经用人工周期、氯米芬及中药等治疗 2 年多均罔效。诊见：15 岁月经初潮，经期、经色、经质、经量均正常，但经前乳房胀痛，腰酸，经期有轻微腹痛，白带正常，偶见拉丝白带，平素易倦怠乏力，舌胖边有齿印、苔白微黄，脉虚。西医诊断：未破裂卵泡黄素化综合征。治以补肾调肝、活血通络为法，方用排卵效灵汤，每天 1 剂，于月经干净后连服 10 剂；在服第 17 ~ 20 剂时加用柴胡 10 g；服 30 剂后基础体温呈典型双相；服 40 剂经 B 超监测已有排卵。嘱续服 10 剂，以资巩固。

【验方来源】 丁禹占，黄银爱，麻慧琴. 排卵效灵汤治疗未破裂卵泡黄素化体会 [J]. 中医杂志，2000，41 (9)：569.

按： 卵泡未破裂黄素化综合征是排卵功能障碍的疾病，患者月经周期多正常，基础体温呈双相型，也有孕酮分泌，B 超监测下可见主卵泡发育，但长大的卵泡在月经的中期不破裂，即无排卵现象，但黄素化。中医学认为，肾主生殖，肝主疏泄，因此排卵功能与肝肾有密切关系。排卵效灵汤中的黄芪、红参须、党参、茯苓、甘草、白术补中益气，以养先天之肾，助肾气旺盛。花椒补右肾命门而壮阳；鹿角霜益阳补肾；杜仲补肾，虽温而不助火；菟丝子守而能走，平补肾中阴阳；熟地黄生精血，滋肾水补益真阴。此五味合用，兼补肾中阴阳，化生肾气，而使肾气盛。当归、白芍养血补肝；川芎补肝血，有行气开郁之功；熟地黄滋阴补血。此四味合而用之，补肝之体而助肝之用。炮穿山甲（代）的走窜之性，能宣通脏腑，贯彻经络，透达关窍，凡血凝血聚为病皆能开之；桃仁、红花活血祛瘀，通利经脉；川芎、当归养血而行血中之气，走窜行散，以通经隧。此五味药合用则能活血通络、透达关窍。全方共奏补肾调肝、活血通络、透达关窍之功，能使卵泡成熟并顺利排出，用于治疗未破裂卵泡黄素化综合征，可获得较好的疗效。

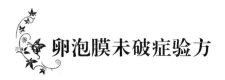

卵泡膜未破症验方

化 瘀 汤

【药物组成】 当归、赤芍、白芍、川芎、陈皮、枳壳各 12 g，党参 15 g，炮穿山甲（代）、黄芪、丹参各 20 g，甘草 6 g。

【适用病症】 卵泡膜未破症（施用促排卵药物及绒毛膜促性腺激素而形成的囊肿）。

【用药方法】 每天 1 剂，水煎取药液 500 mL，分早、晚 2 次服。连服 3 剂。

【临床疗效】 此方治疗卵泡膜未破症（施用促排卵药物及绒毛膜促性腺激素而形成的囊肿），有较好的疗效。

【验方来源】 谢珍. 重用穿山甲（代）治疗卵泡膜未破症效果好［J］. 中医杂志，2002，43（2）：173.

按： 施用促排卵药物及绒毛膜促性腺激素而形成的囊肿（卵泡膜未破症），其病机以气滞血瘀为主。治宜活血化瘀、软坚散结，方选化瘀汤重用穿山甲（代），疗效颇佳。《医学衷中参西录》谓："穿山甲（代），味淡性平，气腥而窜，其走窜之性，无微不至，故能宣通脏腑，贯彻经络，透达关窍，凡血凝血聚为病，皆能开之。"可见本品活血通经、祛瘀散结之力甚佳。

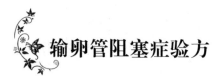

输卵管阻塞症验方

疏 通 汤

【药物组成】　当归、穿山甲（代）各12 g，五灵脂、蒲黄、三棱、莪术、路路通、皂角刺各 10 g，蜈蚣 3 条，香附 18 g。

加减：偏寒者，加熟附子、肉桂、巴戟天、艾叶；若形体肥胖偏痰湿者，加法半夏、苍术、浙贝母、白芥子；若附件增厚、压痛，后穹隆有时可触及结节，属气滞者，加川楝子、郁金、木香、乌药；若子宫略大、有压痛，附件压痛或增厚，并伴有热象者，加败酱草、蒲公英、紫花地丁、半枝莲；伴有子宫附件粘连增厚者，加夏枯草、海螵蛸、茜草、海藻；偏肾虚者，加杜仲、续断、怀牛膝；偏带下多者，加芡实、白果、炒白术、龙骨；气虚者，加党参、黄芪、山药；月经不调者，酌加调经药物。

【适用病症】　输卵管阻塞症。临床表现可见经前乳房胀痛，经行小腹胀痛或刺痛，伴有月经不调、腰骶酸痛、带下增多、舌质暗有瘀点或瘀斑等。

【用药方法】　每天 1 剂，水煎服。

【临床疗效】　此方加减治疗输卵管阻塞症 110 例，治疗后经输卵管通液、通气或碘油造影术后证实已通 99 例，其中服药 1 个月通畅者 27 例，2 个月通畅者 53 例，2 个月以上通畅者 19 例，已妊娠 42 例。治疗后虽有 11 例未通，但临床症状消失。

【病案举例】　仲某，女，29 岁，已婚。婚后 5 年未孕。15

岁月经初潮，周期正常，经量中等，色暗红夹有血块，平时少腹隐痛，经行时少腹疼痛加剧并感腰酸，带下量中、色白，性欲尚可，舌暗有瘀斑，脉弦涩。经子宫输卵管碘油造影术示：左侧输卵管部分显示，右侧输卵管未显示，24 小时后盆腔内未见碘油弥散影像。西医诊断：输卵管阻塞。妇科检查：外阴已婚式，阴道无异常，宫颈光滑，宫体平位，大小正常，后穹癃有结节状物可触及，附件两侧均增厚，右侧伴有压痛。中医辨证属瘀血阻滞胞宫，冲任脉络闭塞。治以活血化瘀，通络止痛。用疏通汤加海藻、郁金各 15 g，川楝子 12 g，木香、乌药各 10 g，夏枯草30 g。以上药加减治疗 1 个月，双侧输卵管造影示通畅，临床症状消失。次年顺产 1 女婴。

【验方来源】 李秀云，李天升. 疏通汤治疗输卵管阻塞110 例疗效观察 [J]. 新中医，1999，31（8）：39.

按： 输卵管阻塞症多因妇科炎症、流产以及经期不慎，病邪入侵胞宫，气血失调，宿血积于胞中，瘀血阻滞胞宫经络，冲任脉络闭塞不通，阴阳之气相隔，精卵不能交融，导致不孕。其病机是瘀阻不通，治疗应着眼于活血疏通为主。方中的当归、五灵脂、蒲黄、三棱、莪术活血化瘀；香附活血行血，为血中之气药；穿山甲（代）、路路通、皂角刺疏通经络；蜈蚣破血穿透。对伴有月经不调者，应注意选用调经的药物，并根据兼症的不同，进行辨证施治，使瘀血化，结块散，经络通，输卵管阻塞自除。现代药理研究证实，活血化瘀通经活络类药物能消炎消肿，改善微循环，促进炎症的吸收和粘连的分解，从而达到疏通输卵管的目的。

活血通管汤

【药物组成】 炮穿山甲（代）、三棱、莪术、制乳香、制没药、昆布、海藻、赤芍、桃仁、红花、夏枯草各 9 g，皂角刺、路路通、蒲公英各 15 g，益母草、丹参各 30 g。

加减：气虚者，加党参、黄芪；肝气郁滞者，加柴胡、陈皮；寒凝者，加熟附子、肉桂；输卵管积水者，加猪苓、茯苓；附件炎症重者，加金银花、败酱草。

【适用病症】　输卵管阻塞症。

【用药方法】　每天 1 剂，水煎服。并配合西药治疗。10 天为 1 个疗程。

【临床疗效】　此方加减配合西药治疗输卵管阻塞症 48 例，显效（输卵管由完全或部分梗阻转为通畅）19 例，有效（输卵管由完全梗阻转为部分梗阻）16 例，无效（治疗前后无变化）13 例。

【验方来源】　陈弥. 中药为主治疗输卵管梗阻 48 例 [J]. 山东中医杂志，2000，19（7）：401.

按： 因输卵管炎症所致输卵管阻塞是引起女性不孕症的主要原因之一。根据其临床表现，可归纳为湿热瘀阻与寒瘀凝滞两型，多由脾虚肝郁及阳虚客寒而成。脾虚生湿，郁遏化热，肝郁阻滞，气机失畅，湿热郁滞搏结，注于冲任，阻于胞络；或阳虚气化失职，血行不利，寒瘀凝结，冲任之气行涩，胞络失畅，精卵不能相遇，以致不孕。在其形成及发展的过程中，始终以瘀血阻络为病机关键。故治以活血化瘀通络、软坚散结为主，从而改善盆腔血液循环，促进炎症吸收，软化组织增生、粘连，促进正常组织及功能恢复。活血通管汤中的桃仁味苦性平，破瘀行血；红花味辛性温，辛散温通，活血祛瘀；赤芍味苦性微寒，凉血活血，祛瘀消肿；丹参味苦性微寒，养血活血；蒲公英味苦甘性寒，清热解毒，散血中热滞；皂角刺性极锐利，透达经络，通络散风；三棱、莪术、路路通行气破积，理气通络；穿山甲（代）逐络中之瘀，气血之滞；益母草化瘀利水，能兴奋子宫及改善输卵管功能；昆布、海藻、夏枯草清热化痰，软坚散结。诸药合用，共奏活血行气、破瘀行血、清热凉血解毒、祛风通络、软坚散结之功效。

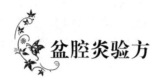

盆腔炎验方

败酱红藤化瘀汤

【药物组成】 败酱草、红藤、赤芍各 15 g，桃仁、三棱、莪术、延胡索、蒲黄（包煎）、川牛膝各 10 g。

加减：气滞者，加川楝子、荔枝核、橘核各 10 g，制香附 9 g；湿重者，加泽泻、杏仁各 9 g，黄柏 6 g。

【适用病症】 盆腔炎。临床表现为下腹及腰骶作痛，肛门坠胀，带下量多、色黄或有腥臭味，月经失调，或阴道流血，或盆腔有炎性包块形成。

【用药方法】 每天 1 剂，水煎，分早、晚服。另用灌肠合剂［桃仁、土鳖虫各 15 g，穿山甲（代）、三棱、莪术、荔枝核、橘核各 10 g］水煎，取药液 200 mL，保留灌肠，每晚 1 次。10 天为 1 个疗程。

【临床疗效】 此方加减配合灌肠治疗盆腔炎 48 例，痊愈（临床症状消失，妇科检查未扪及包块，B 超检查无包块）41 例，显效（临床症状消失，妇科及 B 超检查包块缩小 2/3 以上）6 例，有效（临床症状消失，妇科及 B 超检查包块缩小 1/3）1 例。总有效率 100%。

【病案举例】 赵某，女，41 岁。下腹疼痛 1 个月，阵发性加重 2 天，伴腰骶坠胀，带下多，伴见面色萎黄，低热乏力，舌质胖边有齿痕、苔薄，脉细弦。妇科检查：阴道通畅，宫颈 I 度糜烂，宫体中位，正常大小，活动欠佳；附件左侧扪及界限不清包块、压痛，右侧附件阴性。B超检查示：左侧附件有 8.1 cm×4.7 cm 包块，右侧阴性。血常规检查：白细胞 9.8 × 10^9/L，中性粒细胞为 0.8；C-反应蛋白阳性；红细胞沉降率（简称"血沉"）33 mm/h。证属气滞血瘀，湿热内蕴，络脉痹阻，聚而成癥。治以清热利湿，理气止痛，化瘀消癥。方用败酱红藤化瘀汤去川牛膝，加川楝子、土鳖虫、黄柏、泽泻各 10 g。服 5 剂后，原方去黄柏、赤芍，加荔枝核、橘核、川牛膝各 10 g，丹参 9 g。另用灌肠合剂保留灌肠，每晚 1 次。量子化输血每周 2 次。治疗半个月后，B超复查示：未见盆腔包块，双侧见卵巢回声。病痊愈。

【验方来源】 吴德霞，孙慧瑾. 综合治疗盆腔炎 48 例临床观察 [J]. 江苏中医，2000，21（1）：16.

按： 中医学认为，盆腔炎病因是正气不足，湿热毒邪内侵，阻滞胞宫胞络，气血痹阻，聚而成癥，或因人工流产及子宫放置节育环术后余血未净，或经期房事，湿毒之邪乘虚侵袭，与血互结，凝滞成癥。本病的病情缠绵，经久难愈。治以行气活血，通经活络，化瘀消积，破血消癥。败酱红藤化瘀汤中的桃仁、赤芍、莪术、三棱、蒲黄祛瘀消癥；延胡索祛瘀止痛；川牛膝引药下行；败酱草、红藤清热解毒。灌肠合剂中的穿山甲（代）、桃仁乃破结消坚之要药；配合莪术、三棱、土鳖虫活血化瘀；佐以荔枝核、橘核行气止痛，疏肝和络，引药直达病所。内外合治，并配合量子化输血，增强免疫能力，可以改善血液循环，改善盆腔血流量，通行血脉，促进血行，加速盆腔内粘连和结缔组织的松解，达到消散瘀热、攻坚散结、化瘀消癥的目的。

红藤败酱散

【药物组成】 红藤 30 g，败酱草 20 g，乳香、没药、桃仁、木香、延胡索、川牛膝、当归、赤芍各 10 g，薏苡仁 12 g。

加减：气滞者，加制香附、川楝子、牡丹皮；湿重者，加黄柏、白花蛇舌草；肝肾不足者，加续断、桑寄生。

【适用病症】　盆腔炎。临床表现为下腹疼痛连及腰骶，带下量多、色黄有腥臭味，月经失调。检查盆腔有炎性包块形成。

【用药方法】　每天 1 剂，水煎，分 2 次服。月经干净后 3 天配合微波治疗，每天 1 次。10 天为 1 个疗程，治疗 2～3 个疗程。

【临床疗效】　此方加减治疗盆腔炎 50 例，痊愈（临床症状、体征消失，妇科检查正常，B 超检查无包块）38 例，显效（临床症状、体征消失，妇科检查正常，B 超检查包块缩小 2/3 以上）10 例，有效（临床症状、体征消失，妇科检查正常，B 超检查包块缩小 1/3）2 例。总有效率 100%。

【病案举例】　李某，女，38 岁。患者下腹疼痛连及腰部 1 个月，带下色黄量多、有腥臭味，舌质淡、苔薄黄，脉弦。妇科检查：宫颈Ⅰ度糜烂；宫体前位，正常大小，轻压痛。附件：右侧可扪及鸡蛋大小包块、压痛，左侧阴性。B 超检查示：右侧 5 cm×4 cm 包块，左侧阴性。血常规：白细胞 $12×10^9$/L，中性粒细胞为 0.80。证属湿热内蕴，气滞血瘀，聚而成癥。治以清热利湿，理气化瘀止痛。方用红藤败酱散去乳香、没药、桃仁、木香，加川楝子、制香附、黄柏各 10 g，白花蛇舌草 15 g，每天 1 剂，并配合微波治疗。连服 10 剂后，病情稳定。复查血常规正常；B 超显示未见盆腔包块，双侧附件正常。上方去黄柏，加丹参、木香各 10 g，续服 10 剂，病愈。

【验方来源】　唐平. 红藤败酱散配合微波治疗盆腔炎 50 例［J］. 江苏中医，2000，21（12）：25.

按：中医学认为，盆腔炎是因摄生不洁，久居阴湿之地，或感受湿热毒邪所致。由于湿性缠绵，病久难愈，经行或产后胞脉空虚，或手术损伤以致湿邪乘虚而入，湿热毒邪内侵，阻滞胞宫胞络，气滞血阻，聚而成瘀，凝滞成癥。治以清热利湿、行气活血、化瘀消癥止痛之法。红藤败酱散中的红藤、败酱草清热解毒；当归、赤芍、桃仁、乳香、没药化瘀消癥；薏苡仁利湿；木香、延胡索理气止痛；川牛膝引药下行，直达病所；佐以制香附、川楝子、牡丹皮行气止痛；黄柏、白花蛇舌草加重清热利湿之力；续断、桑寄生调补肝肾。诸药合用，使湿热去而瘀血清。再配合微波理疗，其频率高、穿透力强，有利于盆腔炎性的消除。两法合用治疗本病，具有标本兼顾、内外合治的功效，可以提高疗效。

加减大黄牡丹汤

【药物组成】　大黄、牡丹皮、桃仁、莪术、乌药各 10 g，延胡索 12 g，冬瓜仁 15 g，丹参 20 g，贯众、败酱草各 30 g。

加减：邪热壅盛者，加金银花、蒲公英等；湿热蕴结者，加土茯苓、苦参、黄柏、萹蓄等；寒凝者，加小茴香、肉桂、川楝子等；气虚者，加党参、黄芪；肾虚者，加续断、杜仲等。

【适用病症】　盆腔炎。临床表现为下腹部疼痛、坠胀、腰骶酸痛，月经量多或涩少、带下增多、痛经等。妇科检查有宫颈举痛、宫体压痛、附件增厚或有条索状物，有大小及形状不等的肿块，压痛明显，可经 B 超检查证实。

【用药方法】　每天 1 剂，水煎服。1 个月为 1 个疗程，治疗 1~3 个疗程。服药期间停用其他药物，勿食辛辣之品。

【临床疗效】　此方加减治疗盆腔炎 40 例，痊愈（1 个疗程后腹痛与腰骶酸痛消失，白带减少，阴道出血停止；3 个疗程后检查盆腔组织无压痛、包块、条索状物，增厚消失）22 例，好转（临床症状、体征减轻，肿块缩小，压痛明显减轻）15 例，无效（经治疗后症状、体征无明显改善）3 例。总有效率 92.5%。

【病案举例】 陈某，女，31 岁。人工流产后患慢性盆腔炎近 3 年。初起发热，小腹疼痛胀满，腰骶酸痛，月经量少、色紫暗、质黏稠、有腥臭味，舌质紫暗边有瘀点、苔薄腻，脉沉涩。血常规检查示：白细胞增高。妇科检查：子宫稍增大、压痛明显，双侧附件增厚，与子宫体粘连，活动度差，宫颈举痛；B 超检查示：子宫体偏大、回声偏低，宫体边界规则，但模糊欠清，后壁伴有少许液性暗区，两侧卵巢偏大。西医诊断：慢性盆腔炎急性发作。中医诊断：证属邪毒留着，血瘀气滞。予加减大黄牡丹汤加乳香、没药各 10 g，黄芪 15 g，红藤 30 g，甘草 5 g。服药 1 个月后，病情好转。以上方为基础酌情加减，续服 2 个月后，妇科检查、B 超均有好转；又继续服药 2 个月，症状消除，妇科检查、B 超基本恢复正常。

【验方来源】 戴阳娟. 加减大黄牡丹汤治疗盆腔炎 40 例 [J]. 浙江中医杂志，1999，（12）：520.

按： 盆腔炎性质属实、属热、属瘀，病位在小腹。加减大黄牡丹汤以大黄牡丹汤原方（去芒硝）为主药，再加清热解毒之贯众、败酱草，活血化瘀之丹参、莪术，行气止痛之乌药、延胡索，共奏清热化瘀、解毒散结之功。本方用于治疗盆腔炎，疗效较佳。

薏苡桂枝败酱汤

【药物组成】 薏苡仁、败酱草、蒲公英各 30 g，桂枝、大黄（后下）各 10 g，莪术 12 g。

【适用病症】 盆腔炎。临床表现为下腹部疼痛、恶寒发热、恶心呕吐、排尿异常、带下味臭等。

【用药方法】 每天 1 剂，水煎温服。

【临床疗效】 此方治疗盆腔炎，疗效较佳。

【病案举例】 陈某，女，23 岁。9 天前因不全流产行清宫术后，白带增多 5 天，腹痛 2 天，伴见倦怠乏力，畏寒发热，腹痛，带下色黄秽臭，口苦，纳减，大便干结，舌尖红、苔白厚腻，脉弦。西医诊断：急性盆腔炎。方用薏苡桂枝败酱汤治疗，3 剂后腹痛缓解，体温正常。续服 3 剂，诸症状消失。

【验方来源】 狄民. 薏苡桂枝败酱汤治疗盆腔炎［J］. 浙江中医杂志，1999（8）：333.

按：中医学认为，盆腔炎的病机多以湿毒壅盛和瘀毒内结为主。以清热解毒、活血祛瘀的薏苡桂枝败酱汤治疗盆腔炎，可取得较好的疗效。

三黄葎草汤

【药物组成】 黄柏、黄芩、大黄（后下）各 10 g，九香虫、萆薢各 15 g，土茯苓、野菊花、败酱草各 30 g，葎草 50 g。

【适用病症】 盆腔炎。

【用药方法】 每天 1 剂，水煎 2 次，每次煎取药液 200 mL，分早、晚 2 次空腹温服。每晚用第 2 次煎后的药渣再加葎草 100 g（洗净切碎）煎煮，取药液 300 mL 坐浴，每次不少于 20 分钟。20 天为 1 个疗程。

【临床疗效】 此方治疗盆腔炎 52 例，治愈（临床症状消失，妇科检查附件变软，B 超检查示腹腔无包块或囊肿）32 例，显效（临床症状基本消失，但宫体仍有轻度压痛，B 超检查示腹腔包块或囊肿变小）12 例，无效（治疗 1 个疗程后，临床症状、体征及 B 超检查无明显改善）8 例。总有效率 84.6%。

【病案举例】 徐某，女，28 岁。下腹部坠胀疼痛 15 天，带下增多、色黄秽臭，经期长且月经量多、色紫暗有块，形寒身热，倦怠乏力，口苦纳差，大便干结，舌尖红、苔厚腻，脉弦数。B超检查示：左侧附件有 4.1 cm×4.2 cm 囊肿。西医诊断：急性盆腔炎。用三黄葎草汤 10 剂后，体温恢复正常，腹痛缓解，带下已无秽臭。B超复查示：左侧附件囊肿已缩小为 2.8 cm×2.2 cm。继用上方 10 剂稍事加减，小腹坠痛全止。B超复查示：左侧附件囊肿消失。妇科检查正常。病愈，随访多年未见复发。

【验方来源】　韩久霞. 三黄葎草汤治疗盆腔炎 52 例 ［J］. 新中医，2001，33（3）：61.

按：盆腔炎属中医学痛经、带下、癥瘕等范畴。中医学认为，湿、热、瘀、毒为主要病因。三黄葎草汤具有清热、解毒、化瘀、除湿的功能，用于治疗腹腔包块、囊肿类疾患每获良效，且无毒副作用。采取全身和局部并治的综合疗法，全力发挥药物作用，有助于促进局部血液循环，调节脏腑，消除癥瘕，使气血流畅，迅速改善临床症状体征，同时能缩短疗程，提高疗效和降低复发率。

阳和汤加味方

【药物组成】　麻黄、鹿角胶、炮姜各 9 g，熟地黄 15 g，肉桂（后下）6 g，白芥子 12 g，甘草 3 g。

加减：气虚者，加党参、黄芪；寒甚者，加熟附子；腹痛剧者，加延胡索、细辛；盆腔有包块者，加水蛭、三棱、莪术；盆腔粘连者，加穿山甲（代）、石见穿。

【适用病症】　盆腔炎，证属虚寒型。临床表现为腰酸腹痛，恶寒肢冷，喜暖喜温，带下清稀或月经淋漓不断。妇科检查：子宫压痛并伴有不同程度的单侧或双侧附件增厚压痛，可伴见宫颈不同程度糜烂。

【用药方法】 每天1剂，水煎2次，分早、晚服。先服药2周，如症状好转继续用药，2个月为1个疗程。

【临床疗效】 此方加减治疗盆腔炎证属虚寒性42例，显效（临床症状、体征消失，B超检查示盆腔包块消失，随访3个月无反复）19例，有效（临床症状、体征好转，B超检查示盆腔包块缩小或消失，需继续用药）16例，无效（用药2周临床症状未改善）7例。总有效率83.33%。

【病案举例】 王某，女，27岁。2个月前因药物流产不全行清宫术，术后下腹痛伴发热，诊断为盆腔炎，用抗生素治疗1周后体温正常，但腹痛未止。遂改口服抗生素、金刚藤糖浆、妇科千金片及清热解毒活血化瘀中药治疗，腹痛时轻时重。2天前因同房后腹痛加剧，白带多伴阴痒来诊。诊见：腹痛较剧，腰酸，面色㿠白，神疲乏力，恶寒肢冷，带下绵绵，舌淡、苔薄白、脉沉细。妇科检查：阴道脓性白带较多；宫颈中度糜烂，宫体中位稍大，压痛明显；附件右侧扪及4 cm×5 cm包块，活动不佳，左侧增厚压痛。B超检查示：右侧有一 4.5 cm × 5.2 cm×5.4 cm 混合回声区。白带镜检：有滴虫，脓细胞（+++）。西医诊断：盆腔炎；滴虫性阴道炎；宫颈炎。中医辨证属寒凝血瘀，治以通阳散寒、养血化滞。治以阳和汤加味方加细辛3 g，当归、水蛭、制附子各9 g，党参、三棱各15 g，延胡索12 g。7剂。另用西药甲硝唑栓剂10粒，每晚睡前塞阴道内1粒。治疗1周后，腹痛腰酸好转，阴痒止，白带少。上方稍作加减继续服药2周后，腹痛基本消失，白带镜检无异常。服药45天后，诸症状消失。B超复查示：子宫双侧附件未见异常。随访3个月无反复。

【验方来源】 朱永昌.阳和汤加味治疗虚寒性盆腔炎42例［J］.江苏中医药，2002，23（9）：27.

按：盆腔炎是育龄期妇女的常见病，由于长期使用抗生素治疗，不但疗效降低，而且易产生耐药性，使疾病缠绵难愈。本病属中医学腹痛、癥瘕、带下等范畴。而虚寒性盆腔炎大多是由感受寒邪，停留下焦，或急性盆腔炎反复应用抗生素及清热解毒、活血化瘀中药耗损阳气而致，故宜用阳和汤加味通阳化滞、养血通络。方中的熟地黄、鹿角胶配麻黄、肉桂则药力易于流窜，补精血而不腻；而麻黄、肉桂得熟地黄、鹿角胶则辛散作用减弱，功专温通经络；炮姜去脏腑沉寒痼冷，去恶生新，除冷守中，引血药入气而生血；白芥子通络散寒止痛；甘草和中调胃。诸药合用，以阳和阴，则阴凝自散，且补而不腻，温而不燥，颇有阳生阴长之妙。

红 藤 煎

【药物组成】 红藤、紫花地丁各 30 g，连翘 15 g，金银花 25 g，没药、牡丹皮、延胡索各 10 g，乳香、大黄（大便干用生大黄，大便不干用制大黄）、甘草各 5 g。

【适用病症】 急性盆腔炎。临床表现为发热寒战，下腹疼痛拒按，尿频、尿痛，带下黄浊，腹胀便秘或溏而不爽，口干舌燥，舌苔黄厚腻，脉滑数。妇科检查阴道有脓性或血染白带，阴道后穹隆触痛，宫颈举痛，子宫肿大、活动差等。

【用药方法】 每天 1 剂，水煎服。药渣可外敷于患处，并配合西药抗生素治疗。7 天为 1 个疗程，治疗 1~2 个疗程。

【临床疗效】 此方配合西药治疗急性盆腔炎 64 例，痊愈（感染控制，体温正常，白细胞计数正常，下腹痛消失）60 例，显效（感染基本控制，体温下降至正常或接近正常，白细胞计数正常或接近正常，腹痛明显减轻）3 例，无效（用药 2~3 天，症状无减轻，白细胞计数仍高于正常）1 例。总有效率 98.4%。

【验方来源】 房红英. 中西医结合治疗急性盆腔炎 64 例

分析［J］. 辽宁中医杂志，2000，27（9）：416.

按：急性盆腔炎的主要病因为经行或产后血室正开，热毒之邪乘虚而入，与血脉相搏，邪正交争而致。治宜清热解毒，活血化瘀。红藤煎中用红藤清热解毒，祛瘀止痛；紫花地丁清热解毒，凉血消肿；连翘清心散热，解毒散结；金银花清热解毒，与紫花地丁等合用治疗疔疮痈疖、红肿疼痛等一切外科阳证；乳香、没药活血止痛，消肿生肌；牡丹皮清热凉血，活血散瘀；延胡索有活血散瘀、行气止痛的作用；甘草清热解毒，缓急止痛；大黄有攻积导滞、泻火解毒、止血祛瘀的作用。现代药理研究证明，红藤、连翘、金银花、牡丹皮对金黄色葡萄球菌、大肠杆菌均有抑制作用，可起到控制病情发展、使炎症迅速消失、体温下降的作用。本方与西药结合应用，标本兼治，可缩短疗程，且见效快，加速炎症彻底消失，防止转变为慢性盆腔炎。此外，药渣局部热敷，由表达里，可起温通血脉、清热解毒、活血化瘀之效。因此，内外合治，可取得较好的疗效。

盆腔清解汤

【药物组成】　红藤30 g，败酱草、蒲公英、金银花、连翘各20 g，丹参、赤芍、薏苡仁、土茯苓各15 g，牡丹皮、黄柏、大黄各12 g，川楝子9 g，甘草10 g。

加减：若经治疗临床症状基本消失后，脾气虚弱者，调以参苓白术散健脾益气；肝气郁结者，治以逍遥散、越鞠丸疏肝解郁；气血两虚者，用归脾丸、八珍汤益气补虚；阴虚内热者，以知柏地黄丸治之。

【适用病症】　急性盆腔炎。临床表现为不同程度的下腹一侧或两侧胀痛拒按，带下量多、色黄秽臭，伴见腰骶部酸痛。妇科检查示：阴道黏膜及宫颈充血，脓性分泌物增多，宫颈举痛，附件增厚、压痛明显。B 超检查示：盆腔内有大量炎性渗出或炎症包块形成。血常规检查示：白细胞有不同程度增高。

【用药方法】 每天 1 剂，水煎 2 次，分早、晚服。服药期间忌食辛热之品，禁房事。

【临床疗效】 此方加减治疗急性盆腔炎 32 例，痊愈（临床症状消失，盆腔检查正常，血常规检查无异常）21 例，好转（临床症状消失，盆腔肿块缩小，压痛减轻，血常规检查正常）9 例，无效（临床症状及体征无显著改善或略有好转）2 例。总有效率 93.75%。

【验方来源】 刘素哲. 盆腔清解汤加味治疗急性盆腔炎 32 例［J］. 河南中医学院学报，2003，18（4）：69.

按：急性盆腔炎多因分娩、流产、刮宫时消毒不严，或经期、产褥期感染，或腹腔其他脏器炎症蔓延至生殖器官所致。中医学认为，本病的病机为湿热瘀毒滞留下焦，导致盆腔气血瘀阻。治以解毒化瘀、理气祛湿之法。盆腔清解汤中以红藤、败酱草、蒲公英、金银花、连翘苦寒之品清热解毒，散瘀止痛，为主药；薏苡仁、土茯苓清热解毒，健脾利湿；丹参、牡丹皮、赤芍清热凉血、活血化瘀以消瘀热，并能改善血液流变性；大黄、黄柏清下焦盆腔湿热瘀结之毒，为辅药；川楝子泄肝理气，为佐药；甘草泻火解毒，调和诸药为使药。诸药合用，共奏清热解毒、活血散瘀、理气渗湿之效。现代药理研究证实，红藤、败酱草、蒲公英、金银花、连翘、牡丹皮、赤芍、大黄、黄柏、川楝子均有较强的抗菌作用；丹参、牡丹皮、赤芍、甘草又兼有镇静、镇痛作用，其中赤芍含有解痉作用，可解除腹部挛急，能镇静、镇痛、抗惊厥，并有抗炎、抗溃疡作用。本方有抗菌消炎、镇静镇痛之功，故对急性盆腔炎有良好的治疗效果。

芪蒲桃红四物汤

【药物组成】 黄芪、益母草各 30 g，蒲公英 40 g，红花 7 g，桃仁、香附、苍术、川芎各 10 g，当归、白芍、败酱草、熟地黄各 20 g。

加减：若闭经、痛经或包块多且大者，加莪术 10 g，丹参 20 g；若苔腻、带下量多色黄质稠者，去熟地黄，加车前子、黄柏各 10 g；若苔腻、带下量多色白质清稀者，去熟地黄，加山药 30 g，菟丝子 10 g；若月经量多者，加三七粉 5 g，地榆 30 g；若苔腻、腹泻或五更泻者，去熟地黄，以当归尾易当归，加藿香、补骨脂各 10 g。

【适用病症】 慢性盆腔炎。临床表现有下腹胀痛，或腰骶酸痛，或带下量多，或月经过多，或痛经，或闭经等。可经盆腔 B 超检查确诊。

【用药方法】 每天 1 剂，水煎，分早、晚 2 次服。14 天为 1 个疗程，遇月经期则停药 3~5 天。1 个疗程结束后，根据盆腔 B 超复查结果及临床症状决定是否续服下 1 个疗程。

【临床疗效】 此方加减治疗慢性盆腔炎 123 例，痊愈（临床症状完全消失，盆腔 B 超复查正常）107 例，好转（临床症状基本消失，盆腔 B 超复查见炎性包块有所缩小）14 例，无效（临床症状及盆腔 B 超复查无明显改善）2 例。总有效率 98.4%。治愈时间最短者 14 天，最长者 42 天。病程越短，治愈率越高，无效 2 例均为病程 3 年者。

【验方来源】 王健雄. 芪蒲桃红四物汤治疗慢性盆腔炎 123 例 [J]. 新中医，1999，31（3）：44.

按：慢性盆腔炎病程长，正气不足，气血亏虚应是其本，若伴有炎性包块则瘀血是病变的核心。此外，临床有热毒蕴积、湿邪黏滞、肝郁气滞等不同兼夹证。方选桃红四物汤活血养血，扶正祛邪；加益母草以加强活血解毒；黄芪扶正托毒；以蒲公英、败酱草清热解毒；以苍术燥湿运脾；以香附疏肝解郁，调经止痛。全方重在活血化瘀，辅以扶正解毒，符合有炎性包块的慢性盆腔炎的临床病理特点，故临床疗效良好。

石 见 穿 汤

【药物组成】 石见穿、黄芪、丹参、薏苡仁、败酱草、蒲公英各 30 g，红藤、茯苓各 20 g，乌药 12 g，桃仁、红花、没药各 10 g。

加减：湿热盛者，加黄柏；瘀热重者，加赤芍、牡丹皮、土茯苓；寒凝者，加小茴香、吴茱萸；气滞者，加青皮；积液者，加猪苓、车前子；包块者，加穿山甲（代）、皂角刺、昆布；腹痛甚者，加延胡索；腰痛甚者，加续断、菟丝子。

【适用病症】 慢性盆腔炎。临床表现为不同程度的少腹胀痛、隐痛或压痛，腰骶酸痛，不能久立，常因疲劳、经前期、性交后加重，白带多色黄，或有月经失调。

【用药方法】 每天 1 剂，水煎，分 2 次服。1 个月为 1 个疗程。根据病情，治疗 1~3 个疗程。

【临床疗效】 此方加减治疗慢性盆腔炎 80 例，治愈（临床症状消失，妇科及 B 超检查阳性体征消失）45 例，好转（临床症状、体征明显改善）30 例，无效（临床症状、体征无明显好转）5 例。总有效率 93.75%。

【验方来源】 金家隆，金志亚. 石见穿汤治疗慢性盆腔炎 80 例［J］. 浙江中医杂志，2000，35（8）：337.

按：慢性盆腔炎多由急性盆腔炎未能及时治愈迁延而成，病机为正虚邪恋、湿热或寒湿郁滞、瘀血内阻而成。治以扶正化瘀、清热解毒为主。石见穿汤中以石见穿为主药，具有清热解毒、活血祛瘀的双重功效，配合益气扶正的黄芪，有很好的临床疗效；辅以丹参、没药、桃仁、红花活血化瘀；败酱草、蒲公英清热解毒；薏苡仁、茯苓利水渗湿；红藤、乌药行气止痛。诸药配合，发挥协同作用。本病的治疗效果与病程长短、炎症轻重、包块大小有关，因此坚持服药这一环节也很重要。

盆炎一号汤

【药物组成】 白花蛇舌草 25 g，两面针、茯苓、车前草、丹参、白芍各 15 g，柴胡、枳壳、当归、大腹皮各 10 g，黄芪、党参各 30 g。

加减：腹痛明显者，加川楝子、延胡索；发热、白带脓稠者，去黄芪，选加金银花、蒲公英、黄柏、败酱草等；腰痛、眩晕、耳鸣等肾虚者，加菟丝子、杜仲、桑寄生等；有包块或粘连明显者，选加三棱、莪术、路路通、穿破石、赤芍；积液者，加草薢、猪苓；带下黄白相兼、手足心热、口干等阴虚内热者，选加生地黄、地骨皮等。

【适用病症】 慢性盆腔炎。临床表现为下腹坠胀、疼痛及腰骶部疼痛，劳累、性生活后或经期加重，伴有月经不调，白带增多。妇科检查：子宫活动常受限，粘连固定，子宫及卵巢一侧或双侧可触及条索状物，并有轻度压痛。盆腔结缔组织炎症时一侧或双侧有片状增厚、压痛，或可扪及包块。

【用药方法】 每天 1 剂，水煎服。连服 1 个月为 1 个疗程。外用盆炎散（由白花蛇舌草、蒲公英、大黄各 30 g，黄柏、两面针、赤芍各 15 g，白芷、薄荷各 10 g 组成，研末），每次取 150 g 水蜜调糊制成饼状外敷下腹部痛处，每天 1 次，以腹带包扎下腹，保留 5 小时以上，14 天为 1 个疗程，经期停药。治疗

1～3个疗程。

【临床疗效】　此方加减配合外敷治疗慢性盆腔炎，效佳。

【病案举例】　陈某，女，34岁，已婚。近2年来患者反复下腹疼痛，经期加重，伴白带增多、色黄，腰痛，经量较以往明显增多、色暗、有瘀块，经前乳房胀痛。1年前行右卵巢囊肿切除术，术后症状未见好转。诊见：神疲乏力，胃纳欠佳，便溏，舌质淡暗边有齿印、苔微黄腻，脉弦细。妇科检查：阴道通畅，分泌物较多，宫颈糜烂Ⅱ度，后穹隆触痛；子宫后位，略大，压痛，活动受限；左侧附件明显增厚、压痛，右侧附件区压痛。B超检查示：子宫后方积液2.3 cm×1.7 cm；左侧卵巢囊肿约4.2 cm×3.7 cm。白带常规检查：白细胞（＋＋＋），上皮细胞（＋＋）。西医诊断：盆腔炎；左侧卵巢囊肿。中医诊断：腹痛；月经过多。证属肝郁脾虚夹血瘀。治宜疏肝健脾祛湿，活血祛瘀。治以盆炎一号汤内服，每天1剂。配以盆炎散外敷下腹，每天1次。治疗1周后，腹痛减轻，带下减少，时觉腰痛。妇科检查：后穹隆无明显触痛，子宫轻压痛，左附件增厚轻压痛，右附件轻压痛。继续用上法治疗5天后，月经来潮，经量较前减少、色鲜红，无明显腹痛，舌淡边有齿印、苔白，脉细滑。停外敷药，中药以养血调经为主的四物汤加味治之。行经4天干净，经净3天，继续内服盆炎一号汤、盆炎散外敷下腹。治疗1周后复查：无明显腹痛、腰痛。妇科检查：子宫活动，无压痛；左附件略厚，无压痛。继续以盆炎一号汤内服。第2个月经周期，经量、色、质均正常。妇科检查：子宫活动，无压痛，双附件无异常。B超复查示：子宫附件未见异常。

【验方来源】　张帆，全权，邓雷厉，等. 盆炎一号汤合盆炎散治疗慢性盆腔炎临床观察［J］. 新中医，1998，30（10）：31.

按：慢性盆腔炎属中医学腹痛、带下、癥瘕等范畴。其病因与肝郁脾虚有关，多因情志郁结或思虑日久，肝脾不调，肝失疏泄，脾失健运，湿热内蕴，阻滞气机，热伤血络，以致气滞血瘀为患，或因分娩、流产及清宫术后或经期、产后血室正开，胞宫空虚，湿热之邪内侵，或急性期治疗不当，余邪未尽，湿浊、热毒蓄积胞中，瘀阻冲任，以致血气失却均衡，脏腑经络因而受累致病，故湿热乃本病主要病因，湿热凝聚、气滞血瘀为主要病机。由于本病性质属湿、热、瘀，故治宜清热利湿、健脾疏肝、活血化瘀为主。盆炎一号汤中的白花蛇舌草、两面针清热祛湿，活血化瘀止痛；黄芪、茯苓、党参健脾祛湿；柴胡、枳壳、大腹皮疏肝理气；当归、丹参活血祛瘀；车前草清热祛湿；白芍养血柔肝。诸药合用，标本兼治，共奏健脾和胃、疏肝解郁、清热利湿、化瘀止痛之功。盆炎散则祛瘀止痛、解毒祛湿，外敷加强局部血液循环以利气机通血脉，从而起到消肿止痛的作用。内外合治，使药物吸收较快，作用发挥迅速，增加治疗效果。

参芪苓术健脾渗湿汤

【药物组成】 党参、白术、泽泻各 15 g，黄芪、茯苓、山药各 20 g，薏苡仁 30 g，艾叶、香附、乌药各 12 g，细辛、甘草各 6 g。

加减：若纳呆者，加藿香、炒谷芽、炒麦芽；下腹冷痛者，加吴茱萸、补骨脂；带下量多清稀者，加金樱子、芡实；大便溏薄者，加神曲。

【适用病症】 慢性盆腔炎。临床表现为下腹隐痛，肛门重坠，腰骶部疼痛，劳累或性交后腹痛加剧，或伴面色苍白，神疲体倦，畏寒肢冷，短气懒言，口淡纳呆，大便溏薄，舌质淡、苔白腻，脉沉细或弦细。

【用药方法】 每天 1 剂，水煎，分 2 次温服。于经后服药，经前停药。1 个月为 1 个疗程，连续治疗 1~3 个疗程。

【临床疗效】　此方加减治疗慢性盆腔炎 30 例，治愈（临床症状、妇科检查均恢复正常）25 例，显效（临床症状消失，妇科检查有明显改善）4 例，好转（临床症状、体征及妇科检查均有改善）1 例。总有效率 100%。

【病案举例】　陈某，女，32 岁。患者于 5 年前行人工流产术后，曾因急性盆腔炎予以抗感染治疗，其后病情反复，每次发病均使用大剂量抗生素，但疗效不显。诊见：下腹隐痛，性交时加剧，带下量多、色白，神疲体倦，纳食欠佳，舌淡、苔白，脉沉细。妇科检查：外阴正常，阴道见大量白色分泌物；宫颈光滑，宫体后位，大小正常，质中，活动欠佳，压痛（+）；双侧附件增厚，压痛（+）。用参芪苓术健脾渗湿汤治疗 1 个疗程，诸症状均减轻；治疗 2 个疗程后症状消失。妇科检查正常。随访 1 年未复发。

【验方来源】　余洁. 从寒湿论治慢性盆腔炎 30 例［J］. 江苏中医，2001，22（3）：18.

按：慢性盆腔炎多由急性盆腔炎治疗不当致余邪未尽所致，病情较顽固。临证时常投以大量苦寒清热解毒之剂，易导致寒湿壅阻胞脉，病症缠绵不愈，而且正气不足、脾胃虚弱，出现精神不振、倦怠乏力等寒湿困扰之证。参芪苓术健脾渗湿汤中的党参、黄芪、白术、山药健脾益气，增强机体免疫功能；茯苓、泽泻、薏苡仁利水渗湿；佐以细辛、香附、艾叶、乌药辛温行气，温经散寒，直达病所；甘草则和胃调中。诸药合用，共奏健脾扶正祛邪之功，可使整体功能与局部病变明显改善。其中渗湿能使细菌引起的毒素从小便而去，使正气易于恢复；辅以辛温之品有助于气血运行，改善盆腔血液循环，扩散药力，促进渗出吸收，提高疗效。

妇炎宁汤

【药物组成】 红藤、败酱草各 30 g，夏枯草、丹参、当归各 15 g，赤芍、桃仁、延胡索各 12 g。

加减：下腹冷痛者，加小茴香、肉桂；腰酸痛者，加续断、桑寄生；气血虚弱者，加党参、黄芪。

【适用病症】 慢性盆腔炎。临床表现为下腹反复胀痛拒按，且痛处固定，带下量多、色黄或秽臭，或有低热，困倦乏力，纳差，舌质暗红、苔腻，脉弦数。妇科检查：阴道内或有脓性分泌物，子宫颈或有举痛，子宫有压痛，活动或受限，或有包块形成，有压痛。可经 B 超检查确诊。

【用药方法】 每天 1 剂，水煎 2 次，头煎口服。第二次浓煎取药液 100 mL，保持温度在 38℃ 左右，嘱患者取倒卧位，将 8 号导尿管插入直肠约 15 cm，用 50 mL 针筒抽取药液，缓慢注入直肠内。注完后休息半小时以上，每天 1 次，经期停用。1 个月经周期为 1 个疗程，一般经期继续服用口服药物，但灌肠则每月只用 10～15 天。共治疗 3～4 个疗程。

【临床疗效】 此方加减配合灌肠治疗慢性盆腔炎 65 例，治愈（临床症状消失，体征及实验室检查恢复正常）42 例，好转（临床症状体征及实验室检查有好转）17 例，未愈（临床症状体征及实验室检查无变化）6 例。总有效率 90.8%。

【病案举例】 张某，女，28 岁。2 年前曾因急性盆腔炎曾住院治疗 1 周余，症状改善后出院。此后常有下腹疼痛隐隐不适，迁延不愈，遇劳累后极易复发，曾断续服药治疗，病情仍多反复。近 1 周来，自感下腹隐痛作胀，牵引腰骶部酸痛，带下色黄黏稠且秽臭，大便 2 天未解，舌质淡暗、苔薄黄，脉弦细。妇科检查：阴道有较多黄色分泌物；宫颈尚光滑，有举痛；子宫后位，轻度压痛，活动好；附件左侧团块状增厚，延伸至盆壁，有压痛，右侧略增厚，轻压痛。实验室检查：阴道分泌物霉菌、滴虫（－），白细胞（＋＋＋＋）；血常规检查正常；B超检查示：两侧卵巢紧贴子宫，盆腔积液。西医诊断：慢性盆腔炎。中医诊断：证属湿热瘀阻，治以清热化湿，活血化瘀，理气止痛。方用妇炎宁汤加蒲公英 30 g，金银花 15 g，当归 12 g，木香 10 g，制大黄 9 g。每天 1 剂。连服 7 剂后，自觉腹痛渐缓，带下稍少，大便通畅。予上方去制大黄，7 剂，头煎口服，二煎保留灌肠。药后腹痛偶作且轻微，带下量少、色淡黄。原方去金银花、蒲公英、夏枯草、延胡索，加山楂 15 g，山药、淫羊藿各 12 g，但经期减山楂、桃仁并暂停灌肠。连用半个月后，症状基本缓解，仅偶觉下腹作胀，伴神疲乏力，舌质淡暗、苔薄黄，脉细。此属正气不足、邪气稽留之征象，上方去夏枯草、延胡索，加党参、黄芪、白术等以善其后，巩固疗效。治疗 3 个月后，诸症状缓解。妇科检查及实验室检查均正常。经随访未见复发。

【验方来源】 杨文.自拟妇炎宁汤内服灌肠治疗慢性盆腔炎 65 例临床观察［J］.中医杂志，2001，42（9）：548.

按：慢性盆腔炎属中医学少腹痛、带下、不孕、癥瘕等范畴。其病机乃瘀热内阻，并有病程长、迁延难愈、易复发的特点。中医学认为，本病的发生多是由于经行产后等胞脉空虚之时，邪热入于胞宫，与血互结，阻滞胞脉，致胞脉气血不畅，壅于下焦，蕴而化热；或邪热炽盛，蕴积于内，损伤血脉，化成脓毒。妇炎宁汤中的红藤、败酱草、夏枯草长于清热解毒，消痈排脓，祛瘀止痛；当归活血止痛；赤芍清热凉血，散瘀止痛；延胡索活血行气止痛；丹参活血祛瘀，凉血消痈止痛，能改善微循环，促进组织的修复和再生。诸药配伍，能清热解毒，活血祛瘀，消痈止痛，降低毛细血管通透性，减少渗出，抑制结缔组织增生，加强炎性物的软化吸收。内服结合灌肠治疗，可使药力直达病所，利气机，通血脉，清湿热，消癥瘕，故用于治疗慢性盆腔炎疗效佳。

银翘败酱红藤汤

【药物组成】 金银花、连翘各 30 g，三棱、莪术、枳壳、柴胡、郁金、延胡索各 10 g，败酱草、红藤各 20 g，当归 15 g，赤芍、苍术各 12 g。

【适用病症】 慢性盆腔炎。临床表现为下腹疼痛、腰酸、带下增多，或经期、行经前后小腹及腰骶部疼痛明显，或月经后期、量少，或经期延长等。妇科检查可见单侧或双侧附件增厚、压痛，或可触及包块。

【用药方法】 每天 1 剂，水煎服。6 天为 1 个疗程。并配合灌肠治疗：药用紫花地丁、赤芍、红藤、败酱草、蒲公英、白花蛇舌草各 30 g，加水煎取药液 100 mL，在 40℃ 左右保留灌肠，5～7 天为 1 个疗程。

【临床疗效】 此方配合灌肠治疗慢性盆腔炎 180 例，临床治愈（临床症状消失，妇科检查附件无增厚，B 超检查盆腔正常）55 例，显效（临床症状消失，妇科检查附件增厚明显减轻，无压痛或附件包块明显缩小，B 超检查附件增厚减轻或包块减少 1 cm 以上）70 例，有效（临床症状明显减轻或基本消失，妇科检查附件增厚有所减轻，无压痛，B 超检查附件增厚有所减轻或包块稍缩小）40 例，无效（治疗前后临床症状、体征无改变）15 例。总有效率 91.7%。

【验方来源】 张翼宁. 中药内服外用治疗慢性盆腔炎 180 例 [J]. 陕西中医，2001，22 (11)：655.

按：中医学认为，慢性盆腔炎多因经行、产后胞脉空虚，或平素体质虚弱，邪毒乘虚内侵，湿邪阻络或热毒蓄积胞中，与气血相搏，以致脏腑功能、气血失调，冲任受损，因而发病。治以清热解毒、祛湿散瘀为主。银翘败酱红藤汤中的金银花、连翘、三棱、莪术、败酱草、红藤清热解毒破瘀散结；枳壳、郁金、当归、延胡索理气行滞，活血化瘀；柴胡、苍术疏肝理气，健脾化湿；赤芍清热凉血，散瘀止痛。诸药合用，共奏清热解毒、祛湿散瘀之功效，用于治疗慢性盆腔炎获效较佳。

益气祛瘀汤

【药物组成】　党参、白术、黄芪、当归、红藤、败酱草各 20 g，三棱、莪术各 15 g，土茯苓、牛膝各 10 g。

加减：有包块者，加桃仁、土鳖虫、穿山甲（代）；有积水者，加红花、桃仁、木通、王不留行。

【适用病症】　慢性盆腔炎。临床表现为下腹坠胀，腰骶酸痛，白带增多，可伴有低热等。妇科检查：子宫常呈后位，活动受限或粘连固定，子宫一侧或两侧可触及条索状物，并有轻度压痛，盆腔一侧或两侧可扪及包块。B 超检查示：慢性附件炎或盆腔积液或炎性包块。

【用药方法】　每天 1 剂，水煎服。20 天为 1 个疗程。最少治疗 1 个疗程，最长 3 个疗程。另配合灌肠治疗，药用：桂枝、红藤、丹参、紫花地丁、败酱草、蒲公英、王不留行、路路通、制乳香、制没药各 12 g，将上药用冷水浸泡 30 分钟，浓煎取药液约 100 mL，待药液 38～41℃时，用 14～16 号导尿管插入肛门 12～15 cm，缓慢注入药液，每次 100 mL，保留 40 分钟以上，每天 1 次，经期停用。

【临床疗效】　此方加减配合灌肠治疗慢性盆腔炎 40 例，显效（症状全部消失，妇科检查子宫正常大小，压痛消失，活动度好，两侧附件无组织增厚，无压痛，炎性包块全部消失，B

超检查提示子宫及附件未见异常）20 例，有效（症状消失，妇科和 B 超检查提示有明显改善）12 例，好转（症状、妇科及 B 超检查提示均有减轻）6 例，无效（治疗前后无改善）2 例。总有效率95%。

【验方来源】　芦冬梅，林宾华.益气祛瘀汤并灌肠治疗慢性盆腔炎40例［J］.辽宁中医杂志，2000，27（8）：358.

按：慢性盆腔炎常因急性盆腔炎未能彻底治疗或患者体质较差，病情迁延所致。治疗应以益气扶正为大法，兼顾清热解毒，活血化瘀，软坚散结。益气扶正可增强人体正气，正气足，则有抗御病邪的能力，而且益气健脾可使脾胃功能强健，后天之本充足，可促进药物和食物的吸收。灌肠治疗能使高浓度药液直接作用于盆腔局部，直达病所，增加药物效应，而且经直肠黏膜吸收作用迅速，能避免中药对胃肠的刺激。故中药内服并灌肠治疗，可提高疗效，缩短疗程。

加味参苓白术散

【药物组成】　党参、白术、延胡索各 15 g，黄芪 24 g，土茯苓 20 g，白扁豆、当归、续断、牛膝、莪术各 10 g，山药、薏苡仁各 30 g，白花蛇舌草 25 g。

加减：下腹有包块者，加三棱、穿山甲（代）。

【适用病症】　慢性盆腔炎。临床表现为下腹部坠胀，绵绵作痛，腰骶部酸痛，带下量多、色白或淡黄质稀，神疲乏力，纳呆，大便溏烂，舌质淡、苔薄，脉细。妇科检查：子宫活动受限，盆腔一侧或两侧可扪及增粗的条索状物或包块，有明显的压痛。

【用药方法】　每天 1 剂，水煎 2 次，分早、晚服，并配合针灸治疗，每天 1 次。10 天为 1 个疗程，治疗 3 个疗程。

【临床疗效】 此方加减治疗慢性盆腔炎 60 例，治愈（临床症状和体征消失，妇科检查正常）26 例，有效（临床症状和体征明显减轻，妇科检查条索状物或包块明显缩小）32 例，无效（临床症状和体征无明显改善）2 例。总有效率 96.67%。

【病案举例】 某女，30 岁。近 8 个月来常觉下腹绵绵作痛，腰骶部酸痛，近 1 周加剧，伴带下量多、色淡黄质稀，神疲乏力，纳呆，大便溏烂，舌质淡、苔薄白，脉细。妇科检查：子宫体后倾，触痛（＋），左侧附件扪及包块，边界清楚，压痛（＋），右侧附件无异常。B 超检查示：子宫后位，左侧附件有 3.7 cm×3.1 cm 非均质性包块，盆腔内有 4.1 cm×3.5 cm 液性暗区。西医诊断：慢性盆腔炎。中医诊断：腹痛，癥瘕。证属脾虚气弱，湿瘀内阻。用上述疗法治疗 5 天后，临床症状减轻；10 天后症状消失。B 超复查示：左附件包块消失，盆腔积液减少（2.0 cm×1.5 cm）。治疗 15 天后，各项检查正常。随访半年未复发。

【验方来源】 苏惠萍. 针药合治慢性盆腔炎 60 例［J］. 江苏中医药，2002，23（9）：32.

按：慢性盆腔炎属中医学腹痛、带下、癥瘕等范畴。其病因或因素体脾虚气弱，或因经期产后湿浊之邪乘虚而入，或摄生不慎，过食生冷，或由于病程缠绵，长期使用抗生素及苦寒清热之品，伤脾损气。脾伤则失于健运而水湿内停，气损气虚则运血无力，血流不畅，必滞而为瘀，而致湿瘀致病。用健脾益气的加味参苓白术散治疗，旨在使脾胃功能强健，促使药物和食物吸收，同时益气扶正可以增强人体正气。正气足则有抗御病邪的能力，使疾病得到好转或痊愈。针灸疗法能调节冲任，扶正祛邪，理气化瘀，并促使病变局部血管扩张，血流加快，代谢旺盛，加速炎症消退。多途径的综合治疗，既能调整脏腑功能，疏通全身气血，又因局部治疗，更能有效地改善血液循环而促使病愈。

芪黄补气化瘀汤

【药物组成】 黄芪、薏苡仁各 30 g，当归、桂枝、制大黄、蒲黄、五灵脂各 10 g，桃仁 6 g，血竭（吞服）2 g，制香附 12 g，延胡索、败酱草各 15 g，红藤 20 g。

【适用病症】 慢性盆腔炎。临床表现为腹痛、腰痛、白带增多，常伴有月经紊乱，或痛经，或不孕。妇科检查可见子宫后倾，有压痛，一侧或双侧附件可扪及增粗的条索状物，并伴有压痛。

【用药方法】 每天 1 剂，水煎 2 次，将 2 次药液混合，分早、晚温服。另用康妇消炎栓 1 枚塞肛门，每天 1~2 次，月经期停用。1 个月为 1 个疗程。

【临床疗效】 此方配合外用药治疗慢性盆腔炎 120 例，痊愈（腹痛、腰痛、白带增多等症状消失，妇科检查子宫、附件无压痛，肿块结节消失）78 例，显著进步（临床症状明显减轻，体征有减轻）38 例，无效（临床症状未见改善）4 例。

【验方来源】 陈颖异.扶正祛邪、内外合治法治疗慢性盆腔炎 120 例［J］.上海中医药杂志，1998（5）：21.

按：慢性盆腔炎多由急性炎症未经彻底治疗迁延而成，也有部分患者起病缓慢，忽视治疗所致。由于气血不足，抗病力微，湿热互结，气滞血瘀，致邪气长期稽留体内，故多为虚实夹杂之证，以扶正祛邪、内外合治法治之。芪黄补气化瘀汤中重用黄芪补气，且有托毒排脓之力；当归养血和血，与黄芪同用，有气血双补之意；桃仁、桂枝、制大黄有活血化瘀、通下瘀热之效；据现代药理研究，血竭对子宫内膜有剥离作用，与桂枝、桃仁、制大黄、蒲黄、五灵脂相配，可增加活血祛瘀之力；制香附、延胡索行血中之气，且有止痛之效；红藤、败酱草解毒活血；薏苡仁利水湿。诸药合用，湿、热、毒、瘀消除，通则不痛。配合康妇消炎栓塞肛门，其有效成分可直接经直肠吸收，发挥其解毒活血散结之力，故扶正祛邪、内治外治并进，疗效显著。

慢盆合剂

【药物组成】　丹参、蒲公英、败酱草各 30 g，延胡索 15 g，香附、赤芍各 12 g，莪术、桃仁、苦参各 10 g，桂枝 6 g，甘草 5 g，土茯苓 20 g。

【适用病症】　慢性盆腔炎。临床表现为腰痛腹痛，白带增多，月经不调，或阴道出血，甚至不孕。可经妇科检查及 B 超检查确诊。

【用药方法】　上药煎制为每瓶 250 mL，含生药 190 mL。每次服 20～30 mL，每天 3 次。3 周为 1 个疗程，1 个疗程未愈者继续第 2 个疗程治疗。

【临床疗效】　此方治疗慢性盆腔炎 211 例，显效（临床症状及阳性体征消失，局部病变恢复正常）165 例，有效（临床症状及体征基本消失，局部病变好转）39 例，无效（临床症状和体征无好转）7 例。总有效率 96.68%。

【验方来源】　江伟华. 慢盆合剂治疗慢性盆腔炎 211 例 [J]. 上海中医药杂志，2000，34（4）：40.

按：慢性盆腔炎由经行或产后摄生不慎，湿热下注或湿浊邪毒内侵，淤积胞宫，或治疗不当或机体正气不足，致余邪久留不去所引起。治以活血化瘀、清热利湿、解毒散结为主。慢盆合剂中以丹参活血化瘀为主；蒲公英、败酱草清热解毒，消瘀散结；延胡索、香附活血散瘀，理气止痛；莪术、桃仁、赤芍活血行瘀消癥；苦参、土茯苓利湿清热；桂枝振奋阳气以行瘀活络，寒热并用，使瘀化热清，湿祛而病愈。

盆 腔 炎 方

【药物组成】　柴胡、金钱草、蒲公英、萹蓄、瞿麦、莪术各 20 g，川牛膝、桂枝、香附各 15 g，茯苓皮、车前子各 30 g，木通 10 g，滑石 40 g。

【适用病症】　慢性盆腔炎。

【用药方法】　每天 1 剂，水煎，分 3 次服。14 天为 1 个疗程，治疗 2 个疗程。

【临床疗效】　此方治疗慢性盆腔炎 72 例，治愈（临床症状、体征完全消失，B 超检查示子宫、附件回声正常，包块消失，子宫、附件区积液消失）52 例，显效（临床症状、体征基本消失，B 超检查示包块及积液消失 70% 以上）11 例，好转（临床症状、体征减轻，B 超检查示包块及积液缩小 30% 以上）6 例，无效（临床症状、体征及 B 超检查均无明显好转）3 例。总有效率 95.83%。

【验方来源】　姜题平. 中药内服治疗慢性盆腔炎 72 例 [J]. 新中医，2002，34（1）：50.

按：慢性盆腔炎多由于急性期不规则用药或治疗时间不足迁延所致。根据其临床表现多属中医学带下、月经不调、腹痛、癥瘕等范畴。虽然病因多端，但根本在于湿热下注，肝气不疏。盆腔炎方中的茯苓皮、金钱草、木通、车前子、萹蓄、滑石、瞿麦利水通淋以消积液；莪术行气活血祛瘀以消包块；柴胡、香附疏肝理气；蒲公英清热解毒利湿；川牛膝既利水通淋又活血祛瘀，还可引诸药直达病所；桂枝温阳化气行水。诸药合用，有清热利湿解毒、疏肝理气之功，能较快促进炎性积液的吸收，对炎性包块也有很好的疗效。

二藤牡丹汤

【药物组成】 红藤20 g，忍冬藤、白花蛇舌草各15～20 g，牡丹皮、浙贝母各12 g，紫花地丁30 g，乳香、没药各6～9 g，连翘10～15 g，甘草5～10 g，炒白芷10 g。

加减：带下色黄者，加黄柏10 g，樗白皮20 g（或车前子10 g）；带下腥臭者，加鱼腥草30 g，皂角刺10 g；带中夹血丝者，加仙鹤草30 g，茜草炭10 g（或黄芩12 g），地骨皮15 g；带下清稀者，加薏苡仁30 g，苍术10 g，白术12 g；伴腰脊酸痛者，选用狗脊、杜仲各12 g，续断10 g；伴月经不调者，选用柴胡、香附、当归各10 g。

【适用病症】 慢性盆腔炎。

【用药方法】 每天1剂，水煎，分2次服。3周为1个疗程。经期视情况可停服，忌食生冷、辛辣刺激之物。

【临床疗效】 此方加减治疗慢性盆腔炎68例，治愈57例，无效11例。总有效率83.8%。

【病案举例】 李某，女，38岁。患者少腹疼痛，带下量多1年余。西医诊断：慢性盆腔炎，经西药抗炎治疗效果不明显。诊见：少腹胀满疼痛，偶有刺痛，时作时止，带下量多、色黄白相兼、气味较重，月经不调，且经行腹痛，伴腰酸不适，头昏乏力，舌质暗红、苔薄黄腻，脉弦细滑。证属湿热内蕴、瘀毒壅结，治以清热燥湿、解毒化瘀。药用二藤牡丹汤加黄柏、皂角刺、当归、制香附各10 g，樗白皮15 g。服上方15剂后，腹痛除、带下量减、色淡、气味除。继以原方加炒白术、党参、杜仲健脾益肾以治本，又服15剂后诸症状消除，病愈。

【验方来源】 仲虎才. 自拟二藤牡丹汤治疗慢性盆腔炎[J]. 江苏中医，2000，21（6）：30.

按：盆腔炎是指女性内生殖器官（子宫、输卵管和卵巢）及其周围结缔组织、盆腔腹膜等部位所发生的炎症。中医学认为，本病的形成是由于经行、产后胞脉空虚或平素体质虚弱，外感湿热毒之邪，壅于下焦，致气血凝结，胞脉阻滞。二藤牡丹汤中以红藤、忍冬藤、牡丹皮、紫花地丁、白花蛇舌草、连翘清热解毒，凉血活血；乳香、没药活血溃坚，消肿止痛；浙贝母苦寒，消火散结；炒白芷燥湿止带；甘草清热解毒，调和诸药。诸药合用，共奏清热解毒、活血化瘀、消肿止痛之效，用于治疗慢性盆腔炎疗效显著。

败酱芩香汤

【药物组成】　败酱草20 g，黄芩、香附、柴胡、川楝子各12 g，丹参、赤芍各15 g。

加减：冷痛者，加乌药12 g；黄带多者，加薏苡仁30 g，鱼腥草15 g；腰痛甚者，加续断15 g；有包块者，加牡蛎30 g，浙贝母12 g。

【适用病症】　慢性盆腔炎。

【用药方法】　每天1剂，水煎服。于月经干净后2~3天开始服。另用灌肠方（败酱草30 g，红藤、蒲公英、金银花、丹参各15 g，赤芍12 g，三棱、莪术各10 g，野菊花20 g）加水煎取药液100 mL，于37℃时保留灌肠，每晚1次，10天为1个疗程，间歇1周，再行下1个疗程，经期停用，连续治疗1~3个疗程。

【临床疗效】　此方加减配合灌肠治疗慢性盆腔炎92例，痊愈（临床症状消失，妇科检查恢复正常）39例，显效（临床症状消失，妇科检查有明显改善）42例，好转（临床症状、体征及妇科检查均有改善）9例，无效（临床症状、体征及妇科检查均无好转）2例。总有效率97.8%。

【验方来源】 凌春波. 中药内外合治慢性盆腔炎92例[J]. 陕西中医，1999，20（12）：531.

按：慢性盆腔炎属中医学带下、少腹痛、癥瘕等范畴。湿热乃本病主要因素，而湿热凝聚、气滞血瘀又为其主要病机，湿、热、瘀为其关键。败酱芩香汤中以败酱草、黄芩清热解毒利湿；赤芍、丹参活血化瘀；柴胡、川楝子、香附疏肝行气。诸药合用，有清热利湿、祛瘀之功效，恰中本病湿热为主兼瘀之病机。灌肠方可使药物通过直肠黏膜直接渗透吸收，加速局部血液循环，促使炎症消退，粘连分解。内外合治可提高疗效，缩短疗程。

止 带 方

【药物组成】 猪苓、茵陈、茯苓各30g，川牛膝、车前子、泽泻、赤芍、黄柏各15g，牡丹皮10g，栀子12g。

加减：热甚者，加青天葵12g；痛甚者，加延胡索15g，蒲黄10g；下腹包块者，加三棱12g，莪术10g。

【适用病症】 慢性盆腔炎，证属湿热瘀结型。

【用药方法】 每天1剂，水煎服，并配合外敷双柏散（由大黄、侧柏叶、黄柏、泽兰、薄荷组成，研末），以水蜜煮调温热外敷双侧下腹部疼痛部位。每次250g，每天1次。另用20%毛冬青液10mL保留灌肠，至少保留药液30分钟以上，每天1次，经期停用。21天为1个疗程。

【临床疗效】 此方加减治疗慢性盆腔炎证属湿热瘀结型50例，痊愈（临床症状、体征及妇科检查均恢复正常）9例，显效（临床症状消失，妇科检查有明显改善）18例，有效（临床症状、体征及妇科检查均有改善）21例，无效（治疗后无改善）2

例。总有效率 96%。

【验方来源】 缪江霞，廖慧慧，刘昱磊，等. 综合疗法治疗慢性盆腔炎湿热瘀结证 50 例疗效观察 [J]. 新中医，2001，33（5）：26.

按： 慢性盆腔炎以湿、热、瘀互结为病，故湿热瘀结型是临床常见证型。而妇科清宫术后及有多次人流史、阴道炎、性病、不洁性生活等为常见病因。此外，外感湿热亦是本病常见的重要原因之一。湿热为病，或因经行产后胞脉空虚，湿热之邪乘虚而入，或湿热之邪由下而上浸渍胞宫。湿性凝滞，易阻滞气机而导致血瘀，或体内宿有瘀滞，湿热与瘀互结而成湿热瘀结证。止带方中以猪苓、茯苓、车前子、泽泻利水除湿；茵陈、黄柏、栀子清热泻火解毒；赤芍、牡丹皮凉血化瘀，合川牛膝活血引药下行，直达病所以除下焦湿热。诸药合用，共奏清热利湿、活血化瘀之功。双柏散中的大黄破血瘀、清血热，侧柏叶清热凉血，黄柏清热燥湿，泽兰活血化瘀、行水消肿，薄荷清风热、消肿痛、止痛痒。诸药合用，共奏活血化瘀、清热止痛之功。外敷下腹部可通过腹壁皮肤的渗透吸收，直接作用于邪聚之所下焦病位，起到治疗的作用。复方毛冬青灌肠液具有活血化瘀、清热祛湿之功，使药物通过渗透的方法易到达患处，从而起到消炎、祛瘀止痛的作用。三种治疗方法结合，内外合治，综合起效，达到清热祛湿、活血化瘀的目的。

中药熏洗湿敷方

【药物组成】 透骨草、忍冬藤、黄柏、败酱草各 30 g，虎杖、土茯苓、乳香、没药、莪术各 20 g，制川乌、胆南星各 5 g。

【适用病症】 慢性盆腔炎。

【用药方法】　用智能熏蒸治疗床，将上药放入治疗仪内的煎煮器中，加入 1 000～1 500 mL 水，浸泡 1 小时，然后接通电源至药液沸腾，将温度调至恒温在 70～80℃。保持此温度 20 分钟后，令患者脱去衣物俯卧于床，此时药物蒸气经治疗网直达小腹，将温度下调 10～20℃，以患者能忍受为限，使蒸气连续上蒸 45 分钟至肤色发红，微微汗出，关机。令患者仰卧于床，将余下药渣取出适量稍挤压之，以不流药水为度，兑入米醋 50 mL，装入纱布袋中，以能盖住小腹为度（约 20 cm × 10 cm），将药袋包裹 2 层纱布置于患处，注意适温勿烫伤皮肤。若凉后可重新加热至适温，复置于腹上。湿敷 15 分钟，每天 1 次，10 次为 1 个疗程，可治疗 3 个疗程。

【临床疗效】　此方治疗慢性盆腔炎 64 例，痊愈（临床症状完全消失，妇科检查体征转阴性）24 例，有效（临床症状及体征缓解或减轻）38 例，无效（临床症状及体征无改善）2 例。总有效率 96.87%。

【验方来源】　徐枫，卢丹丹. 中药熏洗湿敷法治疗慢性盆腔炎 64 例［J］. 新中医，2001，33（9）：51.

按：慢性盆腔炎多因素体虚弱，感受寒邪，入里痹阻于经络，或化热壅滞于内；或感受湿热之邪致湿热下注；若病久则可见痰瘀互结；或由急性盆腔炎未彻底治疗使病情迁延所致。中药熏洗湿敷法是中医传统疗法的一种，通过药与热的协调作用，可使药物直达病所，增加和加快药物的吸收，提高药效。方中败酱草、虎杖、土茯苓清热解毒；黄柏清热利湿；莪术、忍冬藤、乳香、没药活血化瘀通络；制川乌温经散寒；胆南星除有清热解毒之功外，还有消肿散结之效；透骨草则透络通达表里。诸药合用，共奏活血化瘀、清热利湿、散寒止痛之功，而且作用直接、安全、可靠，效果理想，最大限度地提高了药物的利用率。但需注意：①餐前餐后 30 分钟内不宜治疗。②患传染病者、孕妇、高热患者、有重要脏器衰竭者禁用。③治疗时为预防虚脱，治疗前后可饮用糖水、淡盐水。④熏蒸后应擦干身体，以免感冒。

红藤参棱灌肠方

【药物组成】　红藤 30 g，黄连、丹参各 20 g，三棱 10 g，莪术、蒲公英、黄芪各 15 g。

【适用病症】　慢性盆腔炎。

【用药方法】　每天 1 剂，水煎煮取药液 100~150 mL。取 1 次性灌肠器，用润滑剂（液体石蜡或植物油）润滑肛管前端，将肛管慢慢插入直肠 15~20 cm，将药液缓慢灌入直肠内，尽量使药液在直肠内存留 1 小时或更长时间为佳，每天 1 次。另用双柏散（侧柏叶、大黄各 2 份，黄柏、泽兰、薄荷各 1 份，研末）用温开水调匀外敷下腹部，并用频谱仪照射 30 分钟，4~6 小时取下，每天 1 次。均以 20 天为 1 个疗程，连续治疗 3 个疗程，经期停用。

【临床疗效】　此方灌肠与外敷治疗慢性盆腔炎 120 例，痊愈（临床症状消失，妇科检查、B 超检查均正常）29 例，好转（临床症状、妇科检查、B 超检查均有改善）85 例，无效（临床症状、妇科检查、B 超检查均无改善）6 例。总有效率 95%。

【病案举例】　陈某，女，32 岁。下腹疼痛，白带增多 1 年。1 年多前因经期同房，导致急性盆腔炎，曾用抗生素治疗好转。此后每因疲劳，下腹及腰部疼痛，近期病情加重并伴月经过多，月经周期提前 7~10 天，白带增多、色黄、有臭味。妇科检查：子宫后位，正常大小，活动受限有压痛，双侧附件增厚，压痛。B 超检查示：输卵管积水。予以红藤参棱灌肠方灌肠及双柏散外敷，治疗 3 个疗程后，症状消失。妇科检查、B 超检查均正常。

【验方来源】 黄诚，辜舜华．中药灌肠、外敷治疗慢性盆腔炎120例［J］．新中医，2000，32（11）：44．

按： 慢性盆腔炎属中医学腹痛、癥瘕、带下等范畴。其病机为湿浊热毒侵于胞中，治疗不及时或体质虚弱，余邪未尽，瘀阻胞脉，冲任受损，致使脏腑功能失调，气血失和，其中冲任失调是本病之本，病性是本虚标实。以灌肠治疗为主，外敷治疗为辅。红藤参棱灌肠方中红藤既能清热解毒，又能活血化瘀，清化相兼；蒲公英、黄连清热解毒排脓；丹参、三棱、莪术活血化瘀，软坚散结；黄芪补气升阳，托毒生肌，提高机体免疫力。诸药配伍，共奏清热解毒、活血化瘀、散结止痛之功，使瘀化热清，气血通畅，邪去病愈。同时以双柏散外敷下腹部，通过温热的作用使药物到达患处，起到清热解毒、祛瘀散结的作用。因慢性盆腔炎局部用药不易吸收，需长期用药，而治疗盆腔炎的药物多是寒凉攻下之品，长期服用易伤脾胃。用灌肠的方法治疗本病，一是利用盆腔与直肠在解剖上的关系，使药物有效成分通过直肠壁的渗透、吸收，直接进入病变部位，很快发挥治疗作用，收到较好、较快的疗效；二是起到局部热敷、理疗作用，使血管扩张，既改善了局部循环，又增加了药物的吸收，从而加速炎症吸收，提高治愈率；三是避免了长期用抗生素治疗而产生的抗药性及内服药对胃肠道的刺激，减轻了肝脏的负担，减少了对药力的影响。

红藤灌肠汤

【药物组成】 红藤、薏苡仁各30 g，败酱草、虎杖各15 g，蒲公英20 g，莪术、延胡索、香附各10 g，乌药5 g，甘草6 g，三棱12 g。

加减：气滞者，加川楝子、柴胡；血瘀者，加丹参、乳香；

气虚者，加党参、黄芪。

【适用病症】　慢性盆腔炎。

【用药方法】　每天 1 剂，加水浓煎，取药液 150 mL，使用时药液温度控制在 39~40℃，睡前以 8 号导尿管插入直肠 10 cm，用注射器抽取药液经导尿管缓慢注入直肠，并保留 8 个小时以上。连续治疗 10 天为 1 个疗程（月经期停药），共治疗 1~2 个疗程。

【临床疗效】　此方加减灌肠治疗慢性盆腔炎 70 例，显效（临床症状消失，妇科检查阳性体征消失，B 超检查局部炎性包块消失）39 例，有效（临床症状及体征消失或有所减轻，B 超检查示局部炎性包块缩小 50% 以上）28 例，无效（临床症状无改善，B 超检查示局部炎性包块无明显缩小）3 例。总有效率 95.71%。

【验方来源】　周梁英. 红藤汤灌肠治疗慢性盆腔炎 70 例 [J]. 浙江中医杂志，2000，35（1）：13.

按：慢性盆腔炎病情较顽固，往往有炎性包块形成，组织粘连，瘢痕挛缩，血液循环受阻，其病机为血瘀气滞，湿热内生。红藤灌肠汤以清热利湿、活血化瘀为主，能软化瘢痕，松解粘连，促进炎性病变的吸收，从而缓解疼痛。方中以红藤、败酱草、蒲公英、薏苡仁清热解毒利湿；三棱、莪术、虎杖活血化瘀，软坚散结；香附、乌药、延胡索行气止痛；甘草调和诸药。用灌肠法药物可由直肠吸收，而且直接作用于盆腔，避免了口服药对胃部造成的刺激，因而副作用少，患者易于接受。

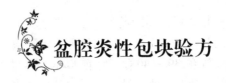

公 鸡 汤

【药物组成】 蒲公英 25 g，鸡血藤 30 g，赤芍、桃仁各 10 g，甘草 5 g，路路通、丹参各 15 g。

加减：炎症明显者，加败酱草、土茯苓各 30 g；疼痛甚者，加延胡索、香附各 15 g；包块较大者，加三棱、莪术各 10 g；月经量多者，加阿胶（烊化）15 g，茜草根 20 g，仙鹤草 30 g；阴虚者，加太子参 30 g，女贞子 15 g；气虚者，加炙黄芪、党参各 20 g；脾虚者，加白术 10 g；白带多者，加鸡冠花、海螵蛸各 20 g。

【适用病症】 盆腔炎性包块。临床表现为下腹两侧疼痛，经前经后较甚，常因性交、激怒而诱发，或伴有月经不调、肛门胀坠、里急后重感。

【用药方法】 每天 1 剂，水煎服。15 天为 1 个疗程。另用六香散外敷（小茴香 30 g，木香 12 g，香附、花椒、乳香、没药各 15 g，研为粗末）。将药末装入用布缝好的药袋内拌米酒蒸 20 分钟后，趁热敷于包块处或下腹疼痛处，药袋上再置 1 个热水袋，敷至热水袋变凉为止，15 天为 1 个疗程。如敷药处有发痒或皮疹者，可停敷 3~5 天后再行敷药，若再出现皮疹者应停药。皮疹严重者可适当外涂京万红药膏，仍不能外敷药者，以内服公鸡汤为主，并适当延长时间，21 天为 1 个疗程。

【临床疗效】 此方加减治疗盆腔炎性包块 96 例，痊愈

（症状消失，B 超检查示炎症包块消失）72 例，显效（症状消失，B 超检查示炎症包块缩小 2/3 以上）12 例，有效（症状缓解，B 超检查示炎症包块缩小 1/2 以上）5 例，无效（服药 5 个疗程以上症状未减轻，B 超检查示炎症包块未改变）7 例。

【病案举例】　龚某，女，29 岁，已婚。患者于 8 个月前下腹两侧疼痛，以隐痛或胀痛为主，经期或性交后更甚，月经量稍多，带下偏多、黄白相兼、无臭味。B 超检查示：盆腔炎症包块大小约 3.2 cm×4.8 cm。诊断为慢性盆腔炎。经服药及输液治疗无效。诊见：面色㿠白，体胖，舌质稍暗、苔薄腻。中医诊断：癥瘕。证属湿热下注，气滞血瘀，治以清热化湿，活血行滞。方用公鸡汤加败酱草 30 g，香附 15 g，鸡冠花 20 g，三棱、莪术各 10 g，7 剂。外敷六香散。经治疗后，下腹疼痛减轻，仍以上方加太子参 30 g，续服 7 剂，并续用六香散。药后疼痛大减。B 超复查示：炎症包块缩小为 1.8 cm×2.3 cm。守上方加黄芪 15 g，7 剂。外敷六香散。药后疼痛消失。B 超复查示：炎症包块消失。后用陈夏六君子汤加减善后。随访 2 年无复发。

【验方来源】　吴士康. 内服公鸡汤外敷六香散治疗盆腔炎症包块 96 例［J］. 新中医，2000，32（4）：50.

按：盆腔炎性包块属中医学瘀证、癥瘕范畴。其病因病机为热毒下注盆腔，日久不愈，久蕴成瘀。公鸡汤以蒲公英解毒散结；鸡血藤补血活血通络；赤芍、桃仁、丹参、路路通活血祛瘀；甘草调和诸药。诸药合用，共奏补血活血、解毒祛瘀之功。再用六香散外敷，直接作用于病变部位，取其芳香通络、行气活血止痛之效。内外治相结合，药症相符，故获得较为理想的疗效。此外，本方对卵巢囊肿亦有一定的疗效。

消 瘕 汤

【药物组成】 茯苓、桂枝、延胡索、水蛭各 10 g, 赤芍、三棱、薏苡仁、莪术各 15 g, 桃仁、牡丹皮各 12 g。

加减: 痛甚者, 加细辛 3 g, 乳香、没药各 6 g; 下坠者, 加黄芪 30 g, 柴胡 15 g, 升麻 10 g; 带下时多色黄者, 加蒲公英 30 g, 黄柏 12 g。

【适用病症】 盆腔炎性包块。临床表现为下腹痛并有下坠感, 腰痛, 带下增多, 伴有低热起伏, 劳累后、月经前后及性交后加重, 月经不调, 甚至不孕; 舌质暗紫或有紫斑, 或舌下静脉瘀血, 苔白腻、黄腻, 脉沉涩或弦或紧。妇科检查见附件或宫旁组织增厚, 有包块、压痛。

【用药方法】 每天 1 剂, 水煎, 分 2 次服。15 天为 1 个疗程。

【临床疗效】 此方加减治疗盆腔炎性包块 42 例, 治愈 (临床症状及局部体征消失, B 超检查盆腔包块消失) 18 例, 显效 (临床症状消失, B 超检查盆腔包块较治疗前缩小 1/2 以上) 16 例, 有效 (临床症状显著减轻, B 超检查盆腔包块较治疗前缩小 1/3) 6 例, 无效 (治疗前后临床症状和 B 超检查无好转) 2 例。总有效率 95.2%。

【病案举例】 李某, 女, 32 岁。诊见: 下腹坠痛, 腰腹痛, 白带量多、色黄、质稀, 舌质暗紫、苔白腻, 脉沉涩。B 超检查示: 双侧附件炎性包块。中医诊断: 癥瘕。证属湿热下注、气滞血瘀型。用消瘕汤加蒲公英 30 g, 黄柏 12 g。治疗 1 周后, 包块明显缩小, 少腹坠痛感减轻, 带下量明显减少。续治 10 天后, 诸症状基本消失。

【验方来源】 庄金花. 中西医结合治疗盆腔包块 42 例

[J].陕西中医，2001，22（11）：665.

按：消瘕汤以桂枝温通血脉，活血化瘀，消散肿块；茯苓渗利下行而益心脾之气，有利于行瘀血；宿有包块郁久多化热，故又配伍牡丹皮、赤芍、桃仁化瘀血，清瘀热；三棱、莪术、水蛭破血逐瘀行气以消包块；薏苡仁健脾清湿热，与茯苓配伍有清湿热、扶正气之功，以防三棱、莪术、水蛭伤正气；延胡索活血化瘀止痛。诸药合用，共奏活血化瘀、消散肿块之效。本方还可用于治疗妇女行经不畅，或经后腹痛，或产后恶露不尽而有腹痛拒按等病症。

虎　藻　汤

【药物组成】　虎杖、红藤、败酱草、牡蛎、石见穿、白术、三棱、莪术、薏苡仁各 30 g，海藻 20 g，制香附 15 g，桃仁 10 g。

加减：属寒者，加小茴香、艾叶各 6 g，乌药 15 g；血瘀明显者，加水蛭胶囊 8 粒（每粒含生药 0.3 g）；带下量多者，加山药 30 g，芡实 15 g；带下色黄有异味者，加车前子（包煎）、白头翁各 15 g。

【适用病症】　盆腔炎性包块。

【用药方法】　每天 1 剂，水煎 2 次，分早、晚服。药渣用布包热敷小腹，每天 1 次。15 天为 1 个疗程，未愈者停药 3 天，再行下 1 个疗程。

【临床疗效】　此方加减治疗盆腔炎性包块 58 例，痊愈（临床症状消失，妇科及 B 超复查包块已消失）42 例，显效（临床症状基本消失，B 超复查包块缩小 2/3 以上）9 例，有效（临床症状明显改善，B 超复查包块缩小 1/3 以上）4 例，无效（临床症状改善不明显，B 超复查包块缩小不到 1/3 或无明显变化）3 例。

【验方来源】 李勤，王柱林，徐元山．虎藻汤治疗盆腔炎性包块［J］．浙江中医杂志，1999（9）：370．

按：盆腔炎性多因分娩、产褥、流产及宫腔手术操作，或经期不洁，摄生不慎，导致生殖器感染致病菌引起炎性渗出物与周围组织粘连形成包块。中医学认为，本病多因外感湿热，湿热下注或湿毒内侵，蕴结胞脉，冲任受损，气血瘀滞，淤积胞宫而成癥瘕。治疗上重用虎杖、红藤、败酱草、薏苡仁清热解毒利湿；白术健脾燥湿；制香附疏肝理气；牡蛎、海藻软坚散结；石见穿、桃仁、三棱、莪术祛瘀消癥散结。诸药合用，共奏清热解毒、活血祛瘀、软坚散结之功，临证时随症加减，可获得较好的疗效。

银蒲红藤汤

【药物组成】 金银花、蒲公英、红藤、败酱草、益母草各30 g，虎杖、丹参、牡丹皮、炮穿山甲（代）、桃仁、白头翁、川牛膝各15 g。

加减：瘀滞甚者，加三棱、莪术、赤芍各10 g；带下色黄腥臭者，加萆薢、薏苡仁各15 g；疼痛甚者，加炒延胡索、路路通各10 g。

【适用病症】 盆腔炎性包块。

【用药方法】 每天1 剂，水煎2 次，分早、晚服。另取药液100 mL，保持药温38~41℃，每晚睡前排便后保留灌肠1 次。均于月经干净后开始，10 天为1 个疗程，治疗2~6 个疗程。

【临床疗效】 此方内服配合灌肠治疗盆腔炎性包块76 例，痊愈（临床症状消失，B 超检查包块消失）52 例，显效（临床症状明显减轻，B 超检查包块缩小超过2/3）15 例，好转（临床症状减轻，B 超检查包块缩小一半以上）6 例，无效（临床症状未减轻，B 超检查包块未缩小或增大）3 例。总有效率 96.05%。

【验方来源】　史通妹. 银蒲红藤汤治疗盆腔炎性包块 76 例［J］. 陕西中医，1999，20（12）：536.

按：盆腔炎性包块属中医学带下、腹痛、癥瘕范畴，为妇科临床常见病之一。多因人工流产、产后、经期不洁感染以致损伤胞脉，瘀血凝滞，加之体质虚弱，无力抗邪，湿邪乘虚侵袭，湿瘀胶结，蕴结成癥。银蒲红藤汤中重用金银花、蒲公英、红藤、败酱草、益母草清利湿热，解毒散结；白头翁、虎杖增强清热利湿之功；配以牡丹皮、丹参、桃仁、炮穿山甲（代）祛瘀利湿消癥；伍以川牛膝引药下行，直达病所兼化瘀滞。现代药理研究证实，活血化瘀类药物可改善盆腔血液循环，促进炎症吸收，消除结缔组织粘连的作用。配合保留灌肠治疗，可使药液经直肠黏膜直接吸收，作用迅速，且通过药液温热渗透，可使局部血管扩张，增加吸收面积，提高药物效应。可见中药内服及灌肠治疗盆腔炎性包块收效高，疗程短，可及早治愈疾病。

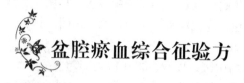

盆腔瘀血综合征验方

益气化瘀汤

【药物组成】　黄芪、党参各 30 g，鹿角霜 20 g，巴戟天、丹参、当归、赤芍、牡丹皮、桃仁、桂枝、枳壳各 15 g，柴胡 10 g。

加减：经期者，加益母草 30 g，泽兰、牛膝各 15 g；气滞型，加香附、郁金各 15 g，青皮、莪术各 10 g；寒凝型，加吴茱萸、肉桂心各 10 g，小茴香 15 g；肾虚型，加续断 30 g，狗脊 20 g；血热型，加生地黄 15 g，黄柏 5 g。

【适用病症】　盆腔瘀血综合征。临床表现为下腹部坠痛，腰骶疼痛，月经量过多，白带增多，可伴有外阴肿胀或阴道坠痛，或性交疼痛，或伴尿频尿急，乳房胀痛，易疲倦，或失眠多梦，或痛经等。

【用药方法】　每天 1 剂，水煎服。1 个月为 1 个疗程，每个疗程后停药 1 周，连续治疗 2～4 个疗程。

【临床疗效】　此方加减治疗盆腔瘀血综合征 90 例，痊愈（疼痛消失，工作、生活、精神正常）42 例，显效（疼痛基本消失，其他症状缓解，经期可坚持工作）32 例，有效（疼痛明显减轻，但劳累或经期时仍有疼痛）16 例。总有效率 100%。

【验方来源】　安志青，王光辉. 自拟益气化瘀汤治疗盆腔瘀血综合征 90 例［J］. 上海中医药杂志，2002，36（6）：26.

按：盆腔瘀血综合征是由慢性盆腔静脉瘀血引起的以下腹部

坠痛、腰部疼痛、经血过多、白带增多等为主的症候。患者除具有血瘀的症候以外，往往还兼有疲倦懒动、嗜睡乏力、腰腹下坠等气虚表现。因此瘀血是本病的基本病理，但正气内虚，无力推动血脉运行，瘀血内阻胞络是本病的根本病机，实质为本虚标实证，气虚为本，血瘀为标。治以益气固本、活血化瘀为主。益气化瘀汤中的黄芪、党参鼓舞正气，益气升提，以助血行；桂枝温经助阳，善通经络；当归、丹参养血活血；赤芍、牡丹皮散恶血，破积血，通经脉，能行血中之滞；桃仁入血，苦以泄血滞，甘以缓肝气而生新血；枳壳、柴胡疏肝理气；鹿角霜、巴戟天补肾温经，止痛涩带。诸药合用，攻补兼施，标本兼治，补、通、化合用，故可获良效。

活血化瘀止痛饮

【药物组成】　当归、赤芍、桃仁、红花、香附、延胡索、川芎各 12 g，蒲黄、桂枝各 9 g，丹参 15 g。

加减：伴经前乳房、两胁胀痛等气滞症状者，加柴胡 12 g，郁金、枳壳各 9 g；小腹坠胀疼痛，劳累后加重，伴带下量多、色白、质稀、易疲劳等气虚症状者，加党参 20 g，黄芪 30 g，白术 12 g；伴肛门及阴道坠痛，白带量多、色黄等湿热症状者，加黄柏 9 g，牡丹皮、川楝子各 10 g；伴小腹冷痛、喜按、得热痛减等寒湿症状者，加小茴香、肉桂、吴茱萸各 10 g。

【适用病症】　盆腔瘀血综合征。临床表现为盆腔坠痛，低位腰痛，性交痛，伴见月经多，白带多。

【用药方法】　每天 1 剂，第 1 次水煎液分早、晚服。第 2 次水煎液浓缩至 100 mL，保留灌肠，每天 1 次。10 天为 1 个疗程，治疗 2～3 个疗程。

【临床疗效】　此方加减治疗盆腔瘀血综合征 56 例，痊愈

（盆腔坠痛、低位腰痛、性交痛、月经量多、白带量多等临床症状消失，彩色多普勒超声检查盆腔静脉扩张消失）24 例，有效（盆腔坠痛、低位腰痛、性交痛、月经量多、白带量多等临床症状及盆腔静脉扩张减轻 1/3 以上）30 例，无效（治疗前后症状基本无改善）2 例。总有效率 96.4%。

【病案举例】 赵某，女，37 岁。小腹及腰骶部坠痛 2 年余，伴经前乳房胀痛，两胁胀痛，性交痛，月经量多、色暗有块，近半年来症状较前加重。观察其舌紫暗边有瘀点、苔薄白，脉弦。妇科检查：宫颈肥大呈紫色、子宫后位、稍大质软，双侧附件区均轻压痛，无反跳痛。体位试验阳性。彩色多普勒超声检查示：盆腔静脉扩张。西医诊断：盆腔瘀血综合征。中医诊断：证属气滞血瘀。方用活血化瘀止痛饮加柴胡 12 g，郁金、枳壳各 9 g，同时配合灌肠治疗。治疗 1 个疗程后，临床症状明显减轻；2 个疗程后，临床症状消失。彩色多普勒超声复查：盆腔静脉扩张消失。随访 1 年未复发。

【验方来源】 张庆蔚. 中药内外合用治疗盆腔瘀血综合征56 例［J］. 河南中医，2003，23（6）：37.

按：盆腔瘀血综合征多发生于育龄期妇女，是由盆腔静脉瘀血引起的以下腹部疼痛为主要症状的病症。其临床特点为盆腔坠痛，低位腰痛，性交痛，月经多，白带多，但妇科检查阳性体征少。多因妇女分娩时阔韧带撕裂伤，或长期站立，习惯性便秘，子宫后屈，孕产频繁，加之情志和体质等因素导致盆腔静脉血流迟缓，静脉扩张弯曲，使盆腔静脉在功能上发生变化，影响血流通行，形成瘀滞。根据其临床表现可归属中医学腹痛、带下病、月经过多等范畴，主要病机为瘀血阻滞、脉络不通。治以活血化瘀止痛为主。活血化瘀止痛饮中的当归、赤芍、桃仁、红花、蒲黄、丹参活血化瘀止痛，配以香附、延胡索、川芎、桂枝等行气温通之品，使气行血行，而且活血化瘀类药可直接扩张血管，降低血管阻力，改善微循环。此外，配合中药灌肠治疗，经直肠给药有渗透的作用，使药物成分直达病所，并通过直肠黏膜的吸收产生局部和全身治疗作用。内外合用，可提高疗效。

活血化瘀灌肠方

【药物组成】 川芎、三棱、莪术各 10 g，赤芍、牡丹皮、郁金、王不留行、路路通各 15 g，桂枝 5 g。

【适用病症】 盆腔瘀血综合征。临床表现为慢性下腹疼痛，低位腰痛，性交疼痛或不快感，外阴及肛门坠胀、坠痛，月经量增多，经期延长，白带增多，所有症状可在月经中期、经前或久站过劳、性交后加重。妇科检查：外阴或阴道静脉怒张，子宫颈色紫暗，子宫体肥大，多数后倾后屈，子宫旁压痛，但无明显痛结。有时可无明显异常体征。

【用药方法】 每天 1 剂，加水浓煎取药液 100 mL，保留灌肠 2 小时以上。另配合阴道侧穹隆封闭，2 天 1 次，左右侧交替，每月 10 次为 1 个疗程。均于月经干净后 2~3 天开始，20 天为 1 个疗程。

【临床疗效】 此方配合阴道侧穹隆封闭治疗盆腔瘀血综合征 49 例，显效（症状消失，妇科检查外阴、阴道静脉怒张及宫颈着色显著改善，随访半年无复发）33 例，有效（症状消失或减轻，妇科检查阴道静脉怒张及宫颈着色改善，需巩固治疗）10 例，无效（症状无改善）6 例。总有效率 87.8%。

【验方来源】 张芸榕，陈敏. 中药灌肠配合封闭治疗盆腔瘀血症疗效观察［J］. 辽宁中医杂志，2000，27（1）：20.

按：盆腔瘀血综合征属中医学腰痛、带下、月经过多等范畴。本病伴有舌质暗紫或有瘀点、瘀斑，脉细涩、沉细或结代等瘀血征象，乃因冲任受损、瘀血内滞、脉络不通所致。治以活血化瘀、理气通络为法。活血化瘀灌肠方中以川芎为血中气药,既可活血散瘀,又能行气开郁;赤芍、牡丹皮、郁金活血化瘀,清热解郁;三棱、莪术破血祛瘀,行气止痛;王不留行、路路通活血止痛,理气通络;桂枝温经活血通络止痛效佳。诸药合用,共奏祛瘀行滞、止痛之功。由于直肠周围血管密集,血液丰富,故保留灌肠可使药物直接渗透到盆腔,既可增加药物作用效果,又可减少口服吸收对肝脏及胃黏膜的首过效应。药理研究证明,川芎、赤芍等活血化瘀药有改善盆腔血液流变学和微循环的作用,能使卵巢和子宫的供血加强,功能得到改善。因此,本方灌肠治疗盆腔瘀血症获得了较好的疗效。

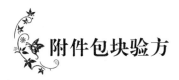 附件包块验方

附包 1、2 方

【药物组成】　附包 1 方：丹参、赤芍、王不留行、皂角刺各 15 g，桃仁、三棱、莪术、香附、五灵脂各 10 g，红花 6 g，穿破石、败酱草各 30 g。附包 2 方：党参、赤芍、茯苓各 15 g，法半夏、白术、苍术各 12 g，川芎、香附各 10 g，木香、莪术各 6 g，陈皮、甘草、生姜各 9 g。

【适用病症】　附件包块。临床表现以下腹疼痛为主，经期或劳累后加重，多伴有腰酸和骶骨疼痛、带下增多、月经失调或不孕等。妇科检查：子宫活动受限，附件可触及包块。B 超检查可确诊有炎性包块。

【用药方法】　每天 1 剂，水煎服。属气滞血瘀型，用附包 1 方；属痰湿内结型，用附包 2 方。1 个月为 1 个疗程，治疗 3 个疗程。经期停服。

【临床疗效】　此方治疗附件包块 86 例，痊愈（临床症状消失，B 超检查及妇科检查正常）61 例，显效（临床症状基本消失，妇科检查触及包块明显缩小，B 超检查示炎症部分吸收，包块缩小 2/3）15 例，有效（临床症状明显改善，妇科检查可触及包块缩小，B 超检查示包块较前缩小 1/3）5 例，无效（临床症状与包块治疗前后无变化）5 例。总有效率 94.2%。包块小于 4 cm 59 例，经 1~3 个疗程治疗痊愈 50 例，显效 9 例；包块 4 cm 以上 27 例，经 3 个疗程治疗痊愈 11 例，显效 6 例，有效 5

例，无效 5 例。

【病案举例】 殷某，女，33 岁。患者 3 年前产后阴道流血
50 天方止，半年后因行人流术后阴道流血淋漓不尽，拖延 40 天方
止。曾因下腹剧痛，经 B 超检查示：右侧附件包块；双侧输卵管
积液。用抗生素治疗 3 天，腹痛减轻。此后 2 年夫妻同居无避孕
仍未再怀孕，经常下腹痛、腰酸，经期前后为甚，带下增多。曾
经多家医院治疗，疗效不佳。诊见：近日腹痛加剧，舌淡暗、苔
白，脉弦细。妇科检查：带下多、色黄白相兼、质稠，子宫压痛，
右侧附件可触及包块，压痛明显。B 超检查示结果如前。中医诊
断：癥瘕。证属气滞血瘀型，治以行气导滞、破瘀消癥。方用附
包 1 方，连服 30 剂后，腹痛等症状明显减轻。B 超复查示：子宫
右侧有 1.2 cm×1.0 cm 无回声区。仍以上方加减继服 20 剂，B 超
复查示：子宫附件正常。随访 1 年余，疗效巩固，并已怀孕。

【验方来源】 邱明英. 辨证治疗附件炎性包块 86 例疗效
观察 [J]. 新中医，1998，30 (11)：27.

按： 附件包块属中医学癥瘕范畴。其发生多为经行、产后或
人流术后，胞脉空虚或素体虚弱，邪毒乘虚内侵，湿浊、热毒蓄
积胞中，冲任受损，迁延日久，导致气滞血瘀，脉络失畅，终成
癥瘕积块。因瘀则不通，不通则痛，从而引起下腹痛，伴腰酸骶
骨痛；或月经不调，或输卵管炎性阻塞不孕。属气滞血瘀型，治
以行气导滞、破瘀消癥，用附包 1 方；属痰湿内结型，治以健脾
利湿、理气化痰、活血消炎，用附包 2 方。辨证准确，可改善症
状及局部病灶，还能恢复生殖功能。此外，包块消失的快慢既与
包块的大小有一定的关系，同时与病程长短关系更为密切。包块
小、病程短，则见效快、疗效好。

活血散瘀通经汤

【药物组成】 牡蛎、莪术、益母草各 15 g，郁金、赤芍、香附、延胡索各 12 g，当归、川牛膝、炮穿山甲（代）、桃仁、玫瑰花各 10 g。

加减：气虚乏力者，加黄芪、太子参各 15 g，白术 12 g；脾虚湿盛伴腹胀纳呆者，加厚朴、白豆蔻各 6 g，茯苓 12 g；阴虚少苔者，加生地黄、牡丹皮各 10 g，枸杞子 15 g；湿热内盛烦热口渴者，加黄芩 12 g，蒲公英 15 g。

【适用病症】 附件包块。临床表现为小腹（一侧或双侧）胀痛，经期前后或经期疼痛加重，月经先后不定期，经行不畅，或量多，或量少，夹有血块，经色暗红，伴有腰痛，且可伴有不孕症、情绪不稳、忧虑急躁等。

【用药方法】 每天 1 剂，水煎 2 次，分早、晚服。经期停服 5~7 天。1 个月为 1 个疗程，治疗 1~3 个疗程。

【临床疗效】 此方加减治疗附件包块 28 例，痊愈（临床症状消失，B 超检查肿块全部消失，观察半年以上未见复发）19 例，好转（临床症状明显好转，B 超检查肿块明显缩小或一侧消失，另一侧明显缩小，停药观察半年以上未见肿块增大）7 例，无效（临床部分症状有好转，B 超检查肿块未见缩小）2 例。总有效率 92.86%。

【病案举例】 张某，女，26 岁，已婚。每次间隔 50~60 天（2 个月）行经 1 次，且先后不定期，月经前后小腹胀痛，胸胁乳房胀痛，性交时小腹痛加重，经行不畅、夹有血块、经色暗黑，伴有腰痛，烦躁。妇科检查：右侧附件可扪及乒乓球大小的包块、质地稍硬、有压痛，左侧附件正常。腹部 B 超检查示：右侧附件有 3.3 cm×3.6 cm 的囊实性包块。诊见：精神较紧张，心情急躁，舌质稍暗有瘀斑、苔薄黄，脉细弦微涩。证属肝郁气滞，瘀血内阻。治以行气破瘀，活血通经。方用活血散瘀通经汤去延胡索，加清热药黄芩、牡丹皮、生地黄各 10 g，每天 1 剂。服药 15 剂后，小腹及乳房胀痛明显好转，经行畅快，血块明显减少，经色稍转红，舌苔转薄白、质偏暗。仍用上方去黄芩、牡丹皮，加太子参 15 g，枸杞子 12 g，连服 20 剂。腹部 B 超复查示：双侧附件未见异常。后用补肾养血药物 10 剂巩固疗效，停药后不久即怀孕。

【验方来源】 陈友香，张华玉，张莹文. 活血散瘀通经汤治疗附件包块 28 例 ［J］. 新中医，2001，33 (3)：61.

按：附件包块属于中医学癥瘕范畴。其形成与诸多因素有关，主要是由于产后及经行不慎，风、寒、湿、热之邪内侵，或七情饮食内伤，脏腑功能失调，胶结不解，日积月累，逐渐形成。活血散瘀通经汤中以牡蛎、炮穿山甲（代）、莪术破瘀散结；赤芍、桃仁活血化瘀；益母草、玫瑰花散瘀通经；当归活血行血；延胡索、郁金、香附行气解郁止痛；川牛膝活血通经，并引诸药下行。诸药合用，共奏行气散瘀、活血通经之功。此外，在药物治疗的同时，更应注重情志的调治，保持心情舒畅，则气机得以畅达，从而有利于本病的康复。

散结化瘀通经汤

【药物组成】 炮穿山甲（代）、桃仁、当归、川牛膝、郁金、玫瑰花各 10 g，莪术、益母草、马鞭草、丹参各 15 g，赤芍、香附各 12 g。

加减：脾虚湿盛伴腹胀闷、纳呆者，加白豆蔻 8 g，厚朴 6 g，神曲 12 g；气虚肢软乏力者，加黄芪 20 g，太子参 15 g；阴虚少苔者，加生地黄、牡丹皮各 10 g，枸杞子 12 g；湿热内盛烦热口渴者，加黄芩 12 g，连翘 10 g，半枝莲 15 g。

【适用病症】 附件包块。临床表现为腰酸不适或腰痛，小腹（一侧或双侧）胀痛，经期前后或经期疼痛加重，月经先后不定期，经行不畅，或量多，或量少，经色紫暗夹有血块，甚至不孕。

【用药方法】 每天 1 剂，水煎 2 次，分早、晚服。如遇月经期间停药 5 天，无论月经干净与否，第 6 天照服。45 天为 1 个疗程，最长 3 个疗程。

【临床疗效】 此方加减治疗附件包块 21 例，痊愈（临床症状消失，B 超复查肿块全部消失，观察半年未见复发）17 例，好转（临床症状明显好转，B 超复查肿块明显缩小，或一侧消失，另一侧明显缩小，停药观察半年未见肿块增大）3 例，无效（临床部分症状有好转，B 超复查肿块未见缩小）1 例。

【病案举例】 曾某，女，25 岁。诊见：结婚 2 年余未孕，月经周期一向不规律，2～3 个月来潮 1 次，经期前后腰及小腹胀痛，性交时小腹疼痛加重，经行不畅，经色暗黑、夹有血块，舌质紫暗、苔薄黄，脉细弦。妇科检查：右侧附件可扪及 3 cm×3 cm 大小包块，质地稍硬。B 超检查示：右侧附件有一 2.8 cm×3.3 cm 的囊实性包块。证属肝郁气滞，瘀血内阻。治以行气化瘀、散结通经。方用散结化瘀通经汤去玫瑰花、赤芍，加清热药黄芩、牡丹皮、生地黄各 10 g。连服 12 剂后，小腹胀痛明显好转，经行畅通，血块明显减少，经色较前稍转红，舌质偏暗、苔转薄白。续服上方去黄芩、牡丹皮、生地黄，加太子参 15 g，枸杞子 12 g，连服 25 剂。B 超复查示：双侧附件未见异常。继以补肾养血之品以善其后，停药后受孕。

【验方来源】 刘平. 中药治疗女性附件囊实性包块［J］. 湖北中医杂志，2000，22（5）：34.

按：附件包块属于中医学癥瘕范畴。其形成主要由于新产、经行不慎，风、寒、湿、热之邪内侵，或七情、饮食内伤，或肝气失于疏泄，导致气机不畅，气滞则血瘀，气聚血凝，瘀血、痰饮、湿浊等有形之邪内生，停积腹部，胶结不解而成附件包块。散结化瘀通经汤中以穿山甲（代）、莪术破瘀散结；丹参、赤芍、桃仁活血化瘀；益母草、马鞭草、玫瑰花散瘀通经；当归活血行血；郁金、香附行气解郁；川牛膝活血通经，引药下行。诸药合用，共奏行气化瘀、散结通经之功，用于治疗附件包块，可获得较好的疗效。

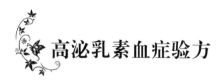

高泌乳素血症验方

疏肝敛乳方

【药物组成】　熟地黄、淫羊藿各 30 g，当归、白芍、郁金、茯苓、白术、泽兰各 15 g，柴胡、枳壳各 12 g，生麦芽 100 g。

【适用病症】　高泌乳素血症，证属肝郁肾虚血瘀型。临床表现为月经稀少（或闭经）、溢乳以及不孕，伴有情志不舒、乳胀、善太息等肝郁症状，兼见耳鸣、怕冷、舌质瘀暗等症状。

【用药方法】　每天 1 剂，水煎服。1 个月为 1 个疗程，共治疗 3 个疗程。

【临床疗效】　此方治疗高泌乳素血症 46 例，显效（1 个疗程后血清泌乳素恢复正常，3 个疗程后月经恢复正常，溢乳停止，基础体温呈双相）11 例，有效（1 个疗程后血清泌乳素有所下降，3 个疗程后血清泌乳素恢复正常，闭经者月经来潮，经量增加，溢乳停止，但基础体温仍呈单相）22 例，无效（服药3 个疗程后血清泌乳素有所下降，溢乳减少，但月经无来潮，基础体温仍呈单相）13 例。

【验方来源】　贾金英，贾可夫，陈爱华. 疏肝敛乳方治疗高泌乳素血症 46 例疗效观察 ［J］. 山东中医杂志，2000，19（2）：80.

按：对高泌乳素血症的治疗，主要在于恢复正常月经及排卵，对不孕妇女来说，恢复排卵功能尤其重要。中医学认为，乳房为肝经所过，肾主胞胎，临床所见本病患者一般多有情志不舒、乳胀、善太息等肝郁症状，并兼见耳鸣、怕冷、舌质瘀暗等症状，辨证多属肝郁肾虚血瘀型，故治以疏肝为主，佐以补肾化瘀。疏肝敛乳方以柴胡、白芍、郁金、枳壳疏肝；熟地黄、淫羊藿补肾；当归、泽兰化瘀；茯苓、白术健脾固本；而大量的生麦芽则具有很好的回乳效果。诸药合用，共奏疏肝敛乳、补肾通经之功，用于治疗高泌乳素血症，疗效较好。

清肝降乳汤

【药物组成】 麦芽60 g，丹参、益母草各30 g，茯苓、当归、白芍、女贞子、旱莲草、续断各15 g，泽兰、白术、香附、牡丹皮、栀子、柴胡、川牛膝、陈皮各9 g，淫羊藿12 g。

【适用病症】 高泌乳素血症。临床表现为溢乳，闭经，月经稀少，渐胖，不孕，无排卵。实验室检查：血清泌乳素升高。

【用药方法】 每天1剂，水煎2次，分早、晚温服。1个月为1个疗程，连服1～3个疗程。服药期间宜怡情志，忌愤怒，勿紧张，禁辛辣。

【临床疗效】 此方治疗高泌乳素血症25例，显效19例，有效4例，无效2例。总有效率92%。

【验方来源】 杨晓翡. 清肝降乳汤治疗高泌乳素血症25例 [J]. 江苏中医，2001，22（2）：23.

按：中医学认为，肝藏血，主疏泄，体阴而用阳，与冲任相连，喜条达而恶抑郁。若情志不畅，肝气郁结，不得疏泄，气血失于调畅，冲任不能固摄，则乳汁自出。肝气郁滞，郁久化火，肝火内炽，迫乳外溢，亦可出现溢乳。肝藏血，肾藏精，精血相生，乙癸同源，肝肾同司下焦，为冲任之本，肝肾相交，冲任应之。冲任损伤，又延及肝肾。肝肾阴虚，不能化生精血，则冲不盛，任不通，乃成闭经。故治疗本病宜滋补肝肾、清肝解郁为主。清肝降乳汤中以麦芽疏肝消胀，回溢乳，用量宜大；柴胡疏肝解郁；当归、白芍养血柔肝，与柴胡配合，使肝气得疏，肝血得补，以恢复肝的疏泄条达功能；茯苓、白术益气健脾，以资气血生化之源；牡丹皮、栀子清肝热，泻郁火；香附、陈皮行气健脾，理气调经；淫羊藿、女贞子、旱莲草、续断补肝肾，养精血，益冲任，调气血；丹参、益母草、川牛膝、泽兰活血固经。诸药合用，共奏补肝肾、清肝解郁、健脾敛乳、活血调经之功。

当归芍麦汤

【药物组成】　当归、郁金各 12 g，白芍、麦芽各 30 g，白术、茯苓、女贞子各 15 g，柴胡、泽泻各 10 g，甘草 6 g。

加减：肾阳虚者，去泽泻，加菟丝子、鹿角胶、淫羊藿；肾阴虚者，加牡丹皮、山茱萸、旱莲草；瘀血者，加怀牛膝、益母草。

【适用病症】　高泌乳素血症。临床表现为月经稀发、闭经、溢乳、不孕等。

【用药方法】　每天 1 剂，水煎，分早、晚服。30 天为 1 个疗程，连续服用 1~6 个疗程。

【临床疗效】　此方加减治疗高泌乳素血症 15 例，治愈（血清泌乳素值降至正常范围，停止溢乳，恢复排卵，或恢复规律的月经周期）9 例，显效（血清泌乳素值下降 1/2 以上，但仍高于正常值，溢乳减少，恢复月经但周期不规则）1 例，有效（血清泌乳素值有所下降，但未达到原值的 1/2）2 例，无效（血清泌乳素值仍高于正常值，临床症状及体征无改善）3 例。总有效率 80%。

【病案举例】　林某，女，31 岁，已婚。结婚 6 年未曾孕育，月经 13 岁初潮，月经周期常推后，经期基本正常，但量少、色暗红、无血块。婚后月经仍推后，甚至闭经 3 个月至 1 年半，近 2 年需服药、打针方能行经。平素常感腰酸，口干，心情抑郁，带下极少，性生活淡漠。诊见：停经 50 天，腰酸，口干，舌红、苔薄白，脉弦细。妇科检查：阴道通畅，子宫颈光滑，宫体前位、较小、质中、活动，两侧附件无异常。B 超检查示：子宫偏小。乳房检查：双乳被动溢乳、量少、色乳白、质稍稠，血清泌乳素 1 085 mIU/L。CT 检查未发现垂体微腺病。西医诊断：高泌乳素血症。中医诊断：闭经（肾虚肝郁型）。治以益肾疏肝为主，方用当归芍麦汤去柴胡、郁金、泽泻、甘草，加鹿角胶（烊化）、山茱萸、川芎各 10 g，牡丹皮、焦栀子各 12 g，怀牛膝 15 g。服上药 14 剂后，口干、心烦已减，唯感腰腹坠痛，双乳作胀。乳房检查：仍见微量乳白色被动溢乳。此乃行经预兆，当因势利导，在原方基础上去白术、山茱萸、女贞子，加泽兰、丹参、益母草。服药 5 剂，月经来潮，量较前倍增、色红无血块，无腰腹痛，6 天干净。经后在原方基础上加山药，重用白芍 30~45 g，麦芽 30~60 g。如此调治 4 个月，被动溢乳消失，血清泌乳素值降至正常。月经来潮 2 次，阴道分泌物增多，性生活恢复正常，基础体温出现不典型双相，低温相偏高，黄体期偏短。继续在原疏肝基础上，本着经后滋补肝肾、经前阴中求阳的原则，酌加生地黄、熟地黄、菟丝子、郁金、茺蔚子、巴戟天等药。半年后停经，基础体温提示受孕。B 超复查示：宫内早期妊娠。后足月顺产。

【验方来源】 于萍. 自拟当归芍麦汤治疗高泌乳素血症临床观察 [J]. 江西中医药，2002，33（3）：20.

按：根据高泌乳素血症的临床表现，当属于中医学月经后期、闭经、乳泣、不孕等范畴。肾藏精，主生殖。肾精不足，冲任亏损，则月经后期；肝肾同源，肾精不足，肝失疏泄，故而闭经。故疏肝理气是治疗本病的原则。当归芍麦汤中的当归、白芍、柴胡、郁金疏肝理气；女贞子补益肝肾；白术、茯苓、泽泻补气健脾；重用麦芽，其虽为脾胃之药，而实善疏肝气，配柴胡大大增强疏肝解郁之力。而白芍配甘草有明显降低血清泌乳素的作用。诸药合用，共奏补益肝肾、疏肝解郁之功，使脏腑气血功能改善，气机通畅，阴平阳秘，内分泌功能恢复正常。

康 乳 散

【药物组成】 黄芪、白芍、山楂各 25 g，麦芽 50 g，沙苑子 20 g，枸杞子 15 g，柴胡 10 g，甘草 6 g。

【适用病症】 高泌乳素血症。临床表现为月经稀发、闭经、溢乳、不孕等。

【用药方法】 每天 1 剂，水煎 2 次，分早、晚服。30 天为 1 个疗程，连服 1~6 个疗程。

【临床疗效】 此方治疗高泌乳素血症 40 例，治愈（血清泌乳素值降至正常范围，临床症状消失，6 个月随访无复发）29 例，显效（血清泌乳素值下降达原值的 1/2 以下，但仍高于正常值，临床症状、体征明显改善）1 例，有效（血清泌乳素值有下降，但未达到原值的 1/2，且高于正常值，临床症状、体征改善不显著）4 例，无效（血清泌乳素值无明显下降，临床症状、体征无改善）6 例。总有效率 85%。

【病案举例】 韦某，女，25 岁。因月经稀发、不孕来诊。妇科及 B 超检查无异常。实验室检查：血清泌乳素 60 mIU/L。并排除了甲状腺功能低下、肾功能不全等疾病。西医诊断：高泌乳素血症。诊见：舌质红、苔薄白，脉细弦。用康乳散治疗 1 个疗程，复查血清泌乳素 24.3 mIU/L。继续用康乳散治疗 2 个疗程，血清泌乳素降至 10 mIu/L。8 个月后因停经 38 天就诊，检查尿妊娠试验阳性。

　　【验方来源】　黄诚. 康乳散治疗高泌乳素血症40例 ［J］. 陕西中医，2001，22（11）：644.

　　按：高泌乳素血症属于中医学月经不调、闭经、乳泣、不孕等范畴。多因肾精不足、冲任亏损致月经不调，或肾精不足，肝失滋养，不能条达疏泄，血不能下达子宫而引起闭经。治以补益肾脾，疏肝理气。康乳散中的沙苑子、枸杞子补益肝肾；黄芪健脾益气；柴胡、白芍疏肝理气；麦芽、山楂敛乳健脾补气；甘草调和诸药。诸药合用，共奏补肾健脾调肝之效。

通经敛乳方

　　【药物组成】　枸杞子、菟丝子、杜仲、仙茅各15 g，麦芽30 g，郁金12 g，枳壳、当归、白芍各10 g，川芎6 g。

　　加减：经后期，加党参、何首乌、熟地黄、女贞子；经间期，加肉苁蓉、巴戟天、赤芍；经前期，加淫羊藿、川牛膝、泽兰、茺蔚子；经期则以调经为主，偏肾阳虚，加熟附子、肉桂；偏肾阴虚，加龟板、石斛；痰湿为主，加陈皮、法半夏、胆南星；气血两虚者，加黄芪、熟地黄；有性器官萎缩征象者，加黄精、鹿角胶、紫河车末；乳汁清稀，加芡实、五味子、牡蛎。

　　【适用病症】　高泌乳素血症。临床表现为月经异常（多见月经稀发或闭经）、溢乳，甚至不孕。检查血清泌乳素高于正常，雌二醇测定结果可偏低。

　　【用药方法】　每天1剂，水煎2次，分早、晚服。1个月为1个疗程，治疗1～3个疗程。

　　【临床疗效】　此方加减治疗高泌乳素血症30例，痊愈（临床症状消失，月经正常，或妊娠，血清泌乳素恢复在正常范围）20例，有效（临床症状减轻，溢乳消失，血清泌乳素降低，但未达正常范围）9 例，无效（临床症状有改善，但溢乳无消失，血清泌乳素无降低）1 例。总有效率 96.67%。其中 5 例不孕患者有 3 例妊娠。

【病案举例】 黄某，女，28 岁。已婚，孕 2 产 0。近 1 年来月经周期延后 2～4 个月不等，经量偏少，伴溢乳，经多方治疗未效。诊见：面色晦暗，精神忧郁，头晕腰酸，溢乳，舌淡、苔白，脉弱细。检查：乳房松软，未扪及肿块，挤压双侧乳房均有乳汁流出。妇科检查：子宫前位，大小正常，双侧附件未见异常。内分泌检查：血清泌乳素 1 272 mIU/L，雌二醇 66.6 pmol/L。头颅 CT 未见占位性病变。近红外线乳腺扫描未见异常。盆腔 B 超检查示：子宫、附件正常声。西医诊断：高泌乳素血症。中医辨证属肾虚肝郁之闭经。治宜补肾疏肝，调理冲任，通经敛乳。方用通经敛乳方去白芍，加川牛膝 15 g，泽兰、淫羊藿各 10 g。连服 5 剂后，溢乳明显减轻。半个月后月经来潮，量偏少，经期 4 天。经后仍以通经敛乳方加减，按经后期、经期、经前期用药，治疗 1 个月，溢乳消失，诸症状减轻。继续调治 1 个月，月经周期 40 天左右，月经量增多，溢乳未再复发。内分泌复查：血清泌乳素、雌二醇等正常。半年后妊娠。

【验方来源】 张帆. 通经敛乳方治疗高催乳素血症 30 例疗效观察 [J]. 新中医，2001，33（4）：25.

按：高泌乳素血症主要表现为月经失调（多见月经稀发或闭经）、溢乳、不孕，继之出现生殖器官萎缩，内分泌检查血清泌乳素水平高，或有其他性激素水平的改变。根据本病的临床表现，可归属于中医学闭经、乳泣、不孕症等范畴。由于经乳的调节与冲任有密切关系。肝肾不足，血海不充，肝失条达，冲气上逆，溢乳、闭经遂成。治宜补肾疏肝，调理冲任，通经敛乳。通经敛乳方中的枸杞子、菟丝子、杜仲、仙茅调补冲任，以补肝肾之亏损；当归、川芎养血活血，以资血海之源；枳壳、郁金疏肝理气；白芍柔肝；麦芽敛乳。结合月经周期、肾阴阳的转化用药。经后期，胞宫应"藏精气而不泻"，宜补肾肝之阴精，调脾胃之气血；经间期，为肾中阴阳转化期，以温阳通络、行气活血为原则；经前期，为阴转入阳，以阴阳平补、气血双调为主，通过补肾疏肝药物调治，促使患者内分泌功能逐步恢复。本病为闭经重症，故应耐心治疗，且在月经来潮、溢乳消失后，仍需继续服药巩固治疗，方能获得较好的疗效。

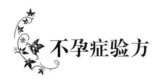

不孕症验方

补肾填精活血方

【药物组成】 紫河车、肉苁蓉、菟丝子、续断、女贞子各15 g，熟地黄、丹参各30 g，山茱萸、当归、桃仁各10 g，淫羊藿、川芎各6 g。

【适用病症】 不孕症。临床表现为月经不调，或月经过多，或经期延长，或月经后期，或月经量少，可伴有腰酸、夜尿多等症状。

【用药方法】 每天1剂，水煎，分2次服。于月经周期第9天开始，连服8天，并于月经周期第5天起每天口服氯米芬胶囊50 mg，连服5天。3个月为1个疗程，治疗1～3个疗程。

【临床疗效】 此方配合西药治疗不孕症43例，治愈（2年内受孕）20例，好转（虽未受孕，但临床症状、体征及实验室检查有改善）21例，未愈（临床症状、体征及实验室检查均无改善）2例。促排卵情况：43例中，排卵37例，无效6例。

【病案举例】 罗某，女，28岁。3年前人流术后无避孕而未孕。经输卵管通水术提示输卵管通畅。B超检查示：子宫、附件未见异常。基础体温呈单相。平素腰酸，夜尿多，易疲倦，月经量较少。用补肾填精活血方加西药氯米芬治疗3个月后，检查尿妊娠试验阳性，已怀孕。

【验方来源】 卢淑琼. 中西医结合治疗不孕症43例［J］. 新中医，2001，33（5）：40.

按：中医学认为，肾主生殖，肾为天癸、冲任、胞宫之主宰，肾精是女性生殖功能活动的物质基础。女性生殖功能低下所致疾病的基本病机是肾精不足，故肾虚是不孕症的重要原因。肾为气血之根，如肾精不足，水源亏乏则血少，肾阳虚则气弱，气弱血少则循行不畅易产生血瘀，血瘀化精乏源，又加重肾虚。补肾填精活血方中以紫河车、熟地黄滋肾填精为主药；配以补肾阳之续断、淫羊藿、肉苁蓉，补精血之菟丝子、女贞子、山茱萸，取其阴阳互长，调整生理功能，促进卵泡成熟；川芎、当归、桃仁、丹参活血化瘀。现代药理研究证明，活血化瘀药能增加子宫输卵管的蠕动，丰富神经营养，增加卵巢等内分泌腺体的供血，促进排卵，使成熟的卵泡排出，同时通过改善子宫的血液供应，促进蜕膜生长发育，有利于孕卵着床。续断、肉苁蓉、菟丝子、山茱萸等有增加卵巢功能，增强性腺激素受体作用。诸药合用，共奏滋肾填精、活血化瘀之功，用于治疗不孕症可取得较好的疗效。

疏肝理气方

【药物组成】　川楝子、郁金各15 g，延胡索、制香附、佛手各10 g，乌药、青皮各9 g，橘红6 g，川芎、当归各12 g。

加减：经前期若肝郁气滞症状较重者，加橘络10 g，柴胡15 g，艾叶12 g；行经期，加赤芍10 g，丹参、益母草各15 g，泽兰12 g；经后期则重在补血养阴、调理气血以促排卵，加生地黄、熟地黄、仙茅、枸杞子各15 g，菟丝子、女贞子各10 g，威灵仙6 g，肉桂（后下）3 g。

【适用病症】　不孕症。临床表现为月经周期正常，或先后不定期，月经量或多或少，经前、经期均有不同程度乳房胀痛、少腹疼痛。

【用药方法】 每天 1 剂，水煎服。

【临床疗效】 此方加减治疗不孕症 30 例均获痊愈，而且在服药后 1 年内受孕，最短时间在服药后 1 个月受孕。

【病案举例】 钟某，女，35 岁。婚前曾经人工流产术 1 次，婚后 5 年未孕，月经周期正常，经色红、有血块、量多，经前乳房胀，腰痛，少腹疼痛。曾经中西药治疗效不佳。诊见：经期刚过，舌苔薄，脉细弦。西医诊断：继发性不孕。中医诊断：证属肝郁气滞型。治宜疏肝理气。方用疏肝理气方去川楝子、乌药、当归，加苏木 10 g，生地黄、熟地黄各 15 g，甘草 5 g。上方加减共服 20 余剂。月经来潮，经量正常，症状及体征大减。次月月经过期未至，妊娠试验阳性。

【验方来源】 曾建平. 疏肝理气法治疗不孕症 30 例［J］. 新中医，2000，32（5）：50.

按：中医学认为，肝为女子先天，易受情志影响，肝气郁结，疏泄失常，气机不畅，肝失条达，疏泄失职，络脉不通，气血冲任不能相资，导致不孕，治宜疏肝理气。但使用疏肝理气法治疗不孕症，掌握用药时间最为关键，必须在经前 1 周，重用疏肝解郁、理气调经之药，每服 7 剂即可，连续调理 3 ~ 6 个月，重者 5 ~ 8 个月方能显效。由于疏肝理气药易耗气伤阴，女子以血为用，胎孕必依赖精（气）血，若阴血亏虚，不能受孕，故在使用疏肝理气之药时，必须坚持辨证施治，同时结合临床兼证，分期用药，方能获得较好的疗效。

补肾活血逐瘀汤

【药物组成】 山药、当归、山茱萸、红花、肉苁蓉、桃仁、五灵脂各 10 g，杜仲、菟丝子、巴戟天、何首乌、益母草、赤芍、鹿角胶（烊化）各 15 g，熟地黄、丹参各 20 g，土鳖虫、水蛭各 6 g。

加减：肾阳虚者，加熟附子、肉桂、细辛；兼寒凝者，加桂枝、吴茱萸；肾阴虚者，加生地黄、女贞子、枸杞子；气虚者，加新开河红参、黄芪；阳虚水泛者，加鹿茸、车前子、熟附子、木通；胃纳差者，加陈皮、麦芽、鸡内金；心血虚者，加炒酸枣仁、白芍、阿胶。同时结合女性生理周期变化，根据 B 超检查，如在卵泡期，宜重用补肾益精之品，排卵期多用理气、活血之药。对有慢性宫颈炎、宫颈分泌物增多者，加入清热化湿的苍术、黄柏、蒲公英。

【适用病症】　不孕症，证属肾虚血瘀型。临床表现为月经后期，月经量少、质稀、经色暗红，经行不畅，常夹有血块，小腹坠胀，全身乏力，性欲淡漠，四肢不温，唇色暗淡，面色无华，舌质紫滞、边尖可见瘀斑，脉沉、弦细。

【用药方法】　每天 1 剂，加水 400 ~ 600 mL，浸泡 30 分钟，文火煎至 200 mL 左右，分早、晚服。于月经干净第 10 天开始，连服 15 天，3 个月为 1 个疗程，治疗 2 个疗程。

【临床疗效】　此方加减治疗不孕症证属肾虚血瘀型 32 例，治愈（治疗 1 ~ 2 个疗程后自觉症状消失或明显改善，经检查证实已妊娠）26 例，有效（临床症状明显缓解，经输卵管碘油造影提示输卵管已通畅，或 B 超检查示炎症范围缩小，但未妊娠）4 例，无效（临床症状无改善，输卵管碘油造影或输卵管通液显示阻塞无改善）2 例。总有效率 93.7%。

【病案举例】　黄某，女，32 岁。结婚 6 年，婚前婚后共有 3 次人工流产术清宫史，继发性不孕 4 年。月经初潮 15 岁，周期 32 ~ 36 天，行经时间 5 ~ 7 天。婚后 1 年曾有阑尾切除术史，术后经常出现小腹胀坠疼痛，经期症状加剧，痛而拒按；伴有腰膝酸软，倦怠乏力，经色暗红、量少、成块状，面色无华，形寒肢冷，舌质暗红、胖大、尖边见有青紫色瘀斑，脉弦细。经输卵管碘油造影和腹部 B 超检查，证实双侧输卵管阻塞。中医诊断：不孕症，证属肾虚血瘀型。治宜补肾益精，活血通瘀。方用补肾活血逐瘀汤去山药、肉苁蓉、何首乌，加川芎 15 g，肉桂（焗）3 g。连服 15 天，症状渐见改善。后经多次复诊，随症状加减运用，调治 2 个月后，经检查已妊娠，并足月顺产。

【验方来源】 傅应昌，黄维良．补肾活血逐瘀汤治疗肾虚血瘀型不孕症 32 例疗效观察 ［J］．新中医，2002，34（3）：32.

按：不孕症，中医辨证属肾虚血瘀型最为常见，补肾扶正、活血逐瘀法是治疗肾虚血瘀型不孕症的常用方法。中医学认为，肾为先天之本，为人体元阴元阳之根。肾藏精，主生殖，肾气不仅影响全身精气和脏腑功能，而且具有促进人体生长发育和生殖功能的作用。肾虚则冲任不固，气血失调。而肾虚与血瘀二者在病因病机方面互为因果，相互影响，无论是肾阳虚还是肾阴虚均会发生因虚致瘀的病理改变。如肾阳不足，则不能温煦五脏六腑和推动血液运行，致血液瘀阻脉络；肾阴虚损，精津不足则五脏失养，气虚而帅血无力，血流迟缓，导致血液凝滞。因此，肾越虚则瘀越重，病程越长瘀则更重。若单纯补肾，往往难以奏效。补肾活血逐瘀汤中以山药、山茱萸、肉苁蓉、当归、杜仲、菟丝子、熟地黄、何首乌、巴戟天共用可阴阳并补，正所谓阳得阴助则生化无穷，阴得阳升而泉源不竭。鹿角胶为血肉有情之品，对肾虚夹瘀者既可填补肾精，又可润育精血，培养冲任，滋润胞宫，促进卵泡发育，增加受孕机会。红花、桃仁、赤芍、益母草、丹参、土鳖虫、水蛭、五灵脂擅长活血调经，破积行瘀，理气止痛。诸药合用，共奏补肾扶正、活血逐瘀的功效，能促进炎症组织的消散吸收，消除输卵管管腔内积水，有利于松解组织粘连，改善生殖系统微循环，促使阻塞的输卵管畅通。本方在具体运用时，应注意根据肾虚与血瘀的轻重和阴阳盛衰加减运用，灵活变通。

益 精 一 方

【药物组成】　熟地黄、枸杞子、何首乌、桑寄生、菟丝子、续断各20 g，山茱萸8 g，龙眼肉、山药、白芍、旱莲草、杜仲各15 g。

【适用病症】　不孕症，证属肾阴虚型。证见婚后不孕，经行先期，量少色红，五心烦热，咽干口渴，头晕心悸，腰腿酸软，舌红、少苔，脉细数。

【用药方法】　每天1剂，水煎2次，分早、晚服。3个月为1个疗程，连续治疗3个疗程。

【临床疗效】　此方治疗不孕症证属肾阴虚型98例，痊愈57例，好转32例，无效9例。

【验方来源】　胡端英. 辨证治疗不孕症319例疗效观察［J］. 新中医，1998，30（8）：42.

按：不孕症以肾虚多见，其中肾阳虚最常见，其次是肾阴虚。由于妇女多有阴血不足，然精血同源，故常见肾阴虚者。"精不足者，补之以味"，故治宜滋养肾阴为主，兼以温补肾阳。中医学认为，阴阳互根，"孤阴不生，独阳不长"，故方用益精一方，常加温补肾阳之药，也取阴阳共济之义，可获得较好的疗效。

柴胡疏肝散加减方

【药物组成】　柴胡、白芍、枳壳、香附、郁金、牡丹皮各15 g，陈皮10 g，何首乌、续断、桑寄生各20 g，薄荷5 g。

【适用病症】　不孕症，证属肝郁型。证见婚后月经不调，量或多或少、色紫红有血块，情志失畅，经前胸闷急躁，乳房作胀，行经少腹疼痛，舌苔薄黄，脉弦。

【用药方法】 每天 1 剂，水煎 2 次，分早、晚服。3 个月为 1 个疗程，连续治疗 3 个疗程。

【临床疗效】 此方治疗不孕症证属肝郁型 36 例，痊愈 15 例，好转 14 例，无效 7 例。

【验方来源】 胡端英. 辨证治疗不孕症 319 例疗效观察 [J]. 新中医，1998，30（8）：42.

按： 女子以肝为先天。生育期妇女的生理特点、病理机制与肝的关系最为密切。因肾与肝是母子关系，乙癸同源，冲任二脉隶属肝肾。妇女易因情绪等因素而致肝气郁结，日久伤正，使肝肾亏虚而致不孕。故治以疏肝解郁为主，兼以补肾。方选柴胡疏肝散，同时加用滋补肝肾之药，可获得较好的疗效。

益 精 二 方

【药物组成】 锁阳、巴戟天、枸杞子、白术、茯苓各 15 g，淫羊藿、白芍各 10 g，菟丝子、熟地黄、何首乌、党参各 20 g，炙甘草 8 g。

【适用病症】 不孕症，证属阳虚型。证见婚后不孕，经行量少色淡，头晕耳鸣，腰酸形寒，小腹冷感，带下清稀，性欲淡漠，有时便溏，舌淡胖、苔白，脉沉细尺弱。

【用药方法】 每天 1 剂，水煎 2 次，分早、晚服。3 个月为 1 个疗程，连续治疗 3 个疗程。

【临床疗效】 此方治疗不孕症证属肾阳虚型 143 例，痊愈 85 例，好转 44 例，无效 14 例。

【病案举例】 赖某，女，26 岁。结婚 3 年余，同居无避孕而未受孕。其夫健康，精液常规检查正常。诊见：经行量少色淡，腰酸形寒，小腹冷感，带下渐稀，舌淡胖、苔白，脉沉细尺弱。诊断为不孕症。证属肾阳虚型。治宜温补肾阳。以益精二方原药原量，并根据病情变化，加续断 20 g，杜仲 15 g，穿破石 10 g 等调治 5 个月，腰酸形寒、小腹冷冰、带下清稀等症状均消失，并已怀孕。

【验方来源】 胡端英. 辨证治疗不孕症 319 例疗效观察 [J]. 新中医，1998，30（8）：41.

按： 不孕症以肾虚多见。究其缘由，有先天不足肾虚者，也有后天饮食、作息、情志等失调而致肾虚者，还有久病伤肾者。其中肾阳虚最常见，因阳主外，而且肾阳为人身中命门之火，上述诸因侵袭人体，肾阳易被耗损而出现肾阳虚。治宜温补肾阳为主，兼以滋肾阴、补脾气。中医学认为，阴阳互根，"孤阴不生，独阳不长"，选用益精二方在治疗肾阳虚的同时，加用滋养肾阴药品，取阴阳共济之义，可获得较好的疗效。

促 孕 汤

【药物组成】 当归、鸡血藤、菟丝子、覆盆子、山茱萸各 10 g，肉苁蓉、淫羊藿、香附、白芍各 12 g，红花、甘草各 6 g。

加减：若属湿热下注，证见白带黄稠量多，时有腹痛者，加薏苡仁、黄柏、滑石；若属气虚，证见心悸气短、头晕眼花者，加党参、黄芪；少腹欠温而畏寒者，加肉桂、小茴香；经前乳房胀痛，心烦易怒者，加柴胡、川楝子。

【适用病症】 不孕症。

【用药方法】 每天 1 剂，水煎 2 次，分早、晚服。于月经干净第 2 天开始服用，1 个月为 1 个疗程。若停药 1 周后月经仍未来潮，检查尿妊娠试验或 B 超检查证实未怀孕者，可继续服第 2 个疗程。

【临床疗效】 此方加减治疗不孕症 86 例，已获生育者 70 例（其中服药 1 个疗程 12 例，2 个疗程 18 例，3 个疗程以上 40 例），有效（服药后虽未怀孕，但月经周期、色、量均较用药前正常，基础体温显示有排卵，B 超检查示卵泡发育较服药前增快、增大）12 例，无效（治疗后未怀孕，临床症状改善不明显）4 例。总有效率 95.3%。

【病案举例】 张某，女，29 岁。婚后 3 年未孕，男方精液检查无异常。患者月经初潮 14 岁，周期不规律，28～38 天 1 次不等，经量中等、色淡，经期 5～7 天。经前伴有少腹隐痛，乳房胀痛、心烦易怒等症状。妇科检查及 B 超检查示：子宫发育正常，双侧输卵管通畅。连续 3 个排卵期测卵泡大小为14 mm × 16 mm～14 mm × 17 mm。曾用西药治疗仍未孕。观察其舌质红、苔薄白，脉沉细。证属肝气郁结，肾气亏虚，气血不足。方用促孕汤加柴胡、川楝子各 10 g。治疗过程中，测基础体温 2 次，有排卵 1 次；B 超检查示：卵子大小为20 mm × 22 mm。服药 2 个疗程后，月经按时来潮，色、量、质正常，经前不适症状消失。停药 2 个月后怀孕。

【验方来源】 冯桥．促孕汤治疗不孕症 86 例［J］．江苏中医，2001，22（9）：31．

按：中医学认为，肾主生殖，肾气旺盛乃生殖之本，冲任二脉气血充盈、脉道畅通是受孕的必备条件，精、气、血是孕育生命的物质基础。促孕汤通过补肾生精，促进排卵，从而达到受孕的目的。方中以菟丝子、肉苁蓉、覆盆子、淫羊藿、山茱萸滋阴补阳，补益肝肾，使肾阴肾阳达到平衡；当归、鸡血藤、白芍补血活血，养血调经，使冲任之血旺盛，经脉通畅；香附疏肝理气，调畅气机，有助于卵子排出，并消除妇女经前腹痛、烦躁等症状；红花入心肝血分，有辛散温通之性，能活血祛瘀，通调经脉；甘草调和诸药。诸药合用，共奏滋阴补阳、行气活血之功，从而恢复患者的孕育功能。临证时随症状加减，可取得满意的效果。

归草参芪汤

【药物组成】 当归、益母草、丹参、黄芪、鸡血藤、枸杞子各 15 g，赤芍、白芍、泽兰叶、牛膝、路路通各 12 g，柴胡 8 g。

【适用病症】 不孕症。

【用药方法】 每天 1 剂，水煎服。于每次月经来潮次日开始服，连服 3 天；月经来潮后第 11 天再服药，连服 1 周。另取子宫、卵巢、内分泌、皮质下等耳穴贴压王不留行籽，双耳交替，每 3 天换 1 次，连续 2 次即可。治疗 1 个月为 1 个疗程。月经先后不定期者，按正常月经周期时间服药。

【临床疗效】 此方配合耳压疗法治疗不孕症 35 例，6 个月以内治愈 4 例，1 年以内治愈 18 例，2 年以内治愈 9 例。4 例治疗无效改用其他方法。

【病案举例】 张某，女，28 岁。婚后 3 年未孕，月经周期为 30～36 天，间断性少腹部隐痛，经期及精神紧张时腹痛明显，月经量偏少、色暗红，经期为 5～7 天。妇科检查：子宫后位，后倾后屈，大小正常，附件未见异常，无明显压痛，基础体温测定为单相（无排卵）。诊断为原发性不孕症。中医辨证属血流壅塞，积而成瘀，瘀阻胞脉所致。用上法治疗 3 个疗程后，停经而孕。次年顺产一男婴。

【验方来源】 周大玉，文碧玲. 活血化瘀法配合耳压疗法诊疗不孕症 [J]. 湖北中医杂志，2000，22（7）：34.

按：不孕症属中医学无子范畴，多从补肝肾、调冲任着手，可根据不同的兼证进行辨证施治。临床所见，不孕症多因久病有瘀，瘀阻胞脉，故治疗当以活血化瘀为主，祛瘀生新，使气血运行通畅。兼郁者，可活血行气解郁；夹痰湿者，可活血祛瘀、化痰祛湿。现代药理研究证实，活血化瘀类药物可调节血液循环，改善子宫内膜的营养状况，有利于卵泡发育。而耳穴贴压外治法可调节下丘脑－垂体－肾上腺（卵巢）轴的功能，调节内分泌，增强免疫力，改变病理状态，恢复正常的生殖生理功能，从而提高受孕率。

补肾疏肝汤

【药物组成】 熟地黄、白芍、党参、女贞子、山药、旱莲草各 15 g，当归、肉苁蓉、香附各 10 g，枸杞子、菟丝子各 12 g，川芎 6 g。

【适用病症】 不孕症。

【用药方法】 每天 1 剂，水煎取药液 300 mL，分早、晚服。连服 15 剂。月经延后者，连服 15 剂后停药 1 周，再继续服药。以 1 个月为 1 个疗程，并配合内服西药氯米芬 50 mg，每天 1 次，月经第 5 天开始服用，5 天为 1 个疗程，此法隔月间断服用。

【临床疗效】 此方配合西药治疗不孕症 50 例，痊愈（治疗后 2 年内妊娠）47 例，无效（连续治疗 2 年未妊娠）3 例。总有效率 94%。

【病案举例】 张某，女，26 岁。婚后夫妻同居 4 年未孕。平素月经周期延后，15 岁月经初潮，经期 3～5 天，量中等、色淡红，经期小腹坠痛，形体消瘦，精神疲倦，面色萎黄，纳差，腰酸软，性欲淡漠，舌淡红、苔薄白，脉细无力。检查：子宫内膜腺体分泌不足，基础体温单相；妇科检查：输卵管通畅，外阴、阴道正常，宫颈光滑，子宫前位，较正常略小，活动尚可，质中，双侧附件无异常。西医诊断：排卵功能障碍性不孕症。坚持服用补肾疏肝汤，并配合西药氯米芬治疗6个月，诸症状悉除，面色转红润，体重增加，基础体温双相，次年受孕后顺产一男婴。

【验方来源】　吴秀毅. 中西医结合治疗不孕症50例疗效观察［J］. 新中医，2000，32（6）：40.

按：对于不孕症，中医治疗重在补肾疏肝、健脾调经。因肾主生殖，脾为气血生化之源；肾气充盛，天癸至，脾气健旺，冲任通盛，生殖之精成熟，阴阳相搏，生命由此开始。而肝主疏泄，疏泄失调则月经失调，"木郁达之"，故补肾疏肝为调经种子之法。补肾疏肝汤中的肉苁蓉有兴奋性神经的作用；菟丝子有雄激素样活性，可促进排卵，维持黄体功能；而党参、山药也有促性腺激素样作用，可使促黄体生成素合成、分泌增加，调节卵巢功能；当归、白芍、熟地黄、枸杞子、女贞子可以改善调节内分泌紊乱，提高受孕率。诸药合用，补肾填精，健脾益血，疏肝活血，调养冲任，使肾充脾健，天癸至，冲任二脉通盛，月经调顺，排卵正常，从而摄精成孕。

山甲种玉汤

【药物组成】　炮穿山甲珠（代）、当归各12 g，瓜蒌、柴胡、香附、路路通各10 g，白芍15 g，甘草3 g。

加减：证属血瘀者，上方去瓜蒌、柴胡、香附、路路通，炮穿山甲珠（代）重用为30 g，加桃仁、红花、生地黄、枳壳、川芎、川牛膝各10 g，名为山甲化瘀汤；证属湿热蕴阻胞脉者，去柴胡、香附、白芍、当归，炮穿山甲珠（代）重用为30 g，加金银花、连翘各12 g，红藤、桔梗各10 g，薏苡仁15 g，名为山甲除湿方。

【适用病症】 不孕症。

【用药方法】 每天 1 剂，水煎服。各方中炮穿山甲珠（代）均另包，服时研细为末，随汤药送下，每次 3 g。

【临床疗效】 此方加减治疗不孕症 17 例，全部治愈。

【验方来源】 毕嘉，李加宁. 穿山甲（代）用于治疗不孕症 [J]. 中医杂志，2002，43（3）：171.

按：《本草从新》中云"穿山甲（代）善窜，专能行散，通经络，达病所"，其性味咸微寒，有通经下乳、祛瘀散结、消痈排脓的功效，用于治疗不孕症，重用本品有较好的疗效。证属肝郁者，治宜解郁调经、养血通络，方用山甲种玉汤；证属血瘀者，治宜行气化瘀、通络调经，方选山甲化瘀汤；证属湿热蕴阻胞脉者，治宜清热除湿、化瘀通络，方选山甲除湿方。临证时当详加辨证，方有事半功倍之效。

理冲汤加减方

【药物组成】 黄芪、党参、白术、山药、天花粉、知母、三棱、莪术、鸡内金。（原方无药量）

加减：气滞血瘀型，加丹参、郁金、穿山甲（代）、泽兰、大黄；肾虚宫寒型，加淫羊藿、巴戟天、鹿角霜、枸杞子、紫河车、菟丝子；阴血不足型，加阿胶、鸡血藤、何首乌、山茱萸、山楂、鳖甲；痰湿内阻型，加法半夏、陈皮、益母草、王不留行、夏枯草、车前子。

【适用病症】 不孕症。

【用药方法】 将上药制成蜜丸，每次 15 g，每天服 3 次。2 个月为 1 个疗程。

【临床疗效】 此方加减治疗不孕症 50 例，1 个疗程妊娠 8 例，2 个疗程妊娠 18 例，3 个疗程妊娠 12 例，未妊娠 12 例。半年内妊娠率达 76%。

【病案举例】 邱某，女，31 岁。结婚 3 年未孕。诊见：月经延期，量少色淡红，形体瘦弱，畏寒肢冷，神疲乏力，腰膝酸软，语声低怯，食欲不振，大便不实，小便清长，舌淡红、苔薄白，脉沉细。输卵管通液术示：双侧输卵管通畅；测基础体温为单相。经前 3 天诊刮示：子宫内膜无分泌期变化。西医诊断：排卵功能障碍。中医辨证属肾阳不足，宫寒不孕。治以温肾健脾、益气活血，选用理冲汤加减方。处方：黄芪、山药、紫河车粉各 150 g，红参、白术、天花粉、知母、三棱、莪术、鸡内金、当归、丹参、牛膝、巴戟天、鹿角霜、肉苁蓉、菟丝子、山茱萸各 100 g，穿山甲（代）、花椒、淫羊藿各 50 g。将上药制成蜜丸，每丸重约 15 g，每天服 3 次，每次 1 丸，共服药 3 个月。随访 1 年后妊娠，足月顺产一男婴。

【验方来源】 钟宇明. 理冲汤加减治疗不孕症 50 例临床观察 ［J］. 新中医，1999，31（6）：40.

按： 中医学认为，肾虚、肝郁、痰湿内阻是产生不孕症的主要病因。由于不孕症病程较长，病因不一，然"久病必瘀"，气滞血瘀为最终病理机制。血瘀形成后，血脉痹阻，肾精不充，胞宫失养，冲任失调，因而不能摄精成孕。治疗不孕症，尽管原发病不同，均可选用活血化瘀药治疗。理冲汤加减方具有补脾益肾、行气活血、消癥散结的功效。方中三棱、莪术理气化瘀，消癥散结；党参、黄芪补气养血，鼓舞正气；天花粉、知母养阴生津；白术、山药健脾益肾；鸡内金消积化瘀。诸药合用，可使有形实邪速去而不伤正，补而不滞，为治不孕症之良方。临证时需辨证应用。此外，应用活血药治疗不孕症，应当分清虚实，血虚侧重于和血化血，血瘀侧重于破血通瘀。活血化瘀药易耗气伤阴，故常需要与补气养阴药同用，则化瘀血而不伤新血，开郁气而不伤正气。气滞为血瘀的病变基础，而且本症患者一般心理压力较大，多有不同程度的肝郁气滞表现，故须与理气药同用；对伴有月经过多或齿衄、鼻衄的患者，应与三七、茜草、生地黄、牡丹皮等凉血止血药同用。

补肾助孕汤

【药物组成】 仙茅、山茱萸、淫羊藿各 10 g，肉苁蓉 25 g，菟丝子、制何首乌、续断、枸杞子、当归、熟地黄各 15 g，肉桂 3 g。

加减：兼肝郁者，加郁金、香附；兼血瘀者，加牡丹皮；兼湿热者，加蒲公英、紫花地丁。

【适用病症】 黄体功能不全性不孕症。

【用药方法】 每天 1 剂，水煎温服。于月经来潮的第 5 天开始服，共 7 剂。基础体温上升后第 3、5、7 天，每天用绒毛膜促性腺激素 2 000 IU 肌内注射。3 个月经周期为 1 个疗程。若基础体温上升 16 天以上，尿妊娠试验检查阳性者服安胎汤（由太子参 25 g，黄芩、山茱萸、焦白术、甘草各 10 g，菟丝子、白芍各 15 g，制香附、肉苁蓉各 12 g 组成），每天 1 剂，水煎温服，共服 30 天。

【临床疗效】 此方加减治疗黄体功能不全性不孕症 102 例，治愈（基础体温呈典型双相，妊娠）70 例，有效（基础体温呈双相，妊娠后流产）21 例，无效（基础体温无改善）11 例。总有效率 89.2%。

【病案举例】 王某，女，25 岁。婚后 3 年，同居未孕，夫妻性生活正常，男方生殖功能正常。14 岁月经初潮，周期基本正常，经量偏少、色淡红、质稀，经前乳房胀痛，舌红润、苔薄白，脉弦细。经期子宫内膜病理检验为部分腺体分泌不良。基础体温无典型双相，高温期 8 天，升高移行 3 天。B 超检查示：子宫正常大小。诊断：原发性不孕，黄体功能不全。证属肾虚肝郁。方用补肾助孕汤加制香附 15 g，郁金 10 g。于月经来潮的第 5 天开始服，7 剂。二诊：基础体温上升 8 天，用绒毛膜促性腺激素2 000 IU 肌内注射 3 天。三诊：月经来潮，量增多，质转稠，色鲜红；经前乳胀减轻大半。仍用补肾助孕汤于月经来潮的第 5 天开始服，7 剂。四诊：基础体温已上升，仍如前用绒毛膜促性腺激素肌内注射 3 次。五诊：有恶心感，检查尿妊娠试验阳性，即投安胎汤，每天 1 剂，共 30 剂。后足月顺产一女婴，发育正常。

【验方来源】 李鉴湖. 中西医结合治疗黄体功能不全性不孕症 102 例临床观察 [J]. 新中医，1999，31（6）：39.

按： 黄体功能不全者，多为肾气虚寒，冲任不足。月经后期乃阴消阳长之始，此时投以补肾助孕汤，使肾气盛，冲任调，改善生殖内分泌功能，促进卵泡发育，为黄体功能健全打下基础。现代研究证实，黄体功能不全与绒毛膜促性腺激素分泌不足有关。此期给予本激素能延长黄体期，改善黄体功能，如已受孕则有利于滋养细胞层发育完善，减少和防止早期流产。如未受孕，则适时月经来潮。经前期，基础体温上升而尿妊娠试验阳性者，为胎孕之初，聚精血以养胎，则投以安胎汤促进孕卵发育。

助　孕　汤

【药物组成】 当归、赤芍、白芍、山茱萸、鹿角胶（先煎）各 10 g，山药、菟丝子各 15 g，醋炒柴胡 6 g。

【适用病症】 黄体功能不全性不孕症，证属肾虚肝郁型。临床表现为腰膝酸软，形寒怕冷，乳房胀痛，急躁易怒，或伴有月经不调。

【用药方法】 每天 1 剂，水煎 2 次，每次加水 300 mL，煎取药液 100 mL，将 2 次药液混匀，分早、晚服。于基础体温出现高温相后开始服药，至月经来潮时停服。3 个月为 1 个疗程，治疗 1～4 个疗程。

【临床疗效】　此方治疗黄体功能不全性不孕症 202 例，痊愈（1 年内能受孕，无早期流产现象）78 例，好转（黄体功能改善，即基础体温改善，内分泌激素水平改善，临床主要症状好转）113 例，无效（基础体温、内分泌激素水平、临床主要症状等均无变化）11 例。总有效率为 94.55%。

【验方来源】　周惠芳. 助孕汤治疗黄体功能不全性不孕 202 例临床研究［J］. 江苏中医，2001，22（1）：8.

按：助孕汤中的白芍、山茱萸、山药等补养肝肾之阴；菟丝子、鹿角胶补肾中之阳；柴胡升阳解郁抒发肝气。诸药合用，重在调补肾阴肾阳，侧重补阳，含有水中补火、阴中求阳之意，但又有疏肝解郁的作用。助阳药中菟丝子、鹿角胶等有改善下丘脑－垂体－卵巢的调节功能，使孕酮增加，用于治疗肾虚肝郁引起的黄体功能不全性不孕症，不但临床症状大为改善，而且基础体温及内分泌激素水平多有显著改善。

补肾疏肝汤

【药物组成】　当归、丹参、淫羊藿各 15 g，熟地黄、白术、山茱萸、白芍各 12 g，川芎 9 g，菟丝子 20 g，柴胡、木香各 10 g。

加减：根据月经周期用补肾疏肝序贯法治疗。第一阶段为月经周期第 5～14 天，用基本方；第二阶段为月经第 15～28 天，用基本方去川芎、丹参、木香，加仙茅、鹿角胶各 15 g，巴戟天、牡丹皮各 12 g。

【适用病症】　黄体不健型不孕症。临床表现为月经周期缩短，少于 21 天，或经前有点滴状出血和经量过多。基础体温双相但上升缓慢，上升幅度 <0.3℃，黄体期 <11 天。子宫内膜时相 <2 天。孕酮 <10 mg/mL。

【用药方法】　每天 1 剂，水煎 2 次，分早、晚 2 次温服。

【临床疗效】　此方加减治疗黄体不健型不孕症 64 例，治愈（停经，证实妊娠）46 例，好转（基础体温双相，且高温相持续 11 天以上，子宫内膜时相正常，孕酮 >10 mg/mL，即黄体功能健全而未妊娠）12 例，无效（基础体温、子宫内膜时相、孕酮仍表现为黄体不健）6 例。总有效率 90.63%。

【验方来源】　蔡勤华. 补肾疏肝法治疗黄体不健型不孕症 64 例 [J]. 江苏中医，2000，21（1）：20.

按：黄体不健是指因黄体分泌孕酮不足，伴黄体期短，以致子宫内膜分泌反应不良，难以维持孕卵的种植和早期发育而引起不孕、流产及月经紊乱等现象，属于中医学无子、漏胎、月经不调等范畴。中医学认为，受孕的根本在于肾气充盛，而肝肾同源，精血相生，肝气舒，肾精泄，方能成孕。肾为先天之本，女子以肝为先天，肝肾阴虚或肾阳不足、水不涵木都可致不孕，故以补肾疏肝为主治疗。补肾疏肝汤中用熟地黄、菟丝子、山茱萸益肾；当归、白芍养血；柴胡疏肝；淫羊藿、巴戟天、鹿角胶温肾壮阳；牡丹皮泻火滋阴；白术健脾。诸药合用，共奏调经促孕之效，用于治疗黄体不健型不孕症有较好的疗效。

补肾泻浊汤

【药物组成】　菟丝子、枸杞子、淫羊藿、金银花、紫花地丁、车前子、牡丹皮、泽泻、川牛膝、怀牛膝各 10 g，薏苡仁 20 g，黄柏 5 g，甘草 9 g。

加减：热甚者，加黄芩；郁甚者，加郁金；瘀甚者，加桃仁；湿甚者，加茯苓；阳虚者，加鹿角胶；阴虚者，加沙参；脾虚者，加炒白术。

【适用病症】　免疫性不孕症。检查血清或宫颈黏液中抗精子抗体阳性。

【用药方法】　每天 1 剂，水煎，分早、晚服。于月经前 6～15 天开始服药。

【临床疗效】　此方加减治疗免疫性不孕症 47 例，痊愈（10 个月内妊娠）36 例，有效（10 个月内抗精子抗体消失）10 例，无效（10 个月内抗精子抗体未消失）1 例。

【病案举例】　王某，女，26 岁。婚后 2 年未孕。诊见：月经周期基本正常，月经量中等、质黏稠、色暗红，伴小腹隐痛，平时带下偏多、色淡黄，腰膝酸楚，舌淡红、苔黄微腻，脉细滑。妇科检查：慢性附件炎、慢性宫颈炎。检查：血清抗精子抗体阳性。方用补肾泻浊汤去枸杞子，加茯苓、茵陈各 10 g。于月经前 6～15 天开始连服 10 剂，治疗 2 个月后腰酸减轻，白带正常。复查血清抗精子抗体转阴，嘱停药观察。3 个月后已怀孕。

【验方来源】　梁文珍. 补肾泻浊汤治疗免疫性不孕症 47 例 [J]. 新中医，1998，30（4）：44.

按：免疫性不孕的患者，大部分有生殖器官的慢性炎症或腰酸、腹痛、带下等症状，治以益肾化瘀、清热利湿为主。因肾主生殖，其精宜填不宜泻；而肾虚瘀滞湿热者，益肾不可温燥，利湿不可苦泄，化瘀不可克伐。补肾泻浊汤中的菟丝子、枸杞子、淫羊藿甘润补肾而不燥烈；薏苡仁、泽泻、黄柏泄肾浊燥湿邪而坚阴；车前子甘寒滑窍；金银花、紫花地丁清热解毒，配以牡丹皮、牛膝疏利冲任；甘草缓急止痛。全方消补共济，消利结合，共奏补肾泻浊之功。尤其是菟丝子配枸杞子、薏苡仁配牡丹皮为本方之要药，用于临床可获得较好的疗效。

抑 抗 灵

【药物组成】 黄芩、菟丝子、桃仁、枸杞子各 9 g，甘草 6 g，丹参 30 g。

加减：若受孕则停用西药，上方去桃仁、丹参等活血化瘀药，加续断、桑寄生各 15 g，并配用保胎药。

【适用病症】 免疫性不孕症。血清抗体检测：或抗精子抗体阳性，或抗子宫内膜抗体阳性，或抗心磷脂抗体阳性。

【用药方法】 每天 1 剂，水煎 2 次，分早、晚 2 次服。抗精子抗体及抗子宫内膜抗体阳性者，加服地塞米松 0.375 mg，每天 1 次；维生素 C 每次 0.2 g，每天 3 次。抗心磷脂抗体阳性者，加服肠溶阿司匹林 100 mg，每天 1 次。全部病例在开始用药第 1 个月用避孕套避孕。治疗 2 个月为 1 个疗程。

【临床疗效】 此方配合西药治疗免疫性不孕症 90 例，痊愈（治疗后或受孕后连续 2 次查血清抗体转阴）85 例，无效（治疗 6 个疗程，血清抗体仍为阳性）5 例。痊愈病例中受孕 55 例，受孕率 61.1%。

【验方来源】 齐玲玲，刘春霞，胡吉英. 中西医结合治疗免疫性不孕 90 例 [J]. 山东中医杂志，2000，(10)：610.

按：许多原因不明的不孕症均与免疫因素有关，患者的血清抗体中常可检测出抗精子抗体、抗子宫内膜抗体、抗心磷脂抗体等。中医学认为，免疫性不孕症属湿热血瘀，肾虚阴亏，治宜清热利湿、活血益肾为主。抑抗灵中的黄芩能清热燥湿解毒，现代药理研究证实其有抗免疫作用；丹参、桃仁能活血化瘀，可改善子宫微循环；枸杞子、菟丝子滋阴补肾，能抑制免疫功能亢进；甘草则调和诸药，同时有类激素样免疫抑制作用。诸药均有抑菌抗炎作用，可改善生殖系统血液循环，对免疫功能有双向调节作用，有助于机体免疫功能的自身稳定。诸药配合西药使用，可缩短疗程，并调节自身免疫功能，从而提高受孕率。

消 抗 合 剂

【药物组成】 黄芪、丹参各 15 g，当归、赤芍、桃仁、红花、香附、益智仁、菟丝子、枸杞子、淫羊藿、熟地黄各 10 g，苎麻根 20 g，甘草 3 g。

【适用病症】 免疫性不孕症。

【用药方法】 每天 1 剂，水煎 2 次，分早、晚服。2 个月为 1 个疗程。

【临床疗效】 此方治疗免疫性不孕症 40 例，有效（抗精子抗体转阴）37 例，无效（抗精子抗体仍为阳性）3 例。总有效率 92.5%。

【验方来源】 吴丽芹，王桂兰. 消抗合剂治疗女性免疫性不孕症的临床观察［J］. 湖北中医杂志，2003，25（7）：33.

按：免疫性不孕症是一种自身免疫性疾病。其病机以肾虚为本，瘀血、湿热为标，属虚实夹杂之证。消抗合剂中的黄芪、枸杞子、益智仁、菟丝子、淫羊藿、熟地黄补肾益气；辅以当归、赤芍、桃仁、红花、丹参、香附活血化瘀行滞，清热凉血；苎麻根清热解毒，消除并抑制抗体；佐以甘草清热解毒并调和诸药。诸药合用，共奏补肾益气、活血清热之功，具有调节机体免疫功能、抑制抗体和消除抗体、减少炎症渗出和促进炎症吸收等作用。通过扶正祛邪药物的有机配伍，调节免疫功能，重建机体免疫平衡，消除特异抗体，从而改善生殖功能。

蠲痛种子汤

【药物组成】 丹参、当归各 30 g，香附、白芍各 15 g，补骨脂、桃仁、延胡索、川楝子、川芎、川牛膝、五灵脂各 10 g，制没药、木香、炮姜各 6 g。

加减：经行乳胀重者，加橘核、橘叶各 15 g；经行腰痛者，加桑寄生、续断各 15 g；输卵管欠通畅者，加皂角刺 15 g，炮穿山甲（代）10 g；黄体功能低下者，加淫羊藿 15 g，巴戟天 10 g。

【适用病症】 痛经不孕症。

【用药方法】 每天 1 剂，水煎服。于经前服药 3～5 剂，痛经程度较重而月经量偏少者，可于经前服药 8 剂。

【临床疗效】 此方加减治疗痛经不孕症，获得较好的疗效。

【病案举例】 汪某，女，27 岁。4 年前行人工流产后，未行避孕而未孕。每次经来腹痛，经前乳胀，月经周期 28～30 天，经期 5 天，经量适中。妇科检查示：输卵管欠通畅。观察其舌淡红、舌尖布有暗红瘀点、苔薄白、脉沉细。用蠲痛种子汤原方去补骨脂，加益母草、皂角刺各 30 g，于月经干净后 10 天开始服药，连用 8 剂。服药 2 个月经周期后，诸症状全部消失，基础体温呈双相，再次行输卵管通液术示已通畅。上方加淫羊藿 30 g，继服 8 剂，遂受孕。

【验方来源】 郑其国. 蠲痛种子汤治愈痛经不孕 123 例[J]. 黑龙江中医药，2003，(3)：36.

按：经行腹痛是不孕症的常见症状之一。"痛则不通"，因此，疼痛是内有瘀血的主要诊断依据。蠲痛种子汤以理气活血为主，并具有温肾暖宫之力，适用于气滞血瘀为主要病机的不孕症。

加味毓麟珠汤

【药物组成】 熟地黄、当归、白芍、鹿角胶、杜仲、菟丝子、茯苓各 12 g，白术、川芎、小茴香各 10 g，党参 24 g，吴茱萸、炙甘草各 6 g，川椒 3 g。

加减：月经量少色淡者，加枸杞子、阿胶（烊化）各 12 g；气虚者，加山药、黄芪各 15 g；性欲低下者，加仙茅、淫羊藿各 12 g。

【适用病症】 无排卵性不孕症。临床表现为不同程度的腰膝酸软，下腹发凉，带下清稀，神疲乏力，月经或后期或稀发。经基础体温测试、B 超监测、宫颈黏液或诊刮等检查证实无排卵。

【用药方法】 每天 1 剂，水煎，取药液 300 mL，分早、晚服。于每月月经周期的第 7 天开始服药，连服 7 天，服药期间夫妻同房。3 个月为 1 个疗程，连续治疗 3 个疗程。

【临床疗效】 此方加减治疗无排卵性不孕症 50 例，治愈（治疗 3 个疗程内妊娠）36 例，有效（治疗 3 个疗程无妊娠但恢复排卵功能）11 例，无效（治疗 3 个疗程未妊娠，也未恢复排卵功能）3 例。总有效率 94%。

【病案举例】 张某，女，25 岁。婚后 3 年不孕。诊见：月经量少色淡，伴腰膝酸困，精神不振，面色灰暗，舌质淡嫩、苔薄白，脉沉细无力。妇科检查：盆腔正常。2 个月前诊刮提示：宫内膜呈增生性改变。西医诊断：原发性不孕症。中医诊断：证属肾虚型。方用加味毓麟珠汤加枸杞子 12 g，服药 3 个月，基础体温呈现双相，月经恢复正常，伴随症状消失。又服本方 7 剂后，次月月经逾期未潮，尿妊娠试验阳性，足月顺产。

【验方来源】 王耘，连西成．加味毓麟珠汤治疗无排卵性不孕症 50 例［J］. 陕西中医，2001，22（11）: 664.

按：排卵与肾密切相关。若素体肾精充实，肾气旺盛，阳气内动，冲任相资，由虚至盛，由阴转阳即可出现排卵，因此温补肾气是诱发排卵的关键。加味毓麟珠汤中以鹿角胶、菟丝子、杜仲、熟地黄、当归、白芍滋肾填精，温壮肾阳，其中鹿角胶乃血肉有情之品，现代药理研究认为其含有雌二醇及蛋白质，能促进子宫发育，增强机体生殖功能。辅以党参、茯苓、白术、炙甘草益气健脾，补益先天；少佐川椒一味，其性温气烈，专入督脉，启动肾火，促卵排出；小茴香、吴茱萸、白芍疏理气机，温暖胞宫，有利受精卵着床。诸药合用，滋肾补肾，平调阴阳，疏理气机，从而激发排卵受孕。

补肾毓麟汤

【药物组成】　熟地黄、山茱萸、菟丝子、杜仲、当归、红花、紫石英、女贞子、旱莲草、牡丹皮、淫羊藿、炙甘草各 10 g。

【适用病症】　无排卵性不孕症。

【用药方法】　隔天 1 剂，水煎 2 次，分早、晚服。每个月经周期于月经干净后服药 7～10 剂。第 1 个月经周期用氯米芬每天50 mg，月经来潮后第 5 天服用，连服 5 天停药；若无排卵征象或未受孕，第 2 个月经周期氯米芬每天 100 mg，第 3 个月经周期氯米芬每天 150 mg。每周期用药前均经 B 超检查，防止卵巢过度刺激综合征。1 个月经周期为 1 个疗程，治疗 3 个月经周期。

【临床疗效】　此方配合西药治疗无排卵性不孕症 20 例，排卵 12 例，妊娠 10 例。

【验方来源】　梅本华，马素侠. 补肾毓麟汤加氯米芬治疗

无排卵性不孕症 20 例［J］. 安徽中医学院学报，2000，19
（5）：22.

按： 中医学认为，肾藏精，主生殖。肾虚则阴精不足，生
殖功能低下，天癸不按期而至，冲任不盛，胞脉不充，不能摄
精受孕。补肾毓麟汤补肾滋阴，使肾精盈满、冲任得养，养血
授精以促使卵泡成熟，并配合西药促排卵药物氯米芬，以提高
受孕率。

调经种玉汤

【药物组成】 当归、吴茱萸、川芎各 12 g，熟地黄、香附
各 20 g，白芍、陈皮、牡丹皮、茯苓、延胡索各 10 g，生姜
3 片。

加减：肾阳虚者，加干姜、肉桂、艾叶各 6 g；血虚有热
者，加黄芩 9 g。

【适用病症】 排卵障碍性不孕症。

【用药方法】 每天 1 剂，水煎，分 2 次服，经期服用。于
月经周期第 5 天，加用氯米芬 50 mg，口服，每天 1 次，连服
5 天。

【临床疗效】 此方加减治疗排卵障碍性不孕症 30 例，22
例见周期性卵泡发育并排卵，1 例有卵泡发育但不排卵，7 例无
成熟卵泡发育。排卵率 73.3%。服药后受孕 16 例，其中服药 1
个月受孕 4 例，3 个月受孕 6 例，服药 4~6 个月受孕 6 例。

【病案举例】 陈某，女，28 岁。结婚 3 年夫妇同居未孕。
平时月经周期 40 天左右，经期 5 天，经量中、色暗红，伴见乏
力，怕冷，下腹及四肢凉，腰酸腿软，小便清长，大便溏，舌淡
白，脉沉细。妇科检查：盆腔无异常；基础体温呈单相；B 超连
续监测卵泡显示无成熟卵泡发育及排卵。中医诊断为不孕症，证

属肾阳虚型，方用调经种玉汤加干姜、肉桂、艾叶，经期服用，每天1剂。月经第5天加用氯米芬50 mg，每天1次，连服5天。治疗2个月后，停经，化验妊娠试验阳性，后顺产一男婴。

【验方来源】 汤淑华. 中西医结合治疗排卵障碍性不孕症30例疗效观察 [J]. 新中医，2002，34（6）：37.

按：排卵障碍是引起不孕症的主要原因之一，由于下丘脑－垂体－卵巢性腺轴功能紊乱所致。中医学认为，排卵障碍多由肾亏、血虚、宫寒、肝郁、气滞、痰湿等引起，故应用调经种玉汤加西药氯米芬治疗，可以收到养血、补肾、调月经、促排卵的作用。

通　管　汤

【药物组成】 炙黄芪15 g，当归、橘核、炒荔枝核、炒赤芍各10 g，红藤、败酱草各30 g，细辛2 g，炮穿山甲（代）6 g，路路通7个，桂枝、甘草各5 g。

【适用病症】 输卵管炎性不孕症。

【用药方法】 每天1剂，水煎2次，分早、晚服。月经期则改用：丹参15 g，当归12 g，川芎、郁金各6 g，红藤、败酱草各30 g，牛膝、制香附各10 g，甘草5 g，并于月经干净后第5天开始配合宫腔灌注，间隔3天后进行西药侧穹隆注射，交替进行各2次。3个月为1个疗程，1个疗程结束后进行输卵管造影。若输卵管通畅则停止侧穹隆注射及宫腔灌注，继续口服中药。若输卵管仍有炎症，则继续配合侧穹隆注射及宫腔灌注治疗。治疗1～3个疗程。

【临床疗效】 此方配合西药治疗输卵管炎性不孕症50例，治愈（治疗后2年内受孕）39例，好转（虽未受孕，但症状、体征及各项理化检查均有改善）11例。

【验方来源】 章勤. 中西医结合治疗输卵管炎性不孕50例［J］. 新中医，1999，31（1）：42.

按： 输卵管炎除引起输卵管堵塞外，可产生输卵管疤痕挛缩、管壁增厚、变硬，并与周围粘连，使输卵管蠕动受影响，妨碍精子和卵子结合及输送，造成不孕。通管汤选用黄芪、当归等旨在鼓舞正气，提高机体的免疫功能，佐以活血化瘀、行气化痰通络之品，改善盆腔血液循环，促进炎性渗出的吸收。此外，配合西药侧穹隆注射及宫腔灌注交替进行，使药物直接达到病变部位，更利于盆腔内炎症的吸收。因此，采用内外合治法，使整体功能和局部病变同时得以改善，从而取得较为满意的疗效。

补阳还五汤加减方

【药物组成】 黄芪30 g，穿山甲（代）、当归、桃仁、赤芍各10 g，党参15 g，川芎6 g，红花5 g，地龙、路路通、王不留行各12 g。

加减：肝郁型，加荔枝核、川楝子各10 g；痰湿型，加陈皮12 g，法半夏10 g；血瘀型，加乳香、没药各10 g；夹湿热者，加蒲公英15 g，土茯苓12 g，车前子10 g；伴输卵管积水者，加泽兰、泽泻各10 g，薏苡仁15 g。

【适用病症】 输卵管炎性不孕症。

【用药方法】 每天1剂，水煎，分早、晚2次服。于月经周期第5天起连服14剂。另用中药保留灌肠方（丹参、红藤、败酱草各30 g，莪术、皂角刺、夏枯草、刘寄奴各15 g），浓煎至100 mL，温热保留灌肠，于月经干净2天后，每天1次，连续1周。连续治疗3个月经周期为1个疗程，每个疗程间隔1个月。

【临床疗效】 此方配合中药保留灌肠方治疗输卵管炎性不

孕症 56 例，治愈（1 年内妊娠）35 例，有效（1 年内输卵管碘油造影或声像学检查显示双侧输卵管通畅而未妊娠）11 例，无效（1 年内未妊娠，输卵管碘油造影或声像学检查示无改变）10例。总有效率 82%。

【病案举例】 肖某，女，31 岁。人工流产术后 4 年未孕。经输卵管碘油造影检查示双侧输卵管远端不通。诊见：两侧少腹胀痛，经期或劳累后尤甚，白带淡黄、无臭、量中等，月经周期基本正常，经量中等、色暗红、有少量血块，舌淡红、苔薄白，脉细涩。妇科检查：外阴、阴道、宫颈、子宫均正常，双侧附件稍增厚、轻压痛。基础体温呈双相；性激素检查正常；男方精液检查正常。西医诊断：继发性不孕，双侧输卵管阻塞。中医辨证属血瘀型。治以益气活血、化瘀通络，方用补阳还五汤加穿山甲（代）、路路通、王不留行、乳香、没药、鸡血藤，水煎服，每天 1 剂。月经干净 2 天后，用中药灌肠方保留灌肠。治疗 1 个疗程后，已妊娠，足月顺产。

【验方来源】 林洁，李克湘，张烨. 中药内外合治输卵管炎性不孕 56 例临床分析［J］. 新中医，1999，31（3）：42.

按：输卵管炎症引起输卵管堵塞是女性不孕症的重要原因。中医学认为，本病为脏腑失调、气血不畅或感受外邪，血瘀阻络，脉络不通所致。治宜益气活血，化瘀通络，攻补兼施，使脏腑精血旺盛，气血流通。故用补阳还五汤加减方，并配合清热化瘀中药保留灌肠，既可使药力直达冲任，又可避免过于苦寒、化瘀之品伤胃。如此内外结合，局部与整体、攻坚与扶正相结合，可提高疗效。

活血通络汤

【药物组成】 丹参 30 g，香附、赤芍、白芍、桃仁、红花、川芎、当归各 10 g，连翘、徐长卿各 12 g，小茴香 6 g，络石藤 15 g，蜈蚣 1 条，淫羊藿、紫石英各 15 g，炙甘草 6 g。

加减：少腹痛重者，加延胡索、蒲黄各 10 g；月经来时有血块者，加三棱、莪术各 10 g；腹胀者，加木香、苍术各 10 g。

【适用病症】　输卵管阻塞性不孕症。

【用药方法】　每天 1 剂，水煎服。

【临床疗效】　此方加减治疗输卵管阻塞性不孕症 51 例，治愈（治疗后怀孕至足月分娩）48 例，无效 3 例。总有效率为 94.12%。

【验方来源】　王振卿. 活血通络法治疗输卵管阻塞性不孕症 51 例［J］. 辽宁中医杂志，2000，27（7）：303.

按：活血通络汤用丹参、桃仁、红花、赤芍活血祛瘀，消炎止痛；当归、川芎活血补血行气；香附理气，更增加活血祛瘀之力；白芍补血敛阴，缓急止痛；连翘、徐长卿清热解毒散结，促使炎症消散；小茴香入肝经，理气止痛；络石藤通络活血，消肿止痛；蜈蚣内通脏腑，外达经络；淫羊藿、紫石英补肾促使排卵；炙甘草既能缓急止痛，又可清热解毒。诸药合用，有活血通络、消炎止痛之效，用于治疗输卵管阻塞性不孕症，获得了较好的疗效。

通任种子汤

【药物组成】　香附 10 g，丹参 30 g，赤芍、白芍、络石藤、桃仁、红花各 9 g，当归、连翘各 12 g，川芎、小茴香、炙甘草各 6 g，蜈蚣 1 条，淫羊藿、紫石英各 20 g。

加减：少腹痛重者，加延胡索 20 g，蒲黄 10 g；月经有血块者，加三棱、莪术各 10 g；腹胀者，加木香、陈皮各 10 g。

【适用病症】　输卵管阻塞性不孕症。

【用药方法】 水煎服，每天 1 剂。于月经前 10 天服。

【临床疗效】 此方加减治疗输卵管阻塞性不孕症 71 例，治疗后怀孕至足月分娩 52 例，无效 19 例。

【病案举例】 杨某，女，38 岁。已婚 15 年无怀孕。曾做过输卵管通液术 3 次，结果不通。诊见：月经后期量少、色紫黑、有血块，平时小腹作痛，痛时拒按，月经后白带量多、质黏稠，舌质紫暗、舌尖有瘀点、苔白腻，脉细弦。西医诊断：输卵管阻塞性不孕，输卵管炎。中医诊断：证属气滞血瘀型。治宜活血祛瘀，消炎止痛。方用通任种子汤去红花、连翘，加蒲黄、三棱、木香、苍术、徐长卿各 10 g，每天 1 剂，于月经前 10 天服。药后月经来潮、量多色鲜红，少腹微胀痛，月经过后白带量中等，舌质稍暗、苔白，脉细缓。又服上方 10 剂。12 个月后，停经 38 天，食欲欠佳，干呕，脉弦滑，经检查尿妊娠试验阳性，已怀孕。

【验方来源】 王振卿. 通任种子汤加味治疗输卵管阻塞性不孕症 71 例 [J]. 新中医，2000，32（10）：46.

按：通任种子汤不但可以消除输卵管炎引起的小腹疼痛症状，而且可以使炎症消退后输卵管复通。方中以丹参、桃仁、红花、赤芍活血祛瘀，消炎止痛；当归活血补血；川芎活血行气，加香附理气，更增活血祛瘀之力；白芍补血敛阴，缓急止痛；连翘、徐长卿清热解毒散结，促使炎症消散；小茴香、延胡索、蒲黄入肝经，理气止痛；络石藤通络活血，消肿止痛；蜈蚣内通脏腑，外达经络；木香、苍术理气祛湿；淫羊藿、紫石英补肾促使排卵；炙甘草既能缓急止痛，又可清热解毒。诸药合用，共奏活血祛瘀、通经活络、消炎止痛之功效。

祛湿活血灌肠方

【药物组成】　三棱、莪术各 15 g，穿山甲（代）10 g，丹参、王不留行、毛冬青、蒲公英、紫花地丁、鱼腥草各 30 g。

加减：腹痛者，加延胡索、香附；腰痛者，加牛膝、杜仲；带下多者，加忍冬藤、败酱草。

【适用病症】　输卵管阻塞性不孕症。

【用药方法】　每天 1 剂，水煎，取药液 100～150 mL，待温度 37℃左右，嘱患者排空大便，取侧卧位，用 1 次性灌肠袋，睡前将药液缓慢注入肛门，保留 3～4 小时，每天 1 次。月经期停用。20 天为 1 个疗程。并于每月月经干净后 3 天行输卵管通液术。

【临床疗效】　此方加减灌肠配合输卵管通液术治疗输卵管阻塞性不孕症 125 例，痊愈（双侧输卵管通畅并受孕）52 例，显效（单侧输卵管通畅并受孕）37 例，好转（单侧或双侧输卵管复通但未受孕）28 例，无效（双侧输卵管仍阻塞）8 例。

【病案举例】　陈某，女，32 岁。结婚 10 年未孕，配偶检查正常。月经周期、经期基本正常，但经常下腹隐痛，白带多、色黄。白带常规检查：白细胞（＋＋），上皮细胞（＋＋）。B 超检查示：双侧附件炎。输卵管造影示：双侧输卵管阻塞。西医诊断：不孕症，盆腔炎。中医辨证属湿瘀互结。用祛湿活血灌肠方灌肠配合输卵管通液术治疗 3 个月后怀孕。

【验方来源】　卢丽芳. 中西医结合治疗输卵管阻塞性不孕症 125 例［J］. 新中医，2002，34（2）：56.

按：祛湿活血灌肠方中以三棱、莪术破血行气，消积止痛；丹参、王不留行、毛冬青、穿山甲（代）活血通络；蒲公英、紫花地丁、鱼腥草清热解毒，消肿散结。诸药合用，有清热解毒、消肿散结、活血通络等作用。现代药理研究表明，三棱、莪术、丹参、毛冬青、穿山甲（代）有抗血栓形成、改善微循环之功；毛冬青、紫花地丁、蒲公英、丹参等有抗菌之效；鱼腥草、蒲公英抗病毒，且有提高免疫力作用。全方选用保留灌肠法，可使药物自肠黏膜直接吸收而进入盆腔病灶，有助于输卵管复通，并避免长期服药伤胃之忧。

活血清热汤

【药物组成】 败酱草、忍冬藤、鱼腥草、丹参各 30 g，莪术、三棱、黄连、赤芍、水蛭各 15 g，红花 8 g。

加减：输卵管阻塞严重者，加穿山甲（代）20 g；输卵管积水者，加赤小豆、猪苓、泽泻各 10 g，王不留行 30 g；有支原体、衣原体、淋球菌感染史（已治愈）者，加板蓝根、蒲公英、黄柏各 15 g；有宫外孕或盆腔炎包块者，加桃仁、红花、全蝎各 10 g；气虚者，加党参、黄芪各 20 g；热盛瘀阻者，加白花蛇舌草、蒲公英各 30 g；寒湿阻滞者，加桂枝 10 g，细辛 3 g；痰湿壅盛者，加皂角刺、昆布各 10 g；气滞血瘀重者，加桃仁、青皮各 10 g。

【适用病症】 输卵管阻塞性不孕症。

【用药方法】 隔天 1 剂，水煎服。于月经干净后连服 10 剂，并于月经干净后 3 天，基础体温上升前，用丹参、鱼腥草、苦木等注射液各 4～6 mL，加入 α-糜蛋白酶及生理盐水至 20 mL 缓慢注入宫腔，行宫腔注射 3～5 次。另用活血清热汤水煎浓缩至 100 mL，待温度 37℃时保留灌肠 4～8 小时，隔天 1 次，共 10 次。治疗 1 个月经周期为 1 个疗程，最多治疗 6 个疗程。

【临床疗效】 此方配合宫腔注射、保留灌肠治疗输卵管阻塞性不孕症 203 例, 痊愈 (经检查确诊双侧输卵管通畅) 179 例 (其中已妊娠 108 例), 好转 (经检查确诊单侧输卵管通畅或阻塞病灶面积明显缩小) 13 例, 无效 (经检查输卵管阻塞无任何改变) 11 例。

【验方来源】 彭少芳, 李少芬, 蔡佩君. 活血清热汤为主治疗输卵管阻塞性不孕症 [J]. 上海中医药杂志, 2000, 34 (9): 23.

按: 输卵管阻塞导致不孕症, 与带下、无子、月经不调等病症有关, 多因湿热邪毒内蕴, 气血失和则瘀阻胞脉, 冲任不通而致不孕。治以活血祛瘀、理气行滞、清热解毒为主。活血清热汤中以三棱、莪术、丹参、赤芍、红花活血祛瘀, 破血清瘀, 有疏通输卵管及消除炎症、粘连的作用; 水蛭含水蛭素, 能增强血液循环, 改善盆腔瘀血状态; 败酱草、鱼腥草、忍冬藤、黄连清下焦湿热, 消胞宫之浊毒。用本方内外合治, 内服中药则调整患者阴阳平衡, 保留灌肠可使药物直达病灶, 作用迅速, 使局部血管扩张、病灶变软、粘连松解, 从而加速输卵管的疏通, 为受孕创造条件, 有利于提高妊娠率。

通 管 方

【药物组成】 皂角刺、三棱、莪术、土鳖虫、桂枝、茯苓、制香附、鹿角胶、炮穿山甲 (代) 各 10 g, 黄芪、蒲公英各 30 g, 蜈蚣 1 条。

【适用病症】 输卵管阻塞性不孕症。

【用药方法】 每天 1 剂, 水煎 2 次, 分早、晚服, 并取药液 100 mL 保留灌肠 20 ~ 30 分钟。另将药渣趁热装入布袋中局部热敷, 亦可在药袋外加热水袋, 使药性能达到局部, 以增强药效, 并配合西药行输卵管通液术治疗。3 个月经周期为 1 个疗程。

【临床疗效】　此方口服配合灌肠、外敷等治疗输卵管阻塞性不孕症396例，治疗1～2个疗程怀孕295例，3个疗程怀孕28例，3个疗程以上仍未怀孕73例。

【验方来源】　金士美. 中西医结合治疗输卵管炎性阻塞396例［J］. 陕西中医，2001，22（11）：654.

按： 输卵管阻塞是造成不孕症的主要原因之一。中医学认为，经期、产后外邪乘虚侵入胞宫胞络，致气血瘀阻。治以行气活血化瘀为主，能改善输卵管和盆腔局部的血液循环，促进输卵管运送卵子和受精卵的功能，并改善输卵管内的受精环境，故获效较佳。

三棱桃仁通管汤

【药物组成】　穿山甲（代）、丹参各15 g，三棱、桃仁、当归各12 g，柴胡、木香各9 g，延胡索20 g。

【适用病症】　输卵管阻塞性不孕症。

【用药方法】　每天1剂，水煎服。经期停服。配合灌肠方（金银花、蒲公英、乳香、没药各20 g，丹参、三棱、莪术、桃仁各15 g）保留灌肠，每天1次，经期停用。另于月经干净3天后，用庆大霉素80 000 U加生理盐水20 mL通管，隔天1次，连用3次。

【临床疗效】　此方加减治疗输卵管阻塞性不孕症30例，治愈（治疗后妊娠或输卵管造影证实输卵管通畅）26例，好转（输卵管通而欠畅）2例，无效（治疗后经输卵管造影仍不通畅）2例。总有效率93.3%。

【验方来源】　凌春波. 中西医结合治疗输卵管阻塞性不孕症30例［J］. 陕西中医，2001，22（12）：746.

按：输卵管阻塞是造成不孕的常见原因，其临床表现多为气滞血瘀。三棱桃仁通管汤具有活血祛瘀、温经通络之功，再配合活血祛瘀、清热解毒之中药保留灌肠，通过直肠黏膜直接渗透吸收，加大吸收面积，进一步提高疗效。通过中药内外合治，促进全身及输卵管周围组织的生理效应，降低炎性组织的侵蚀性，有利于炎症吸收、粘连分解，使输卵管通畅，恢复其生理功能。

赤芍败酱红藤通管汤

【药物组成】　赤芍、桃仁各 9 g，红藤、败酱草、蒲公英各 30 g，穿山甲（代）、没药各 10 g，路路通 15 g。

加减：若有腹痛者，加延胡索、五灵脂；若有腹胀者，加木香。

【适用病症】　输卵管阻塞性不孕症。

【用药方法】　每天 1 剂，水煎 2 次，将药液混合浓缩为 100 mL，保持温度在 38～40℃，待停经后灌肠，每天 1 次，7 天为 1 个疗程，另用胎盘组织液 2 mL，月经干净后每天 1 次肌内注射，10 天为 1 个疗程，并配合口服归芍调经片，每次 4 片，月经期停药。一般治疗 3 个疗程。

【临床疗效】　此方加减治疗输卵管阻塞性不孕症，获得较好的疗效。

【验方来源】　李昭荣，刘润侠，杨华，等. 中药灌肠为主治疗输卵管堵塞性不孕 64 例 [J]. 陕西中医，2001，22（12）：720.

按：输卵管阻塞性不孕症的病因主要为湿热毒邪上侵胞宫，与瘀血浊液搏结形成血瘀，瘀阻胞络，致冲任不通，胞脉胞络闭塞，日久成癥。治以活血化瘀通络为主，佐以清热解毒。赤芍败酱红藤通管汤中以桃仁、赤芍、没药活血破血，化瘀散结止痛；

穿山甲（代）、路路通活血通络祛湿；佐以红藤、败酱草、蒲公英清热解毒，化瘀通络。现代药理研究证实，诸药具有抗菌、消炎、松解粘连、疏通管腔之作用。采用直肠给药保留灌肠，可使药物通过直肠吸收，直达病所，促进局部的血液循环，抗菌消炎、松解粘连，且作用时间持久，效果显著。

滋肾养液汤

【药物组成】　枸杞子、牛膝、天冬、生地黄、白芍、当归、女贞子、旱莲草、熟地黄、玉竹、陈皮、玄参、茯苓、法半夏、淫羊藿、山茱萸、桑椹子。（原方无药量）

【用药方法】　每天1剂，水煎服。

【临床疗效】　此方治疗宫颈黏液异常性不孕症，有较好的疗效。

【病案举例】　黄某，女，37岁。结婚12年未孕，其配偶各项化验正常，夫妻生活正常。诊见：口干，纳少，失眠多梦，腰酸膝软，经前少腹隐痛，月经稀少，无白带，舌红绛、苔淡薄，脉沉细。基础体温呈双相；妇科检查：宫颈黏液分泌少、黏稠，精子穿透试验阴性。中医辨证属肝肾阴虚，津液枯涸，冲任失养。治以滋养肝肾，调补冲任，化痰稀带。方用滋肾养液汤化裁，服用1个月后月经逐渐增多，排卵期出现拉丝样白带；服药2个月后月经正常，排卵时宫颈黏液清稀，精子穿透试验阳性。3个月后停经受孕。

【验方来源】　张玄思，张月辉，张轲. 中医治疗宫颈黏液异常性不孕症25例［J］. 新中医，2000，32（6）：41.

按：宫颈黏液异常不孕症，因带下过多或过少而影响受孕。在雌激素与孕激素的影响下，宫颈黏液的理化性质可发生周期性变化，排卵期宫颈黏液分泌增多、稀薄，利于精子穿透进入宫腔；若排卵后宫颈黏液分泌少、变稠阻碍精子穿入，因此，宫颈黏液为精子的生存和活动创造了良好的环境。滋肾养液汤可改善宫颈黏液的变化，能使宫颈黏液由稠变稀，为精子穿透宫颈黏液创造条件。

鹿灵双紫汤

【药物组成】 鹿角胶、炙龟板、淫羊藿、肉苁蓉各 12 g，紫石英 30 g，紫河车 20 g，熟地黄 15 g，当归、血竭各 10 g，川芎 6 g。

加减：经前期，肝郁气滞，乳房胀痛者，宜疏肝理气，加柴胡、川楝子各 10 g，橘核 6 g；经间期，宜温阳益精，加仙茅、巴戟天各 12 g，菟丝子 30 g；经后期，宜补血养阴，加生地黄、白芍各 12 g，枸杞子 15 g；行经期，宜活血调经，加益母草 15 g，赤芍 12 g，香附 10 g。

【适用病症】 流产继发不孕症。临床表现为月经不调，腰酸带下，经前及经期下腹疼痛、乳房胀痛。

【用药方法】 每天 1 剂，水煎服。治疗 3~6 个月经周期。

【临床疗效】 此方加减治疗流产继发不孕症 42 例，有效（治疗期间及停药后半年内妊娠）34 例，好转（治疗后虽未受孕，但临床症状、体征及实验室检查有改善）5 例，无效（无受孕，临床症状、体征及实验室检查无改善）3 例。总有效率 92.86%。

【病案举例】 许某，女，28 岁。结婚 3 年，曾经人工流产 1 次，未避孕而至今不孕，男方精液检查正常。妇科检查无明显异常；基础体温呈双相；B 超检查示：子宫偏小。诊见：月经后延、量少色暗，腰酸带下，经来腹痛，舌质暗、苔薄，脉细。西医诊断：流产继发不孕症。中医辨证：属流产后胞宫虚损，瘀血留聚，不能摄精成孕。治以补肾化瘀为主，方用鹿灵双紫汤去炙龟板、肉苁蓉，加茯苓 15 g，菟丝子 30 g，香附 10 g，炙甘草 6 g，并根据月经周期不同阶段随症加减，治疗 3 个月经周期后，月经恢复正常，诸恙悉除，旋即怀孕。后足月顺产。

【验方来源】 江伟华. 鹿灵双紫汤治疗流产继发不孕 42 例［J］. 浙江中医杂志，1999（8）：332.

按： 流产继发不孕症由流产后引起，胞宫虚损，精液内入必乘虚损不循常道，反变为邪，与血搏结，影响冲任，导致胞宫气血失调，不能受孕。治宜祛其瘀而补其肾，促使功能恢复而受孕。鹿灵双紫汤中以鹿角胶、淫羊藿、肉苁蓉补肾阳，炙龟板、熟地黄补肾阴，紫石英、紫河车益肾填精，当归、川芎、血竭祛瘀生新，标本兼顾，而获良效。

加味桂枝茯苓丸

【药物组成】 桂枝、水蛭粉（吞服）各 6 g，土茯苓、桃仁、牡丹皮、赤芍各 10 g，三棱、莪术、延胡索各 12 g，浙贝母 15 g，牡蛎（先煎）、白花蛇舌草各 30 g，甘草 5 g。

【适用病症】 卵巢囊肿、盆腔肿块所引起的不孕症。临床表现为月经不调，少腹疼痛，婚后不孕。

【用药方法】 每天 1 剂，水煎 2 次，分早、晚服。20 天为 1 个疗程。

【临床疗效】 此方加减治疗卵巢囊肿、盆腔肿块所引起的不孕症 50 例，痊愈（临床症状消失，B 超检查示肿块消退）35 例（其中怀孕 28 例），显效（临床症状缓解，B 超检查示肿块缩小 1/2 以上）7 例，无效（临床症状无缓解，B 超检查肿块无改变）8 例。

【病案举例】 马某，女，26 岁。婚后 3 年未孕，平素月经不调，经行少腹疼痛剧烈，腰膝酸痛伴恶心、纳呆。曾经 B 超检查示：左侧附件有一 4 cm×4 cm 的囊性肿块，边界清。内服抗生素等 7 个月余效不佳。诊见：经水适行，下腹剧痛，脐下左侧拒按、经色暗、量少，腰膝酸痛，伴恶心，舌质暗，脉弦涩。西医诊断：左侧附件囊性肿块，疑为畸胎瘤。中医诊断：癥瘕。证属气滞血瘀，聚而成癥。患者因恐手术治疗而转求中药试治。宗急则治其标的原则，以活血祛瘀止痛缓其急。方用加味桂枝茯苓丸加减。处方：桂枝、甘草、血竭各 5 g，白芍 20 g，红花、五灵脂、蒲黄各 10 g，当归、三棱、莪术、延胡索各 15 g，益母草 30 g。3 剂。药后腹痛好转，经色暗、量较前增多。续服 3 剂。药后月经已净，小腹胀痛，腹部包块如前。因癥瘕之成必夹湿热蕴滞胞络，日久瘀血凝聚，积而成块，故治以活血化瘀、清热破结为主。方用加味桂枝茯苓丸原方。服药期间忌茶叶、腥发食物，并间或随症状加入扶正生新之品，以防长期攻逐而伤正，调治 2 个月，B 超复查肿块消失。已怀孕。

【验方来源】　陈金娇. 中药治疗囊肿性不孕症50例［J］.江苏中医，2000，21（1）：18.

按： 卵巢囊肿、盆腔肿块所引起的不孕症，可因人工流产次数的增多和性生活不洁，致使宫壁损伤，残瘀遗留客于胞宫胞络，留滞于冲任两脉，余邪未尽，宿瘀潜留，日久不愈，结成癥瘕。血积非攻散不破，气蓄则非疏理不行，破血消坚、理气化滞为治疗癥瘕的基本法则。加味桂枝茯苓丸中的桂枝温经行滞，通阳散寒；牡丹皮、桃仁活血化瘀；赤芍行血中之滞以开郁结；茯苓改土茯苓取其清热解毒；浙贝母、牡蛎软坚散结；三棱、莪术破血消瘕；延胡索行气活血止痛；水蛭味咸色黑性平，其咸味善入血分，为本方主药。诸药合用，共奏破血消坚、理气化滞之功，用于治疗卵巢囊肿、盆腔肿块所引起的不孕症疗效较佳。

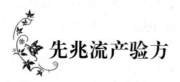

先兆流产验方

当归芍药散加味方

【药物组成】 当归、茯苓、泽泻各 10 g，川芎 5 g，白芍、白术各 12 g。

加减：气虚者，加党参 15 g，炙黄芪 20 g；血虚者，加何首乌、枸杞子各 10 g，阿胶（烊化）9 g；阴虚者，加生地黄 12 g，女贞子、旱莲草各 10 g；阴道出血者，加仙鹤草 15 g，旱莲草、苎麻根各 10 g；腰酸痛者，加续断、桑寄生、菟丝子各 10 g。

【适用病症】 先兆流产。临床表现为怀孕后有阴道流血，量少，色红，持续时间数天或数周，无痛或有轻微下腹疼痛，伴腰痛或下坠感。

【用药方法】 每天 1 剂，水煎 2 次，分早、晚服。1 个月为 1 个疗程，可连服 2 ~ 3 个疗程。

【临床疗效】 此方加减治疗先兆流产 30 例，治愈 28 例，无效 2 例。总有效率 96.7%。

【病案举例】 彭某，女，29 岁。因停经 38 天后出现腰酸、小腹下坠胀痛、少量阴道流血，伴疲倦乏力，面色无华，食欲不振，腰膝酸软，夜寐不安，大便稀溏，舌淡边有齿印、苔薄，脉沉细滑。检查尿妊娠试验阳性。既往曾自然流产 2 次。妇科检查：外阴已婚式，阴道通畅，有淡红色血污，宫颈光滑，口闭，宫体前位，孕 40 天大小，质软，无压痛，附件未见异常。西医诊断：先兆流产。中医诊断：胎动不安。证属气血亏虚，肝肾不足。治以益气健脾，柔肝止痛，固肾安胎。方用当归芍药散加味方加党参 15 g，黄芪 20 g，黄芩、续断、桑寄生、苎麻根各 10 g，甘草 5 g。服第 5 剂后，阴道流血停止，腰酸、小腹坠痛感减轻，纳食增加，疲倦乏力改善，夜寐好转。继服 7 剂，诸症状消失。后以上方去苎麻根隔天 1 剂，服至怀孕 3 个月。随访足月顺产。

【验方来源】 刘春丽. 当归芍药散加味治疗先兆流产 30 例 [J]. 安徽中医学院学报，2000，19（4）：33.

按： 中医学认为，先兆流产的病机为冲任气血失调、胎元不固所致，治宜补肾固冲为主。当归芍药散加味方中以当归、白芍、川芎养血调肝；白术、茯苓、泽泻健脾渗湿，使脾不为湿所困。诸药合用，养血调肝与运脾除湿并举，用于治疗胎动不安，不但疗效显著而且颇为安全。

清热安胎汤

【药物组成】 旱莲草、炒杜仲、菟丝子、桑寄生、炒白芍、生地黄各 15 g，制女贞子、黄芩、竹茹各 12 g，冬桑叶 30 g，绿萼梅、紫苏梗、化橘红各 6 g。

加减：血虚者，加稆豆衣、制何首乌；气虚者，加太子参、生黄芪；血热甚者，加苎麻根炭、生地榆；出血较多者，加仙鹤草、煅龙骨、煅牡蛎；气滞甚者，加砂仁、木香；便秘者，加杏仁、制何首乌；下腹坠胀者，加升麻、柴胡、炒枳壳。

【适用病症】 先兆流产。临床表现为停经 6～12 周，阴道出血，或有腰骶部酸痛，或有下腹坠胀疼痛。尿妊娠试验阳性；B 超检查示活胎。

【用药方法】 每天 1 剂，水煎 2 次，分早、晚服。血止后再继续服用 2~6 周以巩固疗效，并嘱其绝对卧床休息，多食新鲜水果及蔬菜，少食辛辣煎炸之品。

【临床疗效】 此方加减治疗先兆流产 28 例，有效（用药后阴道出血停止，症状消失或减轻，尿妊娠试验阳性，B 超检查示胚胎成活）25 例，无效（用药 7~14 剂后阴道出血未止或增多，症状加重，B 超检查示难免流产）3 例。总有效率 89.29%。

【病案举例】 何某，女，26 岁。停经 57 天，阴道少量出血 5 天。诊见：阴道出血、色鲜红，伴腰酸及下腹坠胀感，胃纳欠佳，晨起刷牙时感恶心，无呕吐，手心烦热，口干咽燥，大便干结，小便短黄，舌质微紫、苔薄黄，脉细滑略数。尿妊娠试验阳性；B 超检查示：子宫增大如孕 50 天左右，见胚芽及胎心搏动。西医诊断：先兆流产。中医诊断：胎动不安（阴虚血热型）。用清热安胎汤加制何首乌、生地榆各 15 g，苎麻根炭 30 g，炒枳壳 12 g，升麻 6 g。5 剂后血止。续服上方 21 剂以巩固疗效。后足月分娩。

【验方来源】 安利群. 清热安胎汤治疗先兆流产 28 例 [J]. 浙江中医杂志，2000，35（1）：11.

按：中医学认为，肾藏精，主生殖，系胞胎。肾气的盛衰不仅影响胚胎的形成，而且关系到胚胎的生长发育，肾气盛则胎元固，则无胎漏、胎动不安之虞。因此，安胎的关键在补肾。由于孕后阴血聚于下以养胎元，机体处于阴血不足而阳气偏亢的生理状态，若素体阴虚或过食辛辣煎炸之品伤阴劫液，阴液更感不足，"阴虚则内热"，血热又可迫血妄行而动血伤胎。此外，孕后经血聚及胎体逐渐长大皆可导致气机壅滞。清热安胎汤中以旱莲草、制女贞子、生地黄、炒白芍滋补肝肾，养阴止血；冬桑叶、黄芩清血海之热，养阴与清热并用，清热能保阴，滋阴能清热，两者相辅相成；菟丝子、桑寄生、炒杜仲补肾益精，固肾壮腰以系胎；再配伍绿萼梅、紫苏梗、化橘红、竹茹宽中行气，和胃安胎。诸药合用，滋阴清热、补肾安胎并举，并随病情变化辨证加减，可以获得显著疗效。

加味寿胎丸煎剂

【药物组成】 菟丝子 30 g，党参、桑寄生各 20 g，杜仲、白芍、续断、阿胶（烊化）各 15 g，白术 10 g，炙甘草 6 g。

加减：阴道出血较多者，加炒地榆 20 g，旱莲草 15 g；腹胀者，去党参，加太子参 20 g；口干者，加黄芩 10 g；呕吐频繁者，加竹茹 10 g；夜尿多者，加益智仁 12 g。

【适用病症】 先兆流产。临床表现为妊娠后阴道少量出血数天或数周，血色暗红，小腹疼痛，腰酸，头晕，面色㿠白，神疲乏力，纳食欠佳，夜尿频多，舌淡、苔薄白，脉沉细。

【用药方法】 每天 1 剂，水煎，分早、晚温服。10 天为 1 个疗程。

【临床疗效】 此方加减治疗先兆流产 91 例，治愈（血止胎安，兼症消失，观察 2 周后各项检查证实正常妊娠）47 例，好转（出血减少，兼症改善，各项检查为正常妊娠）40 例，无效（出血不止，甚至刮胎流产，或胎死腹中）4 例。总有效率 95.6%。

【病案举例】 胡某，女，25 岁。主诉：既往自然流产 2 胎，停经 52 天，阴道出血，腹痛腰酸 7 天。诊见：阴道少量出血、色暗红，伴腰酸腹坠胀痛，神疲乏力，纳差，舌淡红、苔薄白，脉沉细。B 超检查示：早孕（40 天）。西医诊断：先兆流产。予加味寿胎丸煎剂口服，2 剂后阴道血止，腰酸腹痛好转。服药 1 个疗程，临床症状全部消失。继续治疗 1 个疗程，以巩固疗效。B 超复查示：早孕（70 天）。

【验方来源】 徐嵘. 加味寿胎丸治疗早期流产 91 例 [J].

新中医，2000，32（6）：45.

按：先兆流产是妇产科常见病，预防流产的发生，应给予积极而恰当的处理。中医学认为，各种原因引起的脾胃受损、化源不足及肾气虚弱，均会导致胞脉失养、胎元不固而成胎动不安，出现阴道出血、腹痛等症状。加味寿胎丸煎剂中重用菟丝子补益肾精；桑寄生、续断固肾壮腰以系胎；白芍养血和营；阿胶养血止血；党参、白术健脾益气。本方除滋肾补肾外，同时健脾而调理气血，使肾与脾、先天与后天之本相互支持，相互促进，以巩固胎元，使胎有所养，用于治疗先兆流产确有良效。

安 胎 汤

【药物组成】 菟丝子、熟地黄各 15 g，党参、山药各 20 g，白术、续断各 10 g，甘草 8 g。

加减：腰腹痛者，加杜仲、枸杞子；胀痛甚者，加炒白芍、陈皮；阴道下血者，加阿胶、仙鹤草、地榆炭；恶心呕吐者，加竹茹、陈皮、黄连、紫苏叶、砂仁；偏阴虚胎热者，加生地黄、麦冬、黄芩；偏气虚胎寒者，加黄芪、艾叶炭。

【适用病症】 先兆流产。

【用药方法】 每天 1 剂，水煎 2 次，分早、晚饭后服。7天为 1 个疗程。

【临床疗效】 此方加减治疗先兆流产 100 例，治愈（阴道出血停止，无腰酸腹胀，B 超检查示活胎）98 例（其中服药 7剂以内治愈 12 例，7～14 剂治愈 51 例，15～21 剂治愈 27 例，22～28 剂治愈 8 例），无效 2 例。

【验方来源】 徐永翠，张成久. 安胎汤治疗先兆流产 100例［J］. 新中医，2000，32（6）：42.

按：中医学认为，先兆流产主要是气虚、肾虚、脾虚、肝气郁滞或血热等原因造成。妇女妊娠经血聚以养胎，冲为血海，任主胞胎，冲任充盈，胎有血养而有所安。若气血虚则冲任不固，不能摄血保胎；脾虚则不能运化水谷精微而生血，致使冲任虚损胎失所养。肝郁可致气机不畅，胎气受阻导致胎动不安。血热灼伤胎气则胎漏下血。治以养血益气、健脾补肾、固冲安胎为主。安胎汤中的菟丝子是保胎佳品，具有雌激素样活性，而雌激素对妊娠起着重要作用；党参、白术、山药、甘草健脾益气，养胎载胎；熟地黄滋阴补血，与菟丝子、续断相伍，能促进胎儿生长发育。故本方用于治疗先兆流产，有较好的疗效。

习惯性流产（滑胎）验方

固肾保胎饮

【药物组成】　白芍、菟丝子各15 g，桑寄生、续断、枸杞子、杜仲、巴戟天、阿胶（烊化）、炒白术各10 g，紫苏子9 g，砂仁、甘草各6 g。

加减：脾肾不足者，加党参15 g；气血两亏者，加黄芪、当归、熟地黄各10 g；阴虚血热者，去杜仲、巴戟天、阿胶、白术，加沙参、生地黄各15 g，玄参10 g，黄芩9 g；阴道出血量多者，加苎麻根30 g，仙鹤草、地榆炭各15 g；腹痛明显者，白芍加至30 g，陈皮6 g；少腹下坠者，去紫苏子、砂仁，加黄芪30 g，升麻9 g。

【适用病症】　习惯性流产（滑胎）。临床表现为连续流产3次以上，均在怀孕后出现不同程度的腰酸、腹痛、阴道出血症状。

【用药方法】　每天1剂，水煎服。

【临床疗效】　此方加减治疗滑胎（习惯性流产）20例，治愈（服药后阴道出血停止，腰酸、腹痛等症状消失，随访至分娩均正常）17例，无效（服药后阴道出血持续不止，发展为流产或难免流产后而行清宫术）3例。

【病案举例】　曹某，女，40岁。自然流产已3次。现孕1个月余，阴道出血4天、咖啡色，伴腰酸、腹痛，体倦乏力，恶心呕吐，食欲不振，舌淡、苔白、脉滑细。西医诊断：习惯性流产。中医诊断：滑胎。证属脾肾不足，冲任不固，治以健脾益肾，固冲安胎。方用固肾保胎饮去甘草，加党参 15 g，每天 1 剂，并配合每天吃艾叶煮鸡蛋 2 个。治疗 12 天后，阴道出血停止，腹痛减轻，仍觉腰酸乏力。续服原方 7 剂，诸症状好转。为巩固胎元，继续服用上方，隔天 1 剂，至怀孕 3 个月时，B 超检查示：胎儿发育良好。后足月顺产。

【验方来源】 许丽娜. 固肾保胎饮治疗滑胎 20 例 [J]. 新中医，2001，33（1）：63.

按：习惯性流产（滑胎）的病因病机主要是肾气亏损，冲任不固，其次为气血虚弱，不能固摄胎元，或血热迫血妄行，致使胎元受损。治疗当以滋肾补肾为主，辅以健脾而调理气血，并辨别孕妇体质的寒热虚实而随症状加减化裁。固肾保胎饮中以菟丝子、桑寄生、续断补肾益肝，养血益精，是平补肝肾之佳品，为治滑胎要药；阿胶甘平质黏，为血肉有情之品，能补血安胎；白芍、甘草苦酸微寒，补血敛阴，缓急止痛；炒白术健脾益肾安胎；枸杞子、杜仲、巴戟天补肾强精。在滋补药中加辛温芳香之砂仁、紫苏子，一则理气安胎，二则防滋补壅滞之弊。诸药合用，共奏滋肾益脾、固摄胎元之功，故有良效。

补肾固冲丸

【药物组成】 菟丝子 240 g，鹿角霜、枸杞子、续断、白术、巴戟天、杜仲各 90 g，当归 40 g，熟地黄 150 g，阿胶、党参各 120 g，砂仁 15 g，大枣（去核）50 枚。

【适用病症】 习惯性流产（滑胎）。

【用药方法】 将上药打成粉，调匀，炼蜜为丸，每次 15 g，每天 3 次，温开水送服。连服 18 周。

【临床疗效】 此方治疗滑胎 15 例，显效 12 例，无效 3 例。

【病案举例】 汤某，女，35 岁，已婚。婚后 12 年，先后堕胎或小产 5 次，每于妊娠 1 个月后见阴道流血 10 余天，伴头晕、恶心、腰酸痛。现怀孕 50 天，近 10 多天出现恶心，呕吐，择食，大便稍干，夜尿颇多，睡眠尚可，舌质淡嫩、苔薄白，脉沉弱。证属肾虚脾弱，治以补肾益脾、调理冲任。予补肾固冲丸服用 18 周，绝对禁止房事。足月分娩一健康男婴。

【验方来源】 刘艳霞. 补肾固冲丸治疗滑胎 15 例 ［J］. 新中医，1999，31（2）：45.

按：习惯性流产（滑胎）之因有二：①肾气不足，胎本不固；②脾虚中气亏损，胎失所养。治宜补肾、益脾、调冲任。方中的菟丝子、续断、巴戟天、杜仲、鹿角霜温补肾阳，当归、熟地黄、阿胶补肾阴，益精血，合而奏补肾安胎之功。党参、白术、砂仁、大枣益气健脾以资化源，而且砂仁顺气安胎可防止熟地黄、阿胶之滋腻，便于久服而不碍饮食，使药力持续。全方补肝肾、益脾胃、调冲任，使胎得所养。本方对习惯性流产确有显著疗效。

先兆流产和习惯性流产验方

加味寿胎丸合二至丸

【药物组成】 阿胶（烊化）10 g，菟丝子18 g，桑寄生、续断、女贞子、党参、白芍、旱莲草各15 g，白术12 g，砂仁（后下）6 g。

加减：气血虚弱者，加黄芪、熟地黄、山药；阴虚内热者，加黄芩、生地黄炭；腰膝酸软、耳鸣、头晕者，加杜仲、熟地黄；出血较多者，加黄芩炭，或仙鹤草、艾叶炭。

【适用病症】 先兆流产和习惯性流产。

【用药方法】 每天1剂，水煎2次，分早、晚服。

【临床疗效】 此方加减治疗先兆流产和习惯性流产85例，有效（临床症状消失，继续妊娠）73例，无效（临床症状加重而流产）12例。

【病案举例】 朱某，女，32岁。诊见：停经59天，此为第4次妊娠（前3次均在孕2个月余自然流产），今阴道少量流血2天，下腹隐痛，腰酸胀，舌质淡红、苔薄白，脉细弱。妊娠试验阳性。B超检查示：早孕（有胎心搏动）。证属肾精不足，冲任失固。治宜补肾益精，安固胎元。方用加味寿胎丸合二至丸加杜仲、黄芩炭各15 g。服药4剂后，阴道流血渐止，腹痛明显缓解。上方去黄芩炭，继续巩固治疗至妊娠4个月后，改为每隔5天服1剂，连服3个月。足月剖宫产一男婴。

【验方来源】 黄英. 中药治疗先兆流产和习惯性流产85

例［J］. 陕西中医，2001，22（12）：718.

按：先兆流产和习惯性流产，在中医学中分别称胎漏（胎动不安）、滑胎，主要病机是冲任失调，系胎无力。治以调补冲任、保元安胎为大法。冲任两脉以先天肾气为根本，后天脾胃为基础，又需依靠肝的疏泄，故调补冲任多从肝脾肾三脏入手。加味寿胎丸合二至丸具有补益肝肾、养血安胎、理气健脾之功。方中的阿胶滋阴润燥，补血止血；党参、白术、砂仁理气健脾调中；菟丝子、续断、桑寄生、白芍配诸药补肝肾而益精血；女贞子、旱莲草养阴清热，凉血止血，可制约方中温药之弊。临证中应及时掌握保胎时机，凡阴道出血过多，出血时间超过 10 天，血色紫暗、有臭味，下腹部坠痛较甚，则不易保胎。

温肾养胎汤

【药物组成】　鹿角胶（烊化）、山茱萸各 10 g，仙茅、淫羊藿各 8 g，菟丝子、续断、桑寄生、杜仲、仙鹤草、狗脊各 15 g，艾叶炭 5 g。

加减：出血稍多者，加荆芥炭、阿胶（烊化）各 10 g；恶心呕吐者，加砂仁（打碎，冲服）5 g，制法半夏、紫苏梗各 10 g；气虚者，加黄芪 20 g，党参 18 g；大便秘结者，加制何首乌、桑椹子各 15 g。

【适用病症】　先兆流产和习惯性流产。

【用药方法】　每天 1 剂，水煎 2 次。每次加水 400 mL，浸泡 1 小时后，用文火煎取药液 200 mL 左右，分早、晚温服。先兆流产者一般 10 剂为 1 个疗程。习惯性流产者，一旦妊娠确诊后即开始保胎，服药保胎时间一般超过以往流产月份 1 个月以上。

【临床疗效】　此方加减治疗先兆流产和习惯性流产 86 例，

成功（胎儿正常发育，足月分娩健康婴儿）80 例，失败（胎儿停止发育，流产或引产）6 例。总有效率 93.02%。

【病案举例】 苏某，女，30 岁。结婚 7 年，习惯性流产 6 胎，其中孕期最长至 7 个月而堕胎。此次停经 50 天，阴道有少量出血，伴腰酸乏力。检查尿妊娠试验（＋）。B 超检查示：宫内早孕。诊断：先兆流产；习惯性流产。证属脾肾两虚，胎元不固。方用温肾养胎汤加黄芪 30 g，党参 20 g。用药 1 周后，腰酸消失，出血停止，但仍有纳呆，乏力，大便溏软，上方加入益气健脾之品，并嘱孕妇注意休息。如此调养至 3 个月后，改为隔天服药。怀孕 5 个多月时经 B 超复查示：胎儿发育好。怀孕 8 个多月停服中药，足月剖腹分娩一男婴。

【验方来源】 李伟萍，吴忆东. 温肾养胎汤治疗流产 86 例 [J]. 江苏中医，2001，22（9）：34.

按： 先兆流产和习惯性流产的治疗，多以补肾安胎为主。温肾可以养胎，胎气充盛则胎自安。温肾养胎汤侧重于温肾，其中鹿角胶温补督脉阳气，温肾止血；仙茅、淫羊藿、狗脊温肾；菟丝子、续断、杜仲、桑寄生、山茱萸益肾；仙鹤草、艾叶炭止血消瘀。诸药合用，共奏温肾养胎止血之效，用于治疗先兆流产和习惯性流产有较好的疗效。

安 胎 饮

【药物组成】 桑寄生、山药各 15 g，白芍 12 g，续断、菟丝子、党参、白术、石莲子、阿胶（烊化）、生地黄、黄芩各 10 g，炙甘草 6 g。

【适用病症】 先兆流产及习惯性流产。

【用药方法】 每天 1 剂，水煎于饭后 2 小时温服。妊娠反应明显者，可以少量多次频服。5 天为 1 个疗程，治疗 1～3 个疗程。

【临床疗效】 此方治疗先兆流产及习惯性流产 86 例，痊愈（治疗后血止胎安，观察 2 周，各项检查证实继续妊娠）84 例，无效（治疗后阴道出血不止，甚至堕胎少产或胎死腹中）2 例。痊愈率 97.7%。

【病案举例】 任某，女，28 岁。患者既往月经规律，停经 38 天。近 3 天腰酸腹痛，阴道有少量血性分泌物，早孕反应不明显，尿妊娠免疫试验阳性。观察其舌质红，脉细滑。西医诊断为先兆流产。中医诊断为胎动不安、妊娠腹痛。方用安胎饮治疗。服用 3 剂后，阴道血性分泌物已止，腰酸腹痛缓解。继续服用 2 剂以巩固疗效，后足月顺产一男婴。

【验方来源】 傅丽丽，王星田. 自拟安胎饮治疗先兆流产及习惯性流产 86 例 [J]. 四川中医，2001，19（2）：45.

按：由于肾为五脏之根，主命门而系胞胎，又为任脉之本，而任脉主胞胎，因此胞宫的濡养要依赖于肾。而足厥阴肝经络阴器，与冲任二脉相通，肝主藏血，血海的蓄溢正常与否主要由肝来调节，故胎儿的正常发育也离不开气血的濡养；脾为气血生化之源，只有脾气健旺，气血充足，才能养胎护胎。若肾气虚弱，或脾肾亏虚，胞宫任脉失养，不能维系胎元；或肝血不足，冲任二脉受损，则血海不能按时满盈，胎元也无所系；或脾气虚弱，气血化源不足，气不摄血，血不养胎，胎元不固，则易发生流产。因此，肝脾肾三脏亏虚为先兆流产及习惯性流产发生的关键。安胎饮中的桑寄生、续断、菟丝子补肾系胞，益气固胎；党参、白术、山药、石莲子、炙甘草健脾益气，摄血安胎；阿胶、生地黄、白芍养血柔肝并有止血敛阴的功效；黄芩清热安胎，又可预防胎热，与白术相伍为安胎圣药。诸药合用，共奏补肾健脾、柔肝养血、安胎固元之功效，用于治疗先兆流产及习惯性流产可获佳效。

子宫内口松弛致中期流产验方

寿胎丸加味方

【药物组成】　菟丝子 25 g，桑寄生、续断、阿胶、党参、焦白术、陈皮各 15 g，升麻 8 g，黄芪 50 g，柴胡、炙甘草各 10 g。

加减：伴有腰酸、小腹不适者，加杜仲 20 g，白芍 15 g；伴有面赤身热口渴者，加麦冬、玄参各 15 g。

【适用病症】　子宫内口松弛致中期流产。

【用药方法】　每天 1 剂，加水至 1 000 mL，煎取药液 300 mL，每次 100 mL，分早、中、晚温服。

【临床疗效】　此方加减治疗子宫内口松弛致中期流产 26 例，显效（保胎至 37 周以上）10 例，有效（保胎至 32～36 周）14 例，无效（在既往流产好发周发生流产）2 例。

【验方来源】　白云. 中医药治疗子宫内口松弛致中期流产 26 例 [J]. 辽宁中医杂志，2000，27（6）：272.

按：子宫内口松弛致中期流产属中医学滑胎范畴，其根本原因为肾虚，胎失所系而致。治以补肾益气、升阳安胎。寿胎丸加味方中的党参、黄芪、焦白术、柴胡、升麻、陈皮具有益气升阳举阳之功；菟丝子、桑寄生、续断、阿胶补肾安胎；炙甘草调胃安中。诸药合用，可使肾气渐充，胎气渐固，气有所载，胎有所系。

抗心磷脂抗体致流产验方

归肾活血调经汤

【药物组成】 菟丝子、丹参、杜仲各 15 g，熟地黄、山茱萸、山药、赤芍各 12 g，当归、川芎、桃仁、香附各 10 g，甘草 6 g。

【适用病症】 抗心磷脂抗体致流产。临床表现为妊娠 3 个月内，阴道少量出血，或伴有腹痛腰酸，经检查证实胚胎停止发育；或阴道出血量增多，伴腹痛，腰痛，有时见部分妊娠物排出；舌质暗红或暗淡，脉细无力或沉细。

【用药方法】 每天 1 剂，加水 500 mL，文火煎至 150 mL，温服。于流产后连服 2 个月，经期停服。

【临床疗效】 此方治疗抗心磷脂抗体引起的流产，有较好的疗效。

【验方来源】 叶敦敏，张玉珍，邓高丕. 补肾活血法对早期流产患者抗心磷脂抗体的影响 ［J］. 新中医，2002，34（2）：19.

按：早期流产的原因比较复杂，有染色体的异常、环境因素、内分泌因素、免疫因素、生殖道感染或畸形因素等，而自身抗体与流产也有密切的关系。抗心磷脂抗体是一种自身免疫抗体，妊娠后可引起蜕膜血管内皮细胞损害，胎盘血管内广泛血栓形成，导致不良的妊娠结果，如死胎、流产、早产等。中医学认为，"妇人以血为本"，经、孕、产、乳均以血为用，而肾主生殖，可见妇女的生理由肾和血所主。因此，肾虚血瘀是引起早期流产的重要病机，治以补肾活血为主。归肾活血调经汤以菟丝子为君药，滋养肾精；佐以熟地黄、山茱萸、杜仲、山药滋肾养血；以当归、桃仁、丹参、赤芍、川芎为臣药，活血化瘀；酌加香附理气。诸药合用，共奏滋养肾精、养血活血、理气化瘀之功，对抗心磷脂抗体引起的流产有较好的疗效。

茵陈丹参泽泻汤

【药物组成】 茵陈、丹参、泽泻各 15 g，制大黄、白芍各 12 g，当归、白术各 9 克，炒黄芩、甘草各 5 g。

【适用病症】 抗心磷脂抗体致反复自然流产。

【用药方法】 每天 1 剂，水煎服，并配合小剂量阿司匹林口服，每天 50 mg。3 个月为 1 个疗程。待磷脂抗体阴转后嘱其受孕，并根据磷脂抗体的变化，安排是否继续服药，直至妊娠晚期。

【临床疗效】 此方配合西药治疗抗心磷脂抗体致反复自然流产 29 例，25 例磷脂抗体阳性转阴，2 例抗体水平明显下降，2 例抗体水平未见明显下降。总有效率 93.1%，转阴率 86.2%。有效 27 例中 25 例成功受孕，在妊娠后有 5 例在孕早期磷脂抗体再次升高，经巩固治疗后磷脂抗体又复转阴，直至足月分娩。

【验方来源】 朱东方，李大金，朱影. 磷脂抗体致反复自然流产的中西医结合治疗 [J]. 新中医，2000，32（8）：30.

按：磷脂抗体是母－胎免疫识别过度型反复自然流产重要的自身免疫性病因。用清热利湿、养血活血中药治其本，配合小剂量阿司匹林治其标，可获得较好的疗效。尤其是磷脂抗体得到有效控制的反复自然流产患者，再次妊娠成功率达 100%。

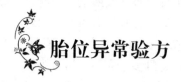

当归紫苏饮

【药物组成】　当归 15 g，川芎 9 g，枳壳、紫苏梗各 6 g，砂仁 3 g。

加减：气虚者，加党参、黄芪、甘草以益气生血载胎，助气血运行；有热者，加炒黄芩；有寒者，加艾叶；胎位过低难转动者，少加升麻益气升提。

【适用病症】　胎位异常。临床表现为胸闷气急，或腹胀，舌质暗，脉弦滑者，为气滞致胎位异常；若见腹部有下坠感，舌淡苔白，脉细滑无力者，乃气虚致胎位不正；或可见气滞、气虚相兼者。

【用药方法】　每天 1 剂，水煎服。

【病案举例】　杨某，女，28 岁。妊娠已足月，妇产科检查为臀位，胎儿臀部与足均已入盆，胎位较低。伴见面色苍白，脉细滑。平素头晕乏力，腰腿酸软，胸腹胀闷，小腹下坠。证属气血虚弱，气虚不能载胎，血虚不能转运而致胎位不正。治以益气升阳、活血转胎。方用当归紫苏饮去砂仁，加炙黄芪 12 g，党参、甘草、续断、桑寄生、杜仲各 9 g，升麻 3 g。服药 3 剂后，胎儿转动，胎位正常，后顺产一男婴。

【验方来源】　吕长惠. 中医治疗胎位异常的体会［J］. 湖北中医杂志，2000，22（4）：38.

按：胎位异常的原因主要有气虚和气滞，影响血运，不能鼓动胎儿正常运转而致；其次，如产妇腹壁紧窄或缺少活动，也能导致胎位不正。治以理气宽中、养血活血，或补气升阳，或滋肾安胎，使气血调和，血运正盛则胎位自正。当归紫苏饮中以当归、川芎补血活血，能温通血脉、转动胎儿；枳壳、紫苏梗、砂仁顺气宽中，能温通气机，松弛腹壁肌肉，为胎儿转动准备条件。临证时，酌加黄芩、党参、白术以益气健脾载胎，使胎不下坠；杜仲、续断补肾固胞，使胎转而胞不漏；枳壳、砂仁疏通气机；当归、川芎养血转胎催生。对妊娠后期或临产前胎位不正者，此方有矫正胎位和催产之功。

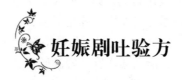

妊娠剧吐验方

逍遥散加减方

【药物组成】 柴胡、白芍、陈皮各 12 g，薄荷（后下）、砂仁各 6 g，当归 3 g，白术 10 g，茯苓 15 g，合欢花 9 g，酸枣仁 30 g。

【适用病症】 妊娠剧吐。

【用药方法】 每天 1 剂，加水 500 mL，武火煎沸后，文火煎 30 分钟，取药液 300 mL，待温热代茶饮。3 剂为 1 个疗程，治疗 1～2 个疗程。

【临床疗效】 此方治疗妊娠剧吐 150 例，治愈（除晨起时稍感恶心外，其余症状消失）115 例，显效（临床症状明显减轻，不影响正常生活、工作）30 例，无效（治疗后临床症状变化不明显）5 例。总有效率 96.7%。

【验方来源】 孙洪梅，马秀珍. 逍遥散加减治疗妊娠剧吐 150 例 [J]. 山东中医杂志，2000，19（10）：619.

按：妊娠剧吐以神经系统功能不稳定、精神紧张的孕妇多见，其发病与情志关系密切。本病属中医学妊娠恶阻之范畴，发病机制是冲脉之气上逆，胃失和降所致，肝、脾二脏功能失调是其发病的根本。逍遥散为疏肝理气、解郁消滞、健脾养血的代表方，方中柴胡、薄荷疏肝理气；当归、白芍养血柔肝；白术、茯苓健脾利湿；陈皮、砂仁宽中理气，安胎止呕；合欢花、酸枣仁宁心安神。诸药合用，使阴血得养，气机得畅，精神得宁，宗气得补，元气得充，因而病除胎安。

妊娠期肝内胆汁瘀积症验方

加减保产无忧方

【药物组成】 川芎、柴胡、炙甘草各 6 g，当归、白芍、菟丝子、厚朴、枳壳、荆芥穗、苦参、郁金各 10 g，丹参 15 g，黄芪 25 g。

【适用病症】 妊娠期肝内胆汁瘀积症。临床表现为妊娠中、晚期出现皮肤瘙痒及黄疸，进行性加重，可有食欲不振、腹泻或脂肪泻，但无厌油、乏力等症状。检查肝脏不大或轻度肿大，无压痛和叩击痛。实验室检查血胆酸、谷丙转氨酶、碱性磷酸酶、血总胆红素增高。

【用药方法】 每天 1 剂，水煎 2 次，取药液 300 mL，分早、午、晚服。禁辛辣油腻食物。配合 10% 葡萄糖加茵栀黄注射液 20 mL 静脉滴注，每天 1 次。14 天为 1 个疗程。

【临床疗效】 此方配合茵栀黄注射液治疗妊娠期肝内胆汁瘀积症，获得较好的疗效。

【验方来源】 陈自愚，黄爱蓉. 加减保产无忧方合茵栀黄注射液治疗妊娠期肝内胆汁瘀积症 68 例疗效观察 [J]. 新中医，2001，33（6）：25.

按：妊娠期肝内胆汁瘀积症属中医学风疹、黄疸、胎动不安等范畴。其病机是因孕后阴血下聚血海，充养胎元，以致肝血骤虚，肝木失濡，失其条达，进而木郁土壅，湿热内生，瘀虚交作所致。其湿热内生，浸淫肤目则为痒为黄；瘀虚交作，胞宫失养则胎动胎死。加减保产无忧方中的黄芪、当归、白芍、菟丝子益气固肾，养血安胎；柴胡、郁金、丹参、川芎、厚朴、枳壳疏肝解郁，行气活血；苦参、荆芥穗祛风止痒；炙甘草调和诸药，顾护胃气。配合茵栀黄注射液清热化湿、利胆退黄。诸药合用，疗效显著。

茵陈清利汤

【药物组成】 茵陈 20 g，栀子、泽泻、青蒿、炒白芍、当归各 10 g，制大黄、郁金、蝉蜕各 6 g，夏枯草、续断、益母草各 15 g。

【适用病症】 妊娠期肝内胆汁瘀积症。临床表现为皮肤瘙痒，尤以手心、足心为主，并有轻度黄疸和肝损害（如总胆红素、转氨酶、血胆酸等高于正常值），大多有家族史、复发史，易导致发生早产、胎儿窒息、产后出血等并发症，以妊娠中晚期出现为多见。

【用药方法】 每天 1 剂，水煎，分早、晚服，并配合西药治疗。7 天为 1 个疗程。疗程结束后复查胆酸、转氨酶、胆红素等，必要时休息 7 天再开始下 1 个疗程。治疗期间注意观察，如发现异常或血胆酸持续升高而孕周大于 36 周时，应及时终止妊娠。

【临床疗效】 此方配合西药治疗妊娠期肝内胆汁瘀积症390 例，全部患者皮肤瘙痒及黄疸均明显减轻，睡眠转好，情绪稳定。产后 2～7 天症状全部消失，产后 1 周左右复查转氨酶、胆红素及血胆酸下降至正常。

【验方来源】 王庆霞. 中西医结合治疗妊娠期肝内胆汁瘀积症 390 例 [J]. 江苏中医，2001，22（3）：19.

按：中医学认为，妊娠期肝内胆汁瘀积症的病机为脾虚血亏，湿热蕴积肝胆。脾虚运化功能失调，则脘腹痞闷，呕恶厌食；阴血亏损，血燥生风，而产生瘙痒；湿热蕴积肝胆则尿黄、目黄。治以清肝利胆、健脾和胃、养阴活血为主。茵陈清利汤中以茵陈、栀子、制大黄、青蒿清利肝胆湿热；夏枯草、郁金疏肝利胆；泽泻可利水祛湿，使肝胆湿热从小便排出；益母草和血通络，与郁金合用，不但可疏通肝脏毛细血管内淤积的胆栓，而且增加胎盘血流灌注，从而可改善胎儿、胎盘缺氧；当归、白芍、续断、蝉蜕有养血祛风止痒作用。此方配合西药同用，收效较好。

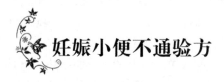

妊娠小便不通验方

补中益气汤加味

【药物组成】 炙黄芪 24 g，当归、白术、车前子各 9 g，陈皮、柴胡、生姜各 4.5 g，升麻、甘草各 3 g，党参 15 g。

【适用病症】 妊娠小便不通。临床表现为小便不通，小腹胀急疼痛，但排除泌尿系统感染。

【用药方法】 每天 1 剂，加清水 500 mL，煎取药液 250 mL，温服。

【临床疗效】 此方治疗妊娠小便不通 23 例，均治愈。

【病案举例】 尹某，女，27 岁。诊见：怀孕 8 个月，近 2 天出现小便不利，日趋点滴不通，腹部胀满不舒，曾施以导尿后腹胀大减。但此后仍时欲小便，又渐至点滴不通，小腹胀满更剧，无发热、尿痛，亦无多饮。平素少气懒言，自觉体倦肢软，舌苔正常，脉沉滑。诊见：面色㿠白，语声低微，形体消瘦。尿常规检查正常。B 超检查示：胎儿、胎位均正常。中医诊断：妊娠小便不通。证属脾胃气虚，胎元不举。治宜补中益气，升阳举陷。方用补中益气汤加味，每天 1 剂，治疗 3 天后病愈。

【验方来源】 徐桂莲. 补中益气汤加味治疗妊娠小便不通 23 例 [J]. 新中医，1998，30 (9)：44.

按：妊娠小便不通是指妊娠期间出现小便不通，小腹胀急疼痛，亦称"转胞"或"胞转"。多见于妊娠后期，脾胃气虚，统摄无力，气虚不能载胎，胎体下陷，压迫膀胱则小便不通，尿少而不畅,甚至小腹胀急疼痛。气虚下陷不能上荣于面,则面色㿠白;脾气不达四肢则少气懒言、体倦肢软。故宜用补中益气汤加味补益中气,升举胎元,使胎元举而小便利。

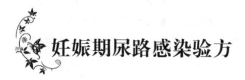

妊娠期尿路感染验方

益肾通淋汤

【药物组成】 凤尾草、地榆、山药、半枝莲、苎麻根、金钱草各 30 g，土茯苓、紫花地丁各 50 g，萆薢、乌药、柴胡、黄芩各 10 g，益智仁、桑寄生各 15 g，檀香（后下）5 g。

加减：血尿明显者，加琥珀粉（吞服）5 g；腰部酸痛者，加杜仲、续断各 15 g；兼心烦、手足心热等阴虚症状者，加生地黄 20 g，麦冬 10 g；兼见面赤舌疮、口苦胁胀等心肝郁热症状者，加黄连 3 g，黄柏、栀子、郁金各 10 g；若感尿道刺痛下坠、乏力自汗者，加生黄芪 10 g，升麻 5 g；白带过多者，加苦参、白术各 15 g，鸡冠花 30 g，樗白皮 10 g；妊娠呕吐甚者，可合用或先用连苏饮煎汤少量频服。

【适用病症】 妊娠期尿路感染。临床表现为明显的尿路刺激征，如尿频、尿急、尿痛，白带量多、质黏如泡沫状或如豆腐渣状，伴见小腹胀痛、腰痛等。

【用药方法】 每天 1 剂，水煎 2 次，将药液混匀 400 ~ 500 mL，分 2 ~ 3 次服。7 天为 1 个疗程，一般连用 2 个疗程。并嘱多饮水，保持尿量每天在 1 500 mL 以上，注意卧床休息。

【临床疗效】 此方加减治疗妊娠期尿路感染 38 例，近期痊愈（临床症状、体征消失，尿常规检查 2 次均恢复正常，并于第 2 周和第 6 周复查尿细菌 1 次均为阴性）29 例，好转（临床症状、体征基本消失，尿常规接近正常，尿细菌阴性，停药后复发）6 例，无效（服药 2 个疗程，临床症状及尿常规检查改善不明显，尿细菌仍阳性，或加用抗生素治疗）3 例。总有效率 92.1%。

【验方来源】 包立振，邓宝华. 益肾通淋汤治疗妊娠期尿路感染 38 例 [J]. 江苏中医，22（9）：32.

按：妊娠期尿路感染属于中医学子淋或妊娠小便淋痛范畴。因肾藏精而主生殖，妊娠之后，阴精聚以养胎，多见阳常有余、阴常不足之特点。本病多发生在妊娠 7~8 个月，临床所见实者多，虚者少，且以本虚标实为多见。多由湿热下注膀胱，气化功能失调，久而耗伤气阴，形成热与虚相兼之病。治当清热利湿，化气通淋，佐以补肾安胎。益肾通淋汤中的凤尾草、土茯苓、地榆清热解毒，利尿通淋，凉血止血，善治泌尿系统炎症、带下症等，通用淋证各期；山药、苎麻根、桑寄生、黄芩固肾滋阴安胎；柴胡、萆薢、乌药、益智仁专为膀胱证候而设，有引经作用，对控制尿路刺激症状有良好作用；檀香有较强的杀菌消炎功效，消除尿道灼热感效果甚佳，对尿中红白细胞的消除甚效；半枝莲、紫花地丁加强清热解毒作用；金钱草有非常明显的利尿抗炎作用和预防草酸钙结石形成及碱化尿液的作用。本方对轻、中度尿路感染者，单独使用即可达到抗菌消炎功效，避免了应用西药抗生素的副作用，且具有疗程短、疗效好的优点。

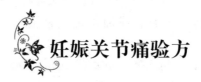

妊娠关节痛验方

二 鹿 汤

【药物组成】 鹿角霜（先煎）、鹿衔草、续断、桑寄生、杜仲、阿胶（烊化）、熟地黄各 15 g，淫羊藿、白芍、当归、木瓜各 10 g，鸡血藤、龙骨（先煎）、牡蛎（先煎）各 30 g。

加减：偏肾阴虚者，加女贞子、旱莲草；偏肾阳虚者，加巴戟天、补骨脂；气虚者，加黄芪、白术；下肢肿胀者，加防己、苍术。

【适用病症】 妊娠关节痛。临床表现为腰酸腿痛，肢体麻木，逐渐加重可致骶髂关节、耻骨联合等全身关节疼痛，严重时屈伸不利，诸关节活动受限，影响翻身及行走，但无关节红肿发热，常伴有头晕乏力、耳鸣目涩、小腿拘挛等症状。

【用药方法】 每天 1 剂，水煎服。5 天为 1 个疗程。

【临床疗效】 此方加减治疗妊娠关节痛 45 例，痊愈（临床症状、体征消失，活动自如）38 例，有效（临床症状、体征改善，肢体麻木感消失）6 例，无效（临床症状、体征无变化）1 例。总有效率 98%。其中治疗 1 个疗程痊愈 14 例，2 个疗程痊愈 20 例，3 个疗程痊愈 4 例。

【病案举例】 林某，女，26 岁。妊娠 30 周，腰酸腿痛已半个月，骶髂关节疼痛加重 3 天，由他人挽扶来诊。检查：关节无畸形，局部无红肿热，舌淡暗、苔白，脉细滑。既往无此类病史。西医诊断：妊娠关节病。中医诊断：痹证。证属肾精亏损，筋骨失养。治宜补肾益精，强筋健骨。方用二鹿汤加黄芪 30 g，白术 9 g。5 剂。二诊：骶髂关节疼痛明显好转，腰酸腿痛改善。方药对症，再进 5 剂后诸症状悉除，行动自如。后足月顺产一女婴。

【验方来源】 于素萍. 二鹿汤治疗妊娠关节病 45 例 ［J］. 新中医，2000，32（6）：44.

按： 中医学认为，肾藏精，主骨生髓，肾精充则骨健髓满，肾精亏则骨软。妊娠有赖肾精滋养胞宫，孕育胎儿，其充骨填髓、濡养筋骨则显不足，故见腰膝酸软，小腿拘急，关节疼痛。肾精亏虚不能上荣脑目，故见头晕乏力、目涩耳鸣等髓海空虚之象。临床所见妊娠关节痛多发于妊娠晚期，随着胎龄的增加，肾精更显亏虚，胎儿增大压迫经络血脉，气血运行不畅，加重关节疼痛、功能障碍，故肾精亏虚是本病的主要病机。肾精亏虚是本，气血运行不畅是标。治疗从补肾入手，补肾壮骨，填精益髓。二鹿汤中的鹿角霜、淫羊藿、杜仲、续断补肾益精，强筋健骨；鹿衔草、木瓜、桑寄生、鸡血藤既补虚又疏通经络，行血定痛；"肝肾同源，精血互生"，当归、熟地黄、阿胶、白芍补肝益肾，舒筋缓急；龙骨、牡蛎敛阴潜阳，增钙壮骨。诸药合用，共奏补肾益精、通痹止痛之功，使髓充骨养筋润，诸症状消除。现代药理研究证实，淫羊藿能增强成骨细胞活性，间接促进骨骼代谢；熟地黄、续断能促进成骨细胞成熟、软骨细胞及骨质生长；阿胶促进钙的吸收；杜仲、当归、白芍还能镇静、镇痛。方中的杜仲、续断、桑寄生还有保胎作用。因此，二鹿汤用于治疗妊娠关节痛是有效的方剂。

妊娠期弓形虫感染验方

黄芪青蒿汤

【药物组成】 黄芪 30 g，人参、当归、白芍各 10 g，青蒿、草果各 15 g，槟榔、黄柏各 9 g，土茯苓、白花蛇舌草、虎杖各 12 g，甘草 6 g。

加减：早期妊娠弓形虫感染，恶心呕吐，头晕目眩者，加陈皮、法半夏、藿香、白芥子、紫苏梗各 10 g；胎动不安，胎漏下血，腹中痛，或阴道出血，点滴而下，淋漓不断者，加阿胶（烊化）、香附、地榆炭、黄芩炭、茜草各 10 g；中期妊娠弓形虫感染，纳差食少，倦怠无力，腹中隐痛者，加白术、麦冬、白豆蔻、佛手、延胡索各 10 g；晚期妊娠弓形虫感染腹部下坠感者，可酌加升麻 6 g。

【适用病症】 妊娠期弓形虫感染。

【用药方法】 每天 1 剂，水煎，分早、晚服。服用30～60 天。

【临床疗效】 此方加减治疗妊娠期弓形虫感染 70 例，痊愈（孕妇经血清免疫检查弓形虫 TOX - IgM 抗体转阴，足月分娩，婴儿发育正常）54 例，无效（孕妇经血清免疫检查弓形虫 TOX - IgM 抗体未转阴，妊娠期再次导致流产、早产、死胎或畸形）16 例。

【病案举例】 某女，25 岁，已婚。曾自然流产 1 次，产无脑儿 1 胎。今停经 50 天，恶心呕吐黏涎，纳差食少，四肢倦怠无力，头晕头痛，胸闷心烦，失眠多梦，舌红、苔白，脉滑。尿妊娠试验阳性；血清免疫检查：TOX－IgM 抗体阳性。西医诊断：妊娠期弓形虫感染。证属气血两虚，虫毒损伤胎元。治宜益气养胎、杀虫解毒。方用黄芪青蒿汤去虎杖，加白术、茯苓各 10 g，续断、菟丝子各 15 g。上方连服 30 剂后，血清免疫学复查：TOX－IgM 抗体转阴。3 个月后 B 超检查示：胎儿发育正常。但因纳差食少，口淡乏味，以原方加炒砂仁 10 g，又服 15 剂停药。后足月顺产一健康婴儿。

【验方来源】 弭阳，弭超. 黄芪青蒿汤治疗妊娠期弓形虫感染 70 例［J］. 山东中医杂志，2000，19（2）：83.

按：弓形虫是一种人群普遍易感染的人畜共患病病原体，胎儿、幼儿感染率高于成人，农村居民发病率高于城镇居民，从事肉类、皮毛工作的工人感染率亦比较高。孕妇感染弓形虫可通过胎盘感染胎儿，导致流产、早产、死胎及先天畸形等。本病属中医学胎动不安、胎漏、滑胎、早产、胎死不下等范畴，多由于气血虚弱，虫毒损伤胎元，导致冲任不固，不能摄血养胎。治宜益气养血，杀虫解毒，固护胎元。黄芪青蒿汤中的黄芪、人参益气，当归、白芍养血，四味同用有益气养血保胎之功，并能提高孕妇的免疫功能；青蒿、草果、槟榔、黄柏苦寒杀虫；土茯苓、白花蛇舌草、虎杖有清热解毒、调节免疫的作用；甘草调和诸药。由于药证相符，故获效显著。本病预防以防止猪粪污染餐具、水源、食物为主要措施，注意个人卫生，不吃生乳、生肉、生蛋等。

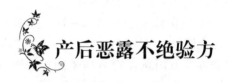

产后恶露不绝验方

缩宫逐瘀汤

【药物组成】 当归、川芎各12 g，炮姜、甘草各9 g，益母草30 g，七叶一枝花25 g，枳壳、桃仁、焦山楂各15 g。

加减：气虚明显者，加黄芪25 g，党参15 g；脾虚明显者，加党参15 g，白术12 g；小腹冷痛者，加乌药10 g，焦艾叶15 g；恶露色淡质稀者，加补骨脂、赤石脂各10 g；腰痛明显者，加焦杜仲、续断各15 g；恶露混有黄水、味腥臭者，加黄柏10 g，鱼腥草12 g。

【适用病症】 产后恶露不绝。临床表现为产后阴道流血、淋漓不净10余天，甚至近2个月。

【用药方法】 每天1剂，水煎服。

【临床疗效】 此方加减治疗产后恶露不绝30例，痊愈（阴道流血停止，子宫复旧良好，临床症状消失）29例，无效（出血不止）1例。总有效率96.6%。

【病案举例】 田某，女，26岁。产后阴道流血淋漓不净50多天，量时多时少，血色暗红、有小血块、无异常气味，轻微腰腹疼痛，伴头晕、肢软无力，纳食差，精神差，面色萎黄，舌质紫暗、苔少，脉弦细。证属瘀阻胞宫，气血复损。治宜活血化瘀，缩宫益气。方用缩宫逐瘀汤加焦杜仲、党参各15 g，黄芪25 g。服3剂后，阴道流血量减少，纳食增，精神好转；又进3剂，阴道流血止，头晕减轻，精神转佳，腰腹疼痛消失。为巩固疗效，上方去桃仁，益母草减为 20 g，再服 3 剂停药。

【验方来源】　张晓英，关建军. 缩宫逐瘀汤治疗产后出血 30 例 [J]. 陕西中医，1999，20（12）：530.

按：产后恶露不绝多由瘀血内阻、气机不畅影响子宫复旧所致。缩宫逐瘀汤中的益母草、枳壳、焦山楂、桃仁为促进子宫收缩、排除瘀滞之主药；七叶一枝花具有缩宫逐瘀之功，还有清热解毒作用，因此能控制宫腔感染；当归、川芎、炮姜温经止血；甘草调和诸药。诸药合用，具有活血理气、缩宫逐瘀等功效，用于治疗产后出血（恶露不绝），可获得较好的疗效。

活血缩宫汤

【药物组成】　当归、川牛膝、赤芍、枳壳、冬葵子、桃仁、马齿苋、贯众各 15 g，川芎 10 g。

加减：热毒较甚，加用败酱草、蒲公英；腹胀痛者，加熟大黄、制乳香、蒲黄；肝郁气滞者，加柴胡、木香；气虚者，加党参、黄芪。

【适用病症】　产后恶露不绝。

【用药方法】　每天 1 剂，水煎 2 次，分早、晚服。服 3～6 剂后以滋肾固冲汤（炙龟板、旱莲草、制女贞子、熟地黄、生地榆、仙鹤草、茜根炭、太子参、续断各 15 g，龙骨、牡蛎各 30 g，石榴皮 10 g）5 剂善后。

【临床疗效】　此方加减治疗产后恶露不绝 67 例，治愈 65 例，无效 2 例。治愈率 97%。

【病案举例】　陈某，女，29 岁。恶露淋漓不尽 58 天。诊见：患者足月顺产次日开始服用大枣龙眼肉汤，产后第 26 天因恶露不净服用阿胶 3 天，仍恶露未止、色暗红、夹少量血块，每天换卫生巾 2～3 次，小腹隐痛，腰酸，大便干结，舌质偏红，舌尖有瘀点、苔薄黄，脉细弦。妇科检查：阴道畅通，内有少量血性分泌物，宫颈光滑，无举痛，子宫平位，偏大，宫体轻压痛；双侧附件无异常。B超检查示：子宫内膜6 mm。证属瘀热互结，恶露不绝。予活血缩宫汤加制乳香、制没药各6 g，生蒲黄、熟大黄各10 g。4剂。药后第2天上午阴道出血量增，夹有细碎内膜组织，当天下午出血量减少，小腹疼痛已缓解，大便通畅，阴道有少量淡血性分泌物。再予滋肾固冲汤5剂，药后血止，诸症状除。B超复查示：子宫附件亦无异常。

【验方来源】 郑晓红.中药治疗产后恶露不绝67例 ［J］. 江苏中医药，2002，23（8）：28.

按：产后由于过早进食甜腻滋补之品，阿胶止血之类而壅阻气机，使恶露排出不畅，一般以瘀热互结型多见。恶露不去，新血难生，恶血不尽，好血难安，相并而下，更致产后阴血亏虚。根据B超检查，恶露不绝患者常有宫腔积液、子宫内膜增厚、宫内残留等情况。故用活血缩宫汤活血化瘀、清热解毒，方中以当归、赤芍、川芎、川牛膝、桃仁活血化瘀，引血下行；枳壳行气止痛；马齿苋、贯众、冬葵子清热解毒。诸药合用，可改善微循环、增强子宫收缩力，并有较好的抗炎作用，使瘀血得去，新血得生，气血调和。后根据本病气血虚亏、阴精不足、冲任不固的特点，用滋肾固冲汤以固本，取得了良好疗效。

养阴清瘀汤

【药物组成】 女贞子、旱莲草、茜草、炒白芍、海螵蛸、续断各30 g，生地黄、山茱萸、蒲黄炭、刘寄奴各10 g。

加减：小腹空坠、神倦懒言者，加炙黄芪、太子参；恶露臭秽、紫暗有块者，加红藤、败酱草、益母草。

【适用病症】 产后恶露不绝。临床表现为产后恶露过期不止，并伴有不同程度的口燥咽干、小腹疼痛等症状。B超检查示：子宫内膜回声不均，宫腔内异常回声区，宫腔积液，盆腔积液。

【用药方法】 每天1剂，水煎2次，分早、晚饭后服。连服10天为1个疗程。

【临床疗效】 此方加减治疗产后恶露不绝86例，治愈（阴道出血停止，临床症状消失，B超见宫腔内异常回声区、宫腔及盆腔积液消失）58例，好转（阴道出血减少，临床症状减轻，B超见宫腔及盆腔积液减少）21例，未愈（临床症状及B超均无改善）7例。总有效率91.9%。

【验方来源】 杨艳琳. 养阴清瘀汤治疗产后恶露不绝86例［J］. 江苏中医药，2003，24（7）：33.

按：产后恶露不绝是由于产时劳伤经脉，导致气血运行失常，而致产后3周以上仍有阴道出血。中医学认为，本病是因产时失血，阴液亏虚，营阴耗损，而致阴虚内热，热入血室，与血相搏，瘀血内阻；或胞衣残留，影响冲任，恶血不去，新血不得归经，故致恶露淋漓不尽。若病程迁延日久，可因失血伤阴而致血虚阴竭。养阴清瘀汤中的女贞子、旱莲草、山茱萸、续断滋养肝肾而止血；白芍养血敛阴；生地黄、茜草清热凉血、止血；刘寄奴、蒲黄炭化瘀止血；海螵蛸固涩止血。诸药合用，滋阴而不滞血，止血而不留瘀，共奏养阴清热、化瘀止血之功，并能增强子宫收缩，促进子宫复旧，故收效良好。

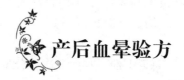

产后血晕验方

参芪龙枣汤

【药物组成】 人参（先煎）、当归各 20 g，黄芪、龙骨各 30 g，白芍 18 g，升麻、川芎、天麻（先煎）、炒白术各 10 g，木香 6 g，阿胶（烊化）15 g，紫河车粉（冲服）、甘草各 5 g，炒酸枣仁 25 g。

加减：若汗出、肢冷、脉微欲绝者，加熟附子 9 g；阴道流血量多不止者，加炮姜炭 10 g；阴道流血色暗有块者，加桃仁 8 g，红花 10 g；伴胸闷呕恶者，加姜半夏 10 g。

【适用病症】 产后血晕。临床表现为头晕眼花，面色苍白，或口唇、指甲苍白，心悸，或目闭口开，或四肢厥冷，自汗冷汗，舌质淡白，脉微欲绝或浮大而虚，或见芤脉。

【用药方法】 每天 1 剂，水煎服。

【临床疗效】 此方加减治疗产后血晕 18 例，痊愈（晕厥消除，心悸、汗出渐止，饮食正常，舌脉转平）15 例，显效（晕厥明显好转，心悸、汗出有所改善，饮食有所增加，舌淡欠红，脉缓弱）2 例，无效（临床症状、体征无改善）1 例。总有效率94.4%。

【病案举例】 王某，女，26 岁。因产时失血较多，产后头晕眼花，不能坐起，心悸失眠，面色苍白，唇甲淡白，肢冷汗出，伴食欲不振，恶心欲吐，舌质淡、少苔，脉芤。诊断：产后血晕（血虚气脱型）。用参芪龙枣汤加熟附子 9 g，3 剂。服药后，诸症状明显好转。效不更方，守前方续服 2 剂，病愈。

【验方来源】 孙晋英，孙晋超，孙中朝. 参芪龙枣汤治疗产后血晕 18 例［J］. 江苏中医，2000，21（10）：27.

按：产后血晕的病因病机多为产时伤血，气随血脱，心肝血虚，筋脉失去气血温养。以晕厥、面色苍白、肢冷、汗出、脉芤为主症，治宜益气升阳、平熄内风、宁神固脱法。参芪龙枣汤中的人参、黄芪、白术、升麻补气升阳；龙骨、炒酸枣仁宁神敛汗固脱；阿胶、紫河车粉、当归补血活血；天麻、白芍柔肝平肝，敛阴潜阳；川芎、木香活血行气，使诸药补而不滞；甘草缓急调和诸药。全方共奏大补气血、养血活血、柔肝熄风、宁神固脱之效。失血可补，气脱可固，虚风可平，失荣之胞得以充盈，则血晕可止。

产后失血性头痛验方

半夏白术天麻汤加减

【药物组成】 天麻、法半夏、苍术、陈皮、川芎各 10 g，黄芪 20 g，人参 6 g，白术、茯苓各 15 g，泽泻、鹿角胶、当归各 12 g，代赭石（先煎）30 g。

【适用病症】 产后失血性头痛。

【用药方法】 每天 1 剂，水煎服。连服 3 剂为 1 个疗程。

【临床疗效】 此方治疗产后失血性头痛 55 例，痊愈（服药后头痛完全缓解，连续观察无复发）49 例，有效（服药后头痛缓解，但停药后又复发；或头痛发作次数减少，疼痛程度减轻，头痛时间缩短）6 例。

【验方来源】 孟立红，司继娟. 半夏白术天麻汤加减治疗产后失血性头痛 55 例 [J]. 中国中医急症，2002，11（5）：336.

按：产后大出血属中医学血崩范畴，失血后头痛是产后失血过多，气随血脱，元阳亏损，蒸化无权，水湿内停，聚湿成痰而上扰清空，阻塞络脉脑窍。本病虽以血虚多见，但气虚夹痰湿者亦颇常见。半夏白术天麻汤加减中的法半夏燥湿化痰，降逆止呕；天麻熄风止痛；黄芪、人参温补元气；白术、苍术甘温除湿，补中益气；泽泻、茯苓利水渗湿；陈皮苦温调中；代赭石降浊逆；鹿角胶温补肾阳，使阳气复、痰湿除而头痛消失；气虚易致瘀，故配当归、川芎养血化瘀，与健脾燥湿药相伍，滋腻助湿之性自除。诸药合用，既益气养血，又有消除痰湿的作用，用于治疗产后失血性头痛有较好的疗效，同时应注意产后护理。

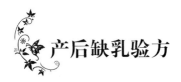

产后缺乳验方

补气通乳汤

【药物组成】 人参、白术、茯苓、当归、白芍、麦冬、通草、炮穿山甲（代）（研末，分2次冲服）各10 g，炙黄芪、炒王不留行各30 g，甘草6 g，猪鞭3条。

【适用病症】 产后缺乳，证属气血虚弱型。临床表现为产后乳少或无乳，乳房柔软，面色萎黄，头晕，自汗，神疲乏力，舌淡、苔白或少苔，脉虚弱。

【用药方法】 每天1剂，水煎服。

【临床疗效】 此方治疗产后缺乳证属气血虚弱型有较好的疗效。

【病案举例】 王某，女，25岁。产后10天，乳汁不多。诊见：面色萎黄，头晕，自汗，神疲乏力，乳房柔软，舌淡、苔薄白，脉细软。证属气血亏虚，乳汁化源不足。治宜补气养血通乳，用补气通乳汤治疗。服药2剂，乳汁渐觉增多。守方再服3剂，诸症状消失，乳汁充足。

【验方来源】 张庆好. 张更生老中医治疗产后缺乳经验[J]. 新中医，2001，33（9）：8.

按：产后缺乳属虚证者，由于产后血已大亏，气随血耗，气虚血少使乳汁化源不足；若产妇体弱，易感外邪，医者过用发汗解表之药，使身体更虚，气血大亏，无以化乳。治宜补气养血，佐以通乳，配合血肉有情之品猪鞭通经下乳。选用补气通乳汤治疗，可获得较好的疗效。

赤豆归芪汤

【药物组成】 赤小豆 30 g，黄芪 30 ~ 40 g，当归、路路通各 10 g，炮穿山甲（代）（研末冲服）6 g，通草 5 g，柴胡 3 g。

加减：乳房柔软、身体乏力者，加党参；乳房胀痛者，加川楝子；腰痛者，加续断、菟丝子。

【适用病症】 产后缺乳。临床表现为产后乳少或无乳，乳房柔软，伴见身体乏力、头昏、自汗出等。

【用药方法】 每天 1 剂，水煎 2 次，分早、晚服，连服 3 ~ 5 天。

【临床疗效】 此方加减治疗产后缺乳 64 例，显效（每次乳汁量超过 50 mL）32 例，好转（比治疗前增多，但每次不超过 30 mL）22 例，无效（仍无乳汁分泌）10 例。总有效率 84.4%。

【病案举例】 粘某，女，28 岁。顺产 4 天后有稀少乳汁分泌，近几天乳汁量明显减少，每次哺乳前需饮水或喝汤后，方能下少量乳汁，伴身体乏力，头昏，自汗出，口干欲饮，夜眠欠安。检查：双乳柔软，无胀感，舌淡红、苔薄白、脉细弱。方用赤豆归芪汤去炮穿山甲（代），加党参 10 g。3 剂。服至第 3 天，双乳房有明显胀感，吸吮后即刻下乳，能满足婴儿食量。因有乏力头昏、夜寐差等症状，上方减炮穿山甲（代）、路路通、柴胡等药，加龙眼肉 12 g，炒酸枣仁 15 g。服 4 剂后，症状消失。随访 3 个月，一切正常。

【验方来源】 赵瑞芬，王洪燕. 赤豆归芪汤治疗产后缺乳 64 例 ［J］. 新中医，2001，33（12）：54.

按：中医学认为，产后缺乳常与气虚不足、脉络不通有关。

赤豆归芪汤中的赤小豆性平味甘酸，有通乳汁的功效，故为主药；重用黄芪大补脾肺之气，资生血之源，益气而催乳；配当归养血和营而阳生阴长，气旺血生；柴胡少量舒肝而不伤阴血；通草、路路通、炮穿山甲（代）活络通乳。诸药合用，使气足血得以滋生，脉络得以通畅。

舒肝下乳汤

【药物组成】　柴胡、当归、川芎、天花粉、炮穿山甲（代）（研末，分 2 次冲服）、漏芦、通草各 10 g，香附、蒲公英、丝瓜络各 15 g，炒王不留行、路路通各 30 g，甘草 6 g。

【适用病症】　产后缺乳，证属肝郁气滞型。临床表现为产后乳少或不行，轻则乳房胀痛、胸胁胀闷；重则乳房结块红肿胀痛，或伴发热，食欲不振，舌红、苔薄白或薄黄，脉弦细或弦数。

【用药方法】　每天 1 剂，水煎服。

【临床疗效】　此方治疗产后缺乳证属肝郁气滞型有较好的疗效。

【病案举例】　张某，女，30 岁。产后 6 天，心情不悦，两乳房胀痛，乳汁不下，用吸奶器吸奶可缓解片刻，伴烦躁不安，因与爱人发生争执，两乳房胀痛更甚，胸胁胀满，按之胀痛，舌红、苔白，脉弦。证属肝气郁结，气血失调，乳汁不行。治宜舒肝解郁，活血通络下乳。用舒肝下乳汤 1 剂，药后乳房胀痛大减，乳汁点滴能下。守方服 3 剂后，诸症状除，乳汁通畅。

【验方来源】　张庆好. 张更生老中医治疗产后缺乳经验 [J]. 新中医，2001，33（9）：8.

按：产妇最忌郁怒，多愁善感，忧心忡忡；或生产之后，所愿不遂，易致情志不舒，肝郁气滞，乳汁不行。方用舒肝下乳汤疏肝解郁、活血通络下乳，药证相符，疗效较佳。

山甲通乳汤

【药物组成】　炮穿山甲（代）、通草、益母草、当归各6 g，制黄精15 g，甘草3 g。

加减：偏肾虚者，加熟地黄；偏血虚者，加龟板；偏气虚者，加黄芪；肥胖者，加王不留行。

【适用病症】　产后缺乳。临床表现为产后乳少或无乳。

【用药方法】　每天1剂，水煎服。服药2～6剂。

【临床疗效】　此方加减治疗产后缺乳50例，除3例无效外，其余均服2～6剂内获效。

【病案举例】　余某，女，26岁。产后1个月内乳汁尚足，其后乳汁逐渐减少。予山甲通乳汤基本方3剂，乳汁分泌恢复正常。停药1个月后，因突然受惊而乳汁再度减少，予基本方加郁金10 g，柴胡6 g。3剂后获效。

【验方来源】　蒋惠芳. 自拟山甲通乳汤治疗缺乳 [J]. 浙江中医杂志，1999（5）：223.

按：产后缺乳，多因气血不足、乳络瘀阻所致。山甲通乳汤中的炮穿山甲（代）、通草、益母草活络通乳；当归、黄精养血和营使气旺血生；甘草调和诸药。诸药合用，使气足血得以滋生，脉络得以通畅，故获效颇佳。

安神通乳汤

【药物组成】　白芍12 g，熟地黄、茯苓、茯神各15 g，黄芪30 g，人参、当归、石菖蒲、通草各10 g，琥珀粉（分2次冲服）、甘草各 6 g。

【适用病症】 产后缺乳，证属惊恐所伤型。临床表现为心悸、善惊易恐，乳少或无乳，全身乏力，苔白，脉虚无力。

【用药方法】 每天 1 剂，水煎服。

【临床疗效】 此方治疗产后缺乳证属惊恐所伤型有较好的疗效。

【病案举例】 惠某，女，28 岁。产后半个月乳汁尚充足，但今晨起床后受惊，随即心悸，乳汁全无。诊见：心悸，善惊易恐，乳汁全无，乳房柔软，全身乏力，舌淡、苔薄白，脉虚略弦。证属惊恐伤及心神，气血逆乱，乳汁不行。投以安神通乳汤 2 剂，心悸消失，乳汁通畅。

【验方来源】 张庆好. 张更生老中医治疗产后缺乳经验 [J]. 新中医，2001，33（9）：8.

按：因产妇素体虚，突遇惊恐，易伤心神，气血紊乱，经脉失养，乳汁受阻，遂致乳汁不行。治以安神定志、补气通窍下乳之法，方用安神通乳汤效佳。

燥湿化痰通乳汤

【药物组成】 苍术、厚朴、法半夏、茯苓、陈皮、通草、石菖蒲各 10 g，焦山楂、炒王不留行、薏苡仁各 30 g，甘草 3 g。

【适用病症】 产后缺乳，证属痰湿中阻型。临床表现多样，但共同特点为乳汁少，苔白腻，脉滑有力。

【用药方法】 每天 1 剂，水煎服。

【临床疗效】 此方治疗产后缺乳证属痰湿中阻型有较好的疗效。

【病案举例】 王某，女，26 岁。产后 11 天，天天进食鸡、鱼、肉、蛋等，乳汁充足。但近日食清炖鲤鱼后乳汁全无已3天。诊见：乳汁少，身体困重，苔白腻，脉弦滑有力。辨证为痰湿中阻乳络。投燥湿化痰通乳汤3剂，服后乳汁增多。

【验方来源】 张庆好. 张更生老中医治疗产后缺乳经验[J]. 新中医，2001，33（9）：8.

按： 痰湿中阻而致产妇乳汁少者，乃因多食鸡、鱼、肉、蛋等滋腻之品，损伤脾胃，聚湿生痰，致痰湿中阻，气机升降失常，经脉失养，乳汁不行。临床表现各异，但共同特点为乳少，苔白腻，脉滑有力。治宜燥湿化痰、通经下乳，方用燥湿化痰通乳汤，实属证治相合，效佳。

白芷下乳方

【药物组成】 白芷30 g（与其他药合用，则改为20 g）。

加减：缺乳明显者，加当归、穿山甲（代）、漏芦、通草、王不留行；气血虚弱者，加黄芪、党参、天花粉、黑芝麻；肝郁气滞者，加柴胡、郁金、青皮、丝瓜络。

【适用病症】 产后缺乳，证属气血两虚型。临床表现为乳汁量少清稀，伴见面色不华，食少神疲。

【用药方法】 每天1剂，煎汤代茶饮。

【临床疗效】 此方加减治疗产后缺乳证属气血两虚型28例，均获较好的疗效。

【病案举例】 李某，女，26岁。产后1周乳汁量少清稀，伴见面色不华，食少神疲，舌淡、苔白，脉细弱无力。证属气血两虚，治宜益气养血，佐以通络。处方：白芷20 g，黄芪、当归、天花粉、黑芝麻各15 g，党参、王不留行、漏芦、砂仁各10 g，通草、炮穿山甲珠（代）、炙甘草各6 g。服3剂后，精神好转，食欲增强，乳汁渐多，但乳汁仍稀。再服3剂，遂乳汁量多汁稠而告愈。

【验方来源】 段先志，张春娥. 白芷下乳效亦著［J］. 中医杂志，2000，41（7）：393.

按：产后缺乳，或因气血不足，或因经脉郁滞，但总与阳明有关。而白芷气味芳香，性升浮，且气温力厚，功善通窍达表，入胃经，为阳明经要药，可以芳香醒脾开胃，鼓舞胃气上行达表而化乳，既兼顾脾胃后天之本，气血生化之源，又可通畅阳明经气通经下乳，不论虚实皆可用之。但白芷为辛温之品，临证时应酌情使用，以免助热化燥之变。

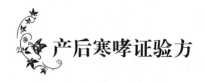

产后寒哮证验方

阳和汤合射干麻黄汤加减方

【药物组成】 炙麻黄、肉桂、熟地黄、干姜、鹿角胶、白芥子、细辛、射干、法半夏、紫菀、款冬花、五味子。（原方无药量）

加减：畏寒肢冷甚、尿清长者，加熟附子；气虚甚者，加党参、黄芪；流清涕、咽痒者，加防风、生姜、荆芥穗（后下）；痰黏稠者，加桑白皮、浙贝母。

【适用病症】 产后寒哮证。临床表现为产后出现气促，喉中如水鸡声，阵发性咳嗽，咯痰、质稀白，或如涎沫、质稠易出量多；伴见胸闷，畏寒怕冷，面色苍白，口淡或口渴不欲饮，舌质淡胖、苔白，脉紧或沉细。

【用药方法】 每天1剂，久煎1小时，分早、晚2次温服。

【临床疗效】 此方加减治疗产后寒哮证68例，临床控制（症状完全缓解）35例，显效（症状明显减轻，但仍有少许咳嗽，无哮鸣音及气促）29例，无效（临床症状无缓解）4例。总有效率94%。

【病案举例】 赵某，女，27岁。患者自诉5岁起有哮喘病史，长期服用中药及间断服用糖皮质激素，11岁后一直未发作。产后1个月因调理不当，出现流涕、头痛、喷嚏、胸闷，自服感冒灵后上述症状稍缓解。又1个月后出现气促，阵发性咳嗽，喉中如水鸡声。诊见：气促，时有喉中哮鸣音，咳嗽，咯痰量多如涎沫，胸闷，畏寒怕冷，夜尿多而清长，面色苍白无华，腰酸痛，口淡，恶心，胃纳差，流少许清涕，舌质淡胖暗，脉沉细。中医诊断：哮证（寒哮）。处方：炙麻黄、鹿角胶、法半夏、款冬花各 12 g，当归、熟地黄、射干各 15 g，生姜（不去皮、后下）、荆芥穗（后下）、五味子各 10 g，肉桂、细辛、甘草各 5 g。服药 3 剂后无流涕，咳嗽、气促明显减轻，痰量减少。上方去荆芥穗、生姜，加橘红 12 g，黄芪 20 g。续服 10 剂后，症状全部消失。2 个月后复诊无复发。

【验方来源】 张忠德，何德平，魏华，等. 阳和汤合射干麻黄汤加减治疗产后寒哮 68 例［J］. 新中医，2000，32（6）：43.

按：哮证主要是素有哮证病史，伏痰内蛰于肺，遇诱因或感风寒之邪而发。产后身体虚弱，气血极亏，卫表难固，最易感邪，引动伏痰，以致病发。且产后胞宫虚寒，元阳亏虚，无以温煦，寒气从胞中上冲于胸致肺脉凝滞不畅，故产后哮证多为寒哮，可伴见畏寒肢冷、面色苍白无华、胸闷等症状。阳和汤有温阳补血、散寒通滞之功，方中以熟地黄大补阴血为君，又恐力难充足，故佐以鹿角胶之有形精血之味；以炮姜温中散寒；白芥子祛痰；炙麻黄、肉桂既宣肺散表，又有温通之功。射干麻黄汤主治咳而上气、喉中如水鸡声，其中射干、紫菀、款冬花降逆气；麻黄、生姜消饮气；五味子敛肺气。二方合用既宜于妇人产后气血不足、元阳亏虚之寒体，又适于咳嗽、咯白稀痰、气促、喉中如水鸡声之寒哮，临床上辨证加减运用可取得良好效果。

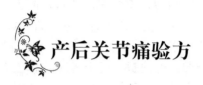

产后关节痛验方

三 痹 汤

【药物组成】 续断、杜仲、防风、肉桂、茯苓、当归、白芍、牛膝、秦艽、熟地黄、独活各 10 g，川芎、人参各 6 g（或党参 10 g），黄芪 15 g，细辛、甘草各 3 g，生姜 3 片。

加减：肩背痛者，加葛根；上肢痛者，加羌活。

【适用病症】 产后关节痛。临床表现为产褥期或产后数月，出现肢体、关节、腰背酸痛麻木重着，关节伸屈不利，无红、肿、热等症状。检查抗"O"抗体血沉、类风湿因子均为阴性。

【用药方法】 每天 1 剂，水煎服。

【临床疗效】 此方加减治疗产后关节痛 58 例，痊愈（临床症状消失，关节活动正常）39 例，好转（临床症状明显好转，时有酸麻重着感）14 例，无效（临床症状未改善）5 例。总有效率 91.38%。

【验方来源】 赵修敬. 三痹汤加减治产后身痛 58 例［J］. 上海中医药杂志，2000，34（4）：41.

按：产后关节痛多因产后气血虚弱，筋脉失养，或起居不慎，偶感风寒，或多劳洗涤，冷水浸渍，以致风寒湿邪乘虚而入，停滞肌肉、关节，气血运行受阻。治疗重在扶正祛邪。三痹汤中以黄芪、党参、茯苓益气固表；川芎、当归、白芍、熟地黄为四物汤以养血；续断、杜仲、牛膝祛风湿强筋骨；秦艽、防风、独活、细辛、肉桂温经祛风湿。诸药合用，共奏益气养血、祛风胜湿、强筋止痛之效。

八珍汤加减方

【药物组成】 黄芪30 g，人参（先煎）、川芎、羌活、独活、杜仲、陈皮、阿胶（烊化）各10 g，白术、茯苓、当归、白芍、熟地黄各12 g，鸡血藤、秦艽各15 g，桂枝、甘草各6 g。

加减：偏于颈部者，加葛根30 g，并重用白芍和甘草柔肝舒筋、缓急止痛；偏于上肢者，加桑枝30 g，白芷10 g；偏于下肢者，加木瓜15 g，牛膝12 g；阴雨天加重者，加防风、荆芥各10 g；大便干者，加柏子仁10 g；疼痛甚者，加延胡索、白芷各10 g；病程日久，迁延不愈者，加炮穿山甲（代）10 g。

【适用病症】 产后关节痛。临床表现为产褥期内出现四肢关节麻木、重着、酸痛，休息后无缓解，或痛无定处，或疼痛剧烈，痛如针刺，甚至出现关节肿胀，屈伸困难，但局部无红肿热痛及关节畸形等，实验室检查无异常。

【用药方法】 每天1剂，水煎服。病程1个月之内用3剂为1个疗程，病程3个月之内用5剂为1个疗程，病程半年以上用10剂为1个疗程，治疗1~2个疗程。

【临床疗效】 此方加减治疗产后关节痛47例，临床治愈（临床症状与体征消失，功能恢复正常）18例，显效（临床症状和体征基本恢复正常，功能活动较前增强）16例，有效（临床症状与体征较前改善，功能活动稍有增强）10例，无效（临床症状和体征无改善，功能活动无增强）3例。总有效率93.6%。

【验方来源】 吴俊荣，吕秀兰，耿为民. 八珍汤加减治疗产后风湿病47例［J］．山东中医杂志，2003，22（1）：24．

按：产后关节痛主要由于产后气血虚弱，腠理疏松，卫外不固，若起居不慎则风寒湿邪乘虚而入，留注经络关节，致气血运行不畅，滞而作痛；或由于素体血虚，产时失血，经脉失养，不荣则痛；或产后恶露去少，气虚血瘀，瘀血留滞于经络、肌肉之间，经脉不通则痛。本病以气血两虚多见。八珍汤加减方中的黄芪、人参、白术、茯苓、当归、川芎、白芍、熟地黄、阿胶益气补血活血；羌活、独活、秦艽、杜仲补益肝肾，祛风胜湿；鸡血藤、桂枝温阳散寒，通络止痛；陈皮理气健脾化湿；甘草调和诸药。本方用于治疗产后风湿病，疗效较好。

黄芪桂枝五物汤加味方

【药物组成】　黄芪、鸡血藤各30 g，白芍20 g，桂枝、生姜、羌活、独活、当归、桑寄生、续断、大枣各10 g，炙甘草5 g。

加减：形寒怯冷，腰背疼痛者，加熟附子10 g；关节疼痛，游走不定者，加防风、威灵仙各10 g；腰膝酸软，畏寒肢冷者，加鹿角片、杜仲、怀牛膝各10 g。

【适用病症】　产后身痛。临床表现为产褥期或产后数月出现肢体、关节、腰背酸痛麻木重着，但无红、肿、热等症状。

【用药方法】　每天1剂，水煎2次，分早、晚服。

【临床疗效】　此方加减治疗产后身痛48例，痊愈（临床症状消失，关节活动正常）31例，好转（临床症状明显好转）16例，无效（临床症状无改善或加重）1例。总有效率97.9%。

【验方来源】　何敬月，于淑清．黄芪桂枝五物汤加味治疗产后身痛48例［J］．吉林中医药，2000，23（2）：30．

按：产后身痛的发病机制主要是产后血虚，经脉失养，以致肢体麻木，甚则疼痛。由于产后气血俱虚，营卫失调，加之起居不慎，风寒湿邪乘虚而入，留着经络关节使气血运行受阻而致。黄芪桂枝五物汤加味方中的黄芪补气固卫，桂枝通阳蠲痹；当归、白芍、鸡血藤养血活血通络；生姜、大枣调和营卫；羌活、独活祛风胜湿，利关节；续断、桑寄生补肾强腰壮筋骨；炙甘草调和诸药。诸药合用，共奏养血益气、温通经络、祛风胜湿、强筋壮骨之效，用于治疗产后身痛有效。

透 红 煎 剂

【药物组成】 透骨草 30 ~ 50 g，红花 10 ~ 15 g，嫩柳枝 60 g。

【适用病症】 产后关节痛。主要表现为产后劳累过度或受风寒湿邪侵袭后出现单个关节或多处关节痛，但各项生化检查正常。

【用药方法】 每天 1 剂，水煎 30 分钟后，将药液及药渣一并倒入盆内，闭窗防风，先熏患处，待药液温度可接触皮肤时再浸泡患处，关节痛剧者可用毛巾浸药液热敷患处，每次熏洗30 分钟左右，后用热水清洗即可。以周身汗出为最佳，洗后一定要擦干卧床休息，勿受风寒。

【临床疗效】 此方治疗产后关节痛66 例，治愈（熏洗 1 ~ 3 次，关节痛完全消失）60 例，好转（熏洗 3 ~ 5 次，关节痛基本消失）5 例，无效（熏洗 5 次以上症状减轻不明显）1 例。总有效率98.5%。

【病案举例】 李某，女，33 岁。产后关节痛 5 年。自诉产后因受风寒出现周身关节痛，曾在当地多家医院求治，检查各项生化检查均正常，关节无红肿、发热，口服各种中西药物症状无改善，经用本方 3 剂，前述症状均除。

【验方来源】 张磊，王蕴玲，马幼玲，等. 透红煎剂治疗产后关节痛 66 例 [J]. 新中医，1999，31（10）：49.

按：产后关节痛是产后较常见的一种病症，多因产后气血亏虚，加之劳累，风寒湿邪乘虚而入，痹阻四肢经脉，不通而痛。对于此类患者，服用解热镇痛药并不能获得满意良效，且副作用大，或因哺乳期而不宜使用。透红煎剂熏洗治疗本病，可使药物直达病所，祛风散寒除湿，而且应用不受任何限制，疗效迅捷。

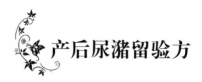

产后尿潴留验方

桂香琥珀散

【药物组成】 肉桂、沉香、琥珀各等份。

【适用病症】 产后尿潴留。临床表现为产后排尿困难、小便胀急疼痛，甚至小便癃闭。

【用药方法】 上药研为细末，每次服3g，每天3次，用温开水送服。体质虚者，另用人参须10g，煎汤送服。

【临床疗效】 此方治疗产后尿潴留47例，全部治愈，总有效率100%。其中服药1天小便通畅32例，服药2天小便通畅10例，服药3天小便通畅5例。

【验方来源】 杨汉庭. 桂香琥珀散治疗产后尿潴留［J］. 江苏中医，2000，21（10）：29.

按： 产后尿潴留主要是产后身体虚弱或过度疲劳，致脾肺气虚，通调不利，或肾虚气化失职，或气滞水道不利，而致小便不通。桂香琥珀散具有温阳化气、利水开窍之功，方中肉桂味辛甘，温补肾阳，宣通血脉，其所含之挥发油有缓和刺激作用，有中枢性和末梢性扩张血管作用，能增强血液循环，增加膀胱气化功能；沉香辛温，善治肝郁，降肝气，和脾胃，功专化气，利水开窍；琥珀味甘辛，功能镇惊安神，清心肺，消瘀血，利水通淋，善治小便不通、产后瘀停腹痛。三药相辅相成，功能相得益彰，直达病所。

黄芪琥珀汤

【药物组成】　黄芪 50 g，琥珀粉（冲服）、升麻、荆芥各 10 g，炙甘草、肉桂各 6 g。

【适用病症】　产后尿潴留。

【用药方法】　每天 1 剂，加清水 2 碗煎至 1 碗，待适温时服。

【临床疗效】　此方治疗产后尿潴留，疗效较佳。

【病案举例】　黄某，女，20 岁。产后 5 小时仍不能自主排尿。经用新斯的明及开塞露塞肛均不效。诊见：汗出，少腹胀痛，舌淡、苔薄白，脉滑数。证属产后中气不足，气滞血瘀。拟黄芪琥珀汤 1 剂。服药 2 小时后，即可自主排尿，诸症状除。续服 1 剂而愈。

【验方来源】　李金文，张铁祥，杨子元. 黄芪琥珀汤治疗产后尿潴留［J］. 新中医，2002，34（9）：72.

按：尿潴留属中医学癃闭范畴。由于产后中气不足，气滞血瘀，清浊升降失常，清阳不升，浊阴不降，膀胱气化不利，开阖功能失职致癃闭。黄芪琥珀汤中重用黄芪补气升阳，利水消肿；琥珀活血祛瘀，利水降浊；荆芥发表祛风，宣肺，通调水道；炙甘草益气补中，缓急止痛；肉桂温经通脉，助阳化气；升麻升举阳气。诸药合用，共奏补气升清、利水降浊、调和经脉、理气散瘀之功。

宣 癃 汤

【药物组成】　蝉蜕 30 g，黄芪、益母草各 15 g，肉桂 5 g，麦冬、当归、王不留行各 10 g，车前子（包煎）12 g。

【适用病症】　产后尿潴留。

【用药方法】　每天1剂，水煎服。服用2~3剂。

【临床疗效】　此方治疗产后尿潴留68例，均获痊愈（能自主排尿）。

【病案举例】　吴某，女，26岁。产后24小时未排尿，曾用西药及热水袋热敷小腹部，小便仍未解，小腹胀痛难忍。经留置导尿管24小时，拔除导尿管后小便仍未解。兼见恶露排出不畅，分泌乳汁较少，舌质淡、苔白滑，脉缓涩。西医诊断：产后尿潴留。中医诊断：产后癃闭。证属产后冲任受损，膀胱气化失司。服宣癃汤2剂后，小便通畅自如，且乳汁分泌亦相应增多。

【验方来源】　胡坚.重用蝉衣巧治尿潴留宣癃汤治疗产后尿潴留68例［J］.上海中医药杂志，1998（3）：11.

按：产后尿潴留多因尿道括约肌痉挛所致。宣癃汤中的蝉蜕入肝、肺二经，有开提肺气、疏泄肝气的功用，且善利小便。而本病虽因膀胱气化失司所致，但与肺、脾、肾的功能失调又密切相关，故参合了益肺、运脾、温肾、利州都、调冲任之品，获效明显。

生化八正汤

【药物组成】　川芎、当归、栀子、炮姜、萹蓄、瞿麦各10 g，大黄、琥珀、木通、甘草各6 g，桃仁、滑石、车前子各12 g。

【适用病症】　产后尿潴留。

【用药方法】　每天1剂，水煎2次，取药液约400 mL，分早、晚2次各服200 mL。并根据不同体质及症状调整药量。药渣用布包热敷膀胱部位，配合针刺梁丘、三阴交穴位，并根据不同体质选择针刺治疗手法。

【临床疗效】　此方治疗尿潴留33例，全部治愈。

【病案举例】　李某，女，26岁。产后小便不通15天，口服中药及静脉滴注青霉素、氨苄西林效果不佳，因多次导尿及留置导尿管，患者痛苦不堪。诊见：小腹胀痛，小便点滴不通，大便干燥，口干渴不欲饮，舌质红赤，脉沉濡。西医诊断：产后尿潴留（小便不通）。中医诊断：癃闭。证属膀胱湿热兼气滞血瘀。方用生化八正汤，2剂，并用药渣热敷小腹膀胱部位约2小时1次。针刺梁丘、三阴交，每天1次，平补平泻。治疗2天后即有便意，随取导尿管，小便即通，但尿时疼痛，又进2剂后小便如常。

【验方来源】　謇骏. 生化八正汤加减配合针刺治疗产后尿潴留33例 [J]. 陕西中医，2001，22（11）：682.

按：产后尿潴留是临床较为常见的病症，而产后因气血逆乱，寒热之邪错杂而至，致湿致热，气阻血瘀，导致膀胱损伤，气化失司，约束尿液功能丧失，故见小便不通。其病位在膀胱，病机在气化失司，病因在湿、热、阻、瘀。方用生化八正汤化裁，以清热利湿通腑，活血化瘀温经通淋。内服外敷，达到通利小便之目的，故效果显著。

加减肾气丸

【药物组成】　山药18 g，熟地黄、通草、枳壳、泽泻各12 g，山茱萸、制附子各10 g，肉桂6 g，巴戟天、淫羊藿、桔梗各15 g，炙黄芪40 g，郁李仁9 g。

【适用病症】　产后尿潴留。

【用药方法】　每天2剂，每剂水煎取药液300 mL，每次服150 mL，每2小时1次。另用生姜60 g，葱白2根，切碎，拌入药渣，趁热外敷于小腹部，每天2次，每次15分钟。同时配合红外线灯局部照射。排尿前先用葱 3 根，精盐 50 g 冲入开水，熏蒸外阴，必要时可导尿，但仍服中药。

【临床疗效】　此方配合外敷、熏蒸治疗产后尿潴留 30 例，均获治愈。其中 14 例于服药当天即自行排尿。

【验方来源】　赵良倩，孙运芳，张立霞. 补肾温阳通利法治疗产后尿闭［J］. 浙江中医杂志，2000，35（2）：77.

按：中医学认为，产后尿潴留乃膀胱气化失司所致，在治疗上无论内服或外敷、熏蒸均着眼于补肾温阳为主，佐以通利，以促进膀胱功能的恢复，故获效显著。

滑石粉单方

【药物组成】　细滑石粉 50 ~ 60 g。

【适用病症】　产后尿潴留。

【用药方法】　将细滑石粉以沸水浸泡至水温适宜时，再将其搅匀后稍作沉淀，取混浊药液 200 ~ 250 mL，一次服下。根据病情需要可每天服 1 ~ 2 次或 2 次以上。

【临床疗效】　此方治疗产后尿潴留 30 例，除 1 例无效外，29 例均在 4 小时内排尿。

【病案举例】　张某，女，27 岁。产后 14 小时未解小便而插导尿管，每 4 小时开放 1 次，24 小时后因尿路刺激而拔除导尿管。至次日上午 10 时，虽以多种方法诱导排尿均未成功。诊见：虚汗淋漓，坐卧不安，少腹拘急胀满拒按，口干渴而不敢饮水，舌苔黄腻，脉弦滑。诊断为产后尿潴留。予细滑石粉 60 g，沸水浸泡至水温适宜时，取混浊药液 250 mL，一次服下。服药后即感尿意难忍，但仅解出点滴而已。40 分钟后，已自行排尿，尿量多且呈浓茶色，病愈。

【验方来源】　熊新年. 单味滑石粉治疗产后尿潴留［J］.

新中医，2001，33（7）：38.

按：产后尿潴留是妇产科常见病。不仅给产妇带来窘迫之苦，而且可导致产后宫缩不良而出血不止。滑石，甘、淡、寒，归胃、膀胱经，有利水通淋、清解暑热之功。产后尿潴留虽然可由气血两虚、肾虚及膀胱损伤等多种因素所致，最终致使州都气化不行为标急之证。患者体质虽有差异，仍当急则治其标，通利小便。故取滑石滑利之性利其小便，标急解除后，再治其本。单味滑石粉浸泡内服治疗产后尿潴留可收到满意的疗效。

半 夏 糊

【药物组成】　生半夏 15 g，大蒜 2 瓣。

【适用病症】　产后尿潴留。

【用药方法】　将上药加水少许，共捣烂为糊状，敷于脐中及关元穴上，并覆盖胶布，用热水袋热敷其上方，待自觉热气入腹，即有便意。如有灼痛，可先将热水袋去掉。1~2 小时即可见效，小便自解之后，可继续保留 1 小时左右，以巩固疗效。

【临床疗效】　此方治疗产后尿潴留 11 例，均获治愈。其中治疗 1 次痊愈 7 例。

【病案举例】　韩某，女，25 岁。足月自然分娩，因产程过长，产后小便一直不畅，每次不能排空，3 天后完全不能自解。诊见：患者痛苦面容，腹胀如鼓，大汗淋漓，舌质淡、苔白，脉弦滑无力。证属寒凝气滞，膀胱气化失司。遂用半夏糊治疗，2 小时后即顺利排尿，治疗 1 次而愈。

【验方来源】　袁泉，刘卫东. 半夏外用治疗产后尿潴留［J］. 中医杂志，2001，42（2）：75.

按：产后尿潴留是产科常见的并发症，属中医学产后癃闭范畴。药用生半夏外敷脐中及关元穴，乃取其性温味辛而体滑，正如《本草纲目》谓之："能主痰饮及腹胀者，为其体滑而味辛性温也。涎滑能润，辛温能散亦能润，故行湿而通大便，利窍而泄小便。"脐中、关元穴，是奇经八脉之一任脉上的重要穴位，脐中既与十二经脉相连，又与十二脏腑相通，选用气味俱厚之生半夏，辅以大蒜加强开窍透骨之性，贴敷脐中，既可畅三焦之气机，又可直达病所之膀胱，故小便通利。

产后遗尿症验方

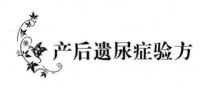

四子益肾散

【药物组成】　覆盆子、菟丝子、沙苑子、桑椹子各 20 g，山药、乌药、黄芪各 30 g，柴胡、枳壳各 10 g。

【适用病症】　产后遗尿症。临床表现为产后小便淋漓不能自止，甚或小便自遗，无力约束。

【用药方法】　上药共研末备用。用时取药末 15 g，加入大枣汤 20 mL 冲服，每天 3 次。4 天为 1 个疗程。服药期间，尽量控制饮水及忌食生冷油腻之品。

【临床疗效】　此方治疗产后遗尿症，获效颇佳。

【病案举例】　蔡某，女，36 岁。10 年前因初次分娩难产后出现小便失禁，此后渐加重，如大声讲话或稍加用力则遗尿，为此终日烦闷，多方求治均乏效。诊见：痛苦面容，消瘦，面色㿠白，头晕耳鸣，腰膝酸软，小便失禁、清冷，甚至点滴外溢，舌淡、苔白，脉沉细无力。证属肾气虚，膀胱约束无权。治宜补肾益气、散寒止遗，方用四子益肾散治疗 2 个疗程后，诸症状悉除。随访 1 年未见复发。

【验方来源】　马铁忠，马虹. 四子益肾散治疗产后遗尿症 [J]. 新中医，1996，28（10）：9.

按：产后遗尿症属中医学虚淋范畴。究其病因乃产后气血亏虚，日久及肾，累及膀胱，气化失约。故以覆盆子、菟丝子、沙苑子、桑椹子益肾，山药涩精气，乌药暖膀胱，黄芪补中气，柴胡升气，枳壳调气，大枣培中。诸药合用，共奏益气补肾、收涩培中之功，使肾有所主，水有所藏，约束有权，气化复常，病得愈。

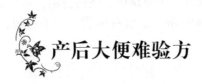

产后大便难验方

砂熟二味汤

【药物组成】 砂仁 12 g，熟地黄 200 g。

【适用病症】 产后便秘。临床表现为不同程度的大便秘结或排便困难等症状。

【用药方法】 每天 1 剂，加水 250 mL，文火煎煮 30 分钟，取药液约 150 mL，顿服。

【临床疗效】 此方治疗产后便秘 258 例均获治愈（服药后大便畅通）。其中服药 1 次治愈 168 例，服药 2 次治愈 75 例，服药 3 次治愈 15 例。

【验方来源】 郭冬冬，王广超. 砂熟二味汤治疗产后大便难 258 例［J］. 新中医，2002，34（1）：49.

按：产后便秘乃因失血汗多、津液重伤、大肠失于濡润所致。治疗上须顾及津液，养血复阴，濡润肠道。熟地黄甘微温，归肝、肾经，功能养血滋阴，补精填髓。肾藏精，司二便，肝藏血，精血生，津液充，肠道得润，大便可通，但熟地黄性质黏腻，有腻胃碍脾之弊，加入砂仁，理气和胃健脾，以制熟地黄之腻胃。但方中熟地黄剂量远大于砂仁用量，二药合用，滋阴养血，理气和胃，使补而不腻，润而不燥，共奏润肠通便之功，用于治疗产后大便难，疗效确切。

三子通便汤

【药物组成】 女贞子 30 g，决明子、莱菔子（炒）各 20 g，当归 15 g，桃仁 9 g。

【适用病症】 剖宫产术后便秘。

【用药方法】 每天 1 剂，水煎汤，代茶频频饮用。

【临床疗效】 此方治疗剖宫产术后便秘 53 例，治愈（1~2 天排便 1 次，便质转润，排便通畅，停药后无复发）48 例，有效（2~3 天排便 1 次，便质转润，排便基本通畅）5 例。

【病案举例】 张某，女，29 岁。剖宫产术后 5 天，排便困难，腹痛腹胀，外用开塞露，努责多时后排出羊矢状硬便数枚，肛门肿痛出血，活动受限。每逢排便时难以解出，精神紧张，烦躁，痛苦异常，不敢进食，乳汁渐少。证属气血亏虚，津枯肠燥。治宜补气养血，润肠通便。予三子通便汤，煎汤代茶饮，辅以盐水坐浴及三黄膏外敷肛门患处。2 天后自行排便，便质转润，肛门肿痛减轻，乳量渐增。7 天后 1~2 天排便 1 次，诸症状悉除。改隔天服药，以巩固疗效。

【验方来源】 李明. 三子通便汤治疗剖宫产术后便秘 53 例［J］. 新中医，2001，33（12）：56.

按：便秘原因很多，关键在于分清虚实。实有热结、气滞；虚有气虚、血虚、阳虚。剖宫产术后，气血大伤，加之失血过多，易形成气血两虚，血虚肠燥，大肠传导无力，故常见大便秘结、燥如羊矢。加之产妇久卧少动且饮食厚味，更使症状加重。治疗必须照顾产后亡血伤津、气血俱虚的特点。三子通便汤中以决明子润肠通便，解毒通乳；莱菔子行气除胀，消食祛积；女贞子补肾、生津、润肠；配以当归、桃仁养血润肠，疏通经气。诸药合用，共奏益气养血、润肠通便之功，故疗效满意。

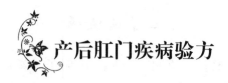

逍 遥 膏

【药物组成】 黄芩、黄柏各 20 g，薄荷 10 g，桃仁 9 g，甲硝唑 10 g，六神丸 20 粒。

【适用病症】 产后肛门疾病。多因分娩时间过长、用力过度努责后导致局部血栓、裂伤、水肿、充血等，引起局部红肿疼痛、便血、活动受限、排便困难。

【用药方法】 上药共研细末成散，过筛，以水、蜜调制成糊状。使用时，先将少许食盐放入盆内，加温开水约 3 000 mL，嘱产妇坐浴 5～10 分钟，然后将适量逍遥膏涂患处，每天 2～3 次。如伴有大便干燥者，可辅以内服通便药。

【临床疗效】 此方治疗产后肛门疾病 109 例，治愈（肛门红肿疼痛消失，血栓软化吸收，起坐、睡眠及情绪不受干扰）86 例，有效（红肿疼痛基本消失，血栓部分软化吸收，临床症状明显减轻）23 例。

【病案举例】 郑某，女，33 岁。足月分娩 6 小时后，肛门肿痛，难以忍受，活动受限，烦躁易怒。检查：肛门水肿、裂伤、有血栓形成。取逍遥膏外涂患处，1 小时后自觉症状减轻，3 天后肿消痛止，5 天后余症状悉除。

【验方来源】 李明. 逍遥膏治疗产后肛门疾病 109 例[J]. 新中医，2002，34（6）：53.

按：产后肛门疾病，多为热壅血瘀。逍遥膏中的黄芩、黄柏清热解毒，消肿止痛；桃仁、薄荷、六神丸芳香通络，活血化瘀。诸药合用，能改善局部血液循环，促使血栓溶解，消除组织水肿，促进炎症吸收，从而使创面及早得到修复。尤其对局部的急慢性疼痛，有良好的止痛作用。

抗早孕（药物流产）验方

加味生化汤

【药物组成】 当归、川芎、桃仁、炮姜、炙甘草各 9 g，马齿苋、益母草、仙鹤草各 30 g。

【适用病症】 抗早孕（药物流产）。临床诊断证实为宫内妊娠，年龄小于 40 岁，停经天数小于 49 天，无使用西药药物流产的禁忌证，自愿药物流产者。

【用药方法】 每天 1 剂，水煎服，连服 5 天。先于每天上午 9 时空腹服西药米非司酮 25 mg，下午 9 时空腹服米非司酮 50 mg，连服 2 天；第 3 天上午顿服米索前列醇 0.6 mg，并加服加味生化汤。

【临床疗效】 此方配合米非司酮抗早孕 50 例，服米索前列醇后 6 小时内绒毛即排出 49 例，1 例 6 小时内未发现明显宫缩而行人工流产术弥补。其中药物流产后阴道出血 7 天内干净者 44 例，占 88%，且出血量仅与月经量相当；7 天后仍有少量出血者 6 例，但未行刮宫术自然痊愈。

【验方来源】 何文弘，王丽萍. 加味生化汤配合米非司酮抗早孕 50 例 [J]. 中医杂志，2002，43（4）：283.

按：米非司酮加米索前列醇抗早孕是发动宫缩而使孕囊排出，但往往由于个体差异等情况而使流产效果欠理想。故配合中药加味生化汤，可起到协同作用。对流产后宫内残留、恶露不尽等瘀血证，可起到"瘀血自去，新血渐生"的功效。从而使流产后出血量明显减少，大大缩短了出血时间，也减少了因残留而再行刮宫术的痛苦，但应在医生指导下使用。

促流复宫汤

【药物组成】 当归、川芎、桃仁、炮姜、枳壳、蒲黄、五灵脂、延胡索、川楝子各 10 g，益母草、黄芪各 30 g，党参 15 g。

【适用病症】 抗早孕（药物流产）。临床诊断证实为宫内妊娠，年龄小于 40 岁，停经天数小于 49 天，无使用西药药物流产的禁忌证，自愿药物流产者。

【用药方法】 每天 1 剂，水煎服。在服用西药药物流产的基础上，加服中药 7 天。

【临床疗效】 此方配合西药抗早孕 85 例，完全流产（用药后孕囊充分排出，出血自然停止或孕囊未见排出，B 超证实宫腔内孕囊消失）83 例，不完全流产（孕囊排出不全，或在宫腔内停止发育，需要清宫）2 例。总有效率 97.65%。

【验方来源】 李军，朱颖. 促流复宫汤对药物流产影响的临床观察 [J]. 山东中医杂志，2000，19（7）：400.

按： 西药终止早孕是一种非手术终止妊娠的方法，但存在着不完全流产、流产后阴道出血量多、出血时间延长等临床表现，而配合中药促流复宫汤可加强其作用，可促使孕囊尽早排出。促流复宫汤中的当归活血养血；川芎活血行气，理血中之气；桃仁祛瘀行血中之瘀；益母草活血化瘀，促进子宫收缩，与蒲黄、五灵脂同用化瘀而不伤正，止血不留瘀；枳壳、川楝子理气并能促进子宫收缩；延胡索、炮姜可止痛，缓解宫缩痛；党参、黄芪补气摄血，有促进子宫复旧的作用。诸药合用，可促进子宫收缩，使孕囊、瘀血及时排出，故疗效较好，但应在医生指导下使用。

复宫止血合剂

【药物组成】 急性子、炮姜、三七、阿胶、炙甘草、延胡索各 10 g，天花粉、益母草各 20 g，当归、炒蒲黄、地榆炭、党参各 15 g，红花 12 g。

【适用病症】 抗早孕（药物流产）。临床诊断证实为宫内妊娠，年龄小于 40 岁，停经天数小于 49 天，无使用西药药物流产的禁忌证，自愿药物流产者。

【用药方法】 上药经水煎浓缩加工，每剂取药液 250 mL，高压密封包装。先分次服用米非司酮，每次服药前后各禁食 1 ~ 2 小时。用药第 1 天早晨口服米非司酮首次量 50 mg，12 小时后服 25 mg；用药第 2 天早、晚各服米非司酮 25 mg；用药第 3 天早上 7 点服米非司酮 25 mg，1 小时后加服米索前列醇 600 μg。口服米非司酮的第 2 天晚上加服复宫止血合剂，每次 80 mL，每天 3 次，饭后服，连服 6 天。

【临床疗效】 此方配合西药用于抗早孕 120 例，完全流产（用药后孕囊自行完整排出，或未见完整排出，但经 B 超检查未见妊娠图像，出血自行停止，尿妊娠试验阴性，子宫恢复正常大小，月经自然复潮）117 例，不完全流产（用药后孕囊自行排出，但因出血过多或时间过长，或 2 周后尿妊娠试验仍未转阴或 B 超检查示宫内有残留物而施行刮宫术）3 例。完全流产率 97.50%。月经恢复最早 26 天，最晚 45 天。

【病案举例】 赵某，女，26 岁。因停经 49 天，恶心厌食 1 周来诊。妇科检查：子宫内孕 7 周大小，质软。辅助检查：尿妊娠试验阳性。诊断：早孕（7 周）。应患者要求给予药物流产，服米非司酮第 2 天晚饭后加服复宫止血合剂 80 mL，每天 3 次，共 6 天，饭后服。于服完米索前列醇后 2 小时感小腹坠痛，4 小时排出完整孕囊及大块蜕膜，阴道出血似月经量，第 6 天干净。B 超复查：子宫附件无异常。尿妊娠试验阴性。

【验方来源】　赵良倩. 中西医结合终止早孕120例临床观察［J］. 江苏中医药，2002，23（9）：25.

按：抗早孕，中医学治以活血逐瘀、杀胚下胎、缩宫止血为主。复宫止血合剂中的急性子、天花粉活血逐瘀、杀胚下胎为君药；当归、红花、益母草加强活血化瘀、缩宫下胎之功；炒蒲黄、三七活血止血，使血止而不留瘀；地榆炭收涩止血，炮姜暖宫止血，延胡索行血理气、化瘀止痛，共为臣药；为防理血药伤血耗气太过，佐以党参、阿胶、炙甘草益气养血。在服药时间上，服用复宫止血合剂应在服用米非司酮后第 2 天晚上始服，以求起相加效应。因此，中药配合西药进行药物流产，可明显提高药物流产的成功率，减少阴道流血量，缩短阴道出血时间。此外，应在医生指导下使用。

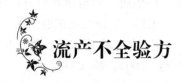

流产不全验方

二血生化汤

【药物组成】　当归、桃仁、血余炭、侧柏炭、炒栀子、五灵脂各 10 g，川芎、炮姜、炙甘草各 5 g，三七粉（研末吞服）6 g，血竭 3 g，藕节炭 30 g。

加减：贫血者，加黄芪 15 g，枸杞子 10 g；出血多者，去桃仁、五灵脂，加仙鹤草、地榆各 30 g；日久机化者，加土鳖虫 10 g；宫内感染较重者，加七叶一枝花 15 g，蒲公英 30 g。

【适用病症】　各类流产不全，包括人工流产、药物流产或自然流产后的胎膜残留。

【用药方法】　每天 1 剂，水煎服。

【临床疗效】　此方加减治疗各类流产不全 83 例，治愈（阴道出血停止，B 超检查示子宫内回声清晰，无残留物）76 例，显效（阴道出血减少，B 超检查示子宫内少量积液）5 例，无效（阴道仍不规则出血，B 超检查示子宫内仍有实质样回声）2 例。总有效率 97.6%。

【验方来源】　宋逸民，丁幼丽. 二血生化汤治疗流产不全 83 例 [J]. 浙江中医杂志，2002，37（3）：98.

按：人工流产、药物流产或自然流产后，由于残留胚胎组织附着子宫壁，胞络受损，血不循常道，且残留物瘀滞宫内使子宫不能很好收缩，均可造成阴道出血不止。若残留物滞留日久以及不断出血，可引起宫内感染，出现少腹坠胀疼痛。根据中医辨证，本病应属于瘀血留滞于胞宫，瘀久化热，瘀热互结之证。治以活血逐瘀为主以动其根，配伍清热消肿以去其毒，止血收敛以枯其源，少佐温经散滞以去其凝。二血生化汤方中的三七、五灵脂、当归、川芎、桃仁合用，增强活血祛瘀之力，加强宫腔内血液循环，促使胎膜脱落；血余炭、血竭祛瘀止血，且能祛腐生肌，促使宫内创面愈合；炒栀子清热消肿，抑菌且抗宫内感染；藕节炭、侧柏炭收敛止血，既能防失血过多，与清热消肿药同用，又能加快子宫壁的创面愈合，使残留组织易枯萎而脱落；少佐炮姜以化宫内之凝血；炙甘草调和诸药。诸药合用，活血与止血同用，温经与清热兼施，共奏活血化瘀、生新蜕膜之功。

生化汤加味方

【药物组成】 当归、桃仁、蒲黄各 12 g，川芎、红花、莪术、香附各 10 g，益母草 60 g，制大黄、炮姜、甘草各 6 g。

加减：气血虚者，加党参 30 g，黄芪 15 g；气滞者，加川楝子 12 g，枳壳 10 g；湿热者，加金银花 12 g，败酱草 30 g，茵陈 15 g。

【适用病症】 药物流产不全。

【用药方法】 每天 1 剂，加水 500 mL 煎至 300 mL，分早、晚服。应用 3 剂无效，则行清宫术。

【临床疗效】 此方加减治疗药物流产不全 21 例，显效（用药 3 剂后腹痛消失，阴道有残留物排出，流血明显减少，B 超检查示宫腔内无残留物）12 例，有效（用药 3 剂后腹痛减轻，阴道有残留物排出，但 B 超检查示宫腔内尚有残留物，再服药后可完全排出）8 例，无效（用药 3 剂后无任何改善）1 例。阴道流血持续时间（从阴道流血时起至干净为止），1 周内 14 例，2 周内 5 例，3 周内 1 例。

【病案举例】 谭某，女，24 岁。怀孕 49 天常规行药物流产后，观察 8 小时胚胎组织物未完全排出。B 超检查示：宫腔内有残留物。诊见：阴道流血较多，面色㿠白，少腹疼痛拒按，舌暗淡、苔薄，脉弦。中医辨证属瘀阻胞宫，气血两虚。选用生化汤加味方加党参 30 g，黄芪 15 g。3 剂。用药第 2 天中午有残留物排出，腹痛消失，阴道流血减少。B 超检查示：残留物消失。予上方加减善后调理，4 剂后阴道流血停止。

【验方来源】 吕以培，梁进. 生化汤加味治疗药物流产不全 21 例 [J]. 新中医，1999，31 (1)：46.

按： 药物流产具有高效、安全、痛苦损伤少的特点，但其有不全流产及流产后流血时间较长等弊端。生化汤具有活血祛瘀、温经止血、抗菌消炎、镇静镇痛等作用，加红花、莪术、蒲黄、制大黄及大剂量益母草加强活血止血，增大宫缩力，促使残留物容易排出，故疗效较佳，且应用简便，无副反应，是防治药物流产不全及缩短药物流产后出血时间的好方法。

药物流产后出血时间延长验方

生化四物汤

【药物组成】 当归、川芎、桃仁、炮姜、白芷各 10 g，黄芪、续断各 30 g，益母草、生地黄、熟地黄、赤芍、白芍、败酱草、茜草炭各 15 g，忍冬藤 20 g。

【适用病症】 药物流产后出血时间延长。临床表现为经药物流产见明显孕囊排出后，出现阴道不规则流血时间长，多达 10 天以上，伴见倦怠乏力，腰膝酸软，小腹疼痛或坠胀，纳差，舌质淡红或淡暗、苔薄白，脉细弦或细弱。

【用药方法】 每天 1 剂，水煎 2 次，分早、中、晚服。连续服用 3~6 天。

【临床疗效】 此方治疗药物流产后阴道出血时间延长 46 例，治愈（阴道流血停止，无不适感）22 例，好转（阴道流血量明显减少，无明显腹痛）20 例，无效（阴道流血无明显减少）4 例。总有效率 91.30%。

【病案举例】 文某，女，34 岁。药物流产后阴道流血量多，长达 15 天。3 天前曾用青霉素、甲硝唑及止血药静脉滴注，阴道流血未减，且感头昏乏力，腰酸腹痛，舌质淡暗、苔薄白，脉细弦。治以补血和血、祛瘀止血，方用生化四物汤 3 剂内服。3 天后阴道流血明显减少，腹痛好转。再进 3 剂，阴道出血止。随访 3 个月月经正常，未出现不规则阴道流血。

【验方来源】 杨兰. 生化四物汤治疗药流后阴道流血时间

延长 46 例 [J]. 江苏中医药, 2002, 23 (7): 29.

按: 药物流产后阴道出血持续时间较长, 其出血色紫红或有血块, 量多少不定, 部分患者可表现为点滴样流血持续 1 个月以上, 属于中医学产后恶露不绝范畴。由于药物流产副作用如呕吐、腹泻、腹痛等可伤及正气, 加上药物流产出血后失血耗气, 以致冲任不固, 不能摄血, 加之宫腔内残留组织不能及时排出, 瘀血内滞, 子宫收缩不良, 影响冲任, 血不归经, 恶露不绝, 而出现阴道不规则出血并出血时间较长诸症状。生化四物汤中用黄芪补中益气摄血; 当归、川芎、生地黄、白芍、益母草、茜草炭、桃仁养血活血调经, 祛瘀止血; 白芷止漏下; 忍冬藤、败酱草清热止血, 有防宫内感染作用; 续断补肝肾、调冲任、止崩。诸药合用, 共奏补血和血、祛瘀止血之效, 故收效显著。

脱花煎加味方

【药物组成】 当归、川芎、川牛膝、车前子、红花各 10 g, 益母草 15 g, 肉桂、炙甘草各 5 g。

加减: 兼血瘀者, 加芫花 10 g, 三七粉 (冲服) 3 g; 兼气虚者, 加黄芪、党参、炒白术; 兼湿热者, 加红藤、蒲公英、马齿苋、土茯苓; 兼气滞者, 加制香附、延胡索、郁金。

【适用病症】 药物流产后出血时间延长。临床表现为经药物流产后, 虽排出蜕膜组织, 但阴道持续出血 10 天以上、量较多, 夹有血块, 伴有小腹疼痛、腰酸、腹胀满、神疲乏力。

【用药方法】 每天 1 剂, 水煎服。连服 7 天。

【临床疗效】 此方加减治疗药物流产后阴道持续出血 58 例, 痊愈 (服中药 3 天, 阴道出血量明显减少, 血色由原来的暗红色转为淡红色, 腹痛、腰酸等症状明显减轻; 再继续服药 4 天, 阴道出血完全停止, 无腹痛) 38 例, 显效 (经治疗后阴道出血明显减少，腹痛消失，但仍有极少量淡粉红色或咖啡色阴道分泌物，经加用抗生素或少量止血药后，症状消失）18 例，无效（经用中药后，阴道出血量减少，但仍淋漓不尽）2 例。总有效率 96.55%。

【验方来源】　朱鲁明，裴惠萍. 脱花煎加减治疗药物流产后阴道持续出血 58 例 [J]. 新中医，2001，33（4）：62.

按：药物流产是一种简便、有效、易于掌握的抗早孕方法，但常伴随有药物流产后阴道出血时间长、出血量多。根据其临床表现，可归于中医学恶露不尽、胞衣残留等范畴。发病机制不外乎药物堕胎时部分胞衣（蜕膜）滞留于胞宫，导致冲任受损，引起瘀血阻滞胞中，排出不利；或因气虚无力帅血以行，余血留滞为瘀；或阴虚生热，血受热则煎熬成块；或气郁而致血瘀；或产时、产后血室正开，热邪乘虚而入与血相搏，壅结于内，阻碍气机而成瘀；或产时感寒，血为寒凝等。虽其病因不同，但发展过程均与瘀血有关。脱花煎加味方中的当归、川芎、红花、川牛膝调气活血，化瘀止痛，可使气血调和，瘀血下行，促使残留物排出体外；益母草、芫花、炙甘草助其下胎断产之力，达到既除病因，又能止血之目的；药物流产后营血必虚，但又虚及血瘀，单破瘀则新血不生，纯补血则瘀血不去，气血相关，有形之血生于无形之气，气化有助于生新血，故配以补气养血之党参、炒白术、黄芪等，有先祛其瘀，后补其虚，使血归经的作用；药物流产后，血室正开，外邪与血相搏，壅结于内，气滞成瘀，随证配以红藤、马齿苋、土茯苓、香附、延胡索等药，以解毒化瘀祛邪。对中药无效者，仍以尽快手术清宫为好。

加味生化止血汤[*]

【药物组成】　当归、川芎、桃仁、蒲黄、五灵脂各 9 g，炮姜、甘草各 3 g，益母草、黄芪各 30 g。

【适用病症】 药物流产后出血时间延长。临床表现为药物流产后恶露量时多时少，行之不畅，色紫夹有血块，或色淡偏暗夹有血块；小腹疼痛，瘀块下则疼痛减轻，或伴有头晕乏力，面色少华，舌质暗、苔薄，脉细或涩。

【用药方法】 每天 1 剂，水煎 2 次，分早、中、晚服。于药物流产后第 5 天开始服，治疗 7～14 天。

【临床疗效】 此方治疗药物流产后阴道出血 55 例，显效（治疗 1 周内阴道出血停止）12 例，有效（治疗 2 周内阴道出血停止）38 例，无效（治疗 2 周后仍有阴道出血）5 例。总有效率 90.91%。

【验方来源】 叶静芳，王宇新．加味生化汤治疗药流后阴道出血［J］．上海中医药杂志，2000，34（9）：30．

按：药物流产后阴道出血时间长，多由于冲任受损，引起瘀血阻滞胞宫，排出不利；或因气虚无力帅血以行，余血留滞为瘀。加味生化止血汤中以当归、川芎、桃仁、蒲黄、五灵脂活血化瘀止痛，可使气血调和，瘀血下行，促使残留物排出体外；炮姜、益母草活血止血；由于气血相关，单破瘀则新血不生，纯补血则瘀血不去，而且有形之血生于无形之气，气化有助于生新血，故配以补气养血之黄芪、甘草补其虚。诸药合用，共奏活血止血、补气养血之功，用于治疗药物流产后阴道出血有较好的疗效。

复 膜 汤

【药物组成】 当归、炒蒲黄、蒲公英、姜炭各 15 g，川芎、桃仁、炙黄芪各 10 g，益母草 20 g，甘草 6 g。

加减：若脾气虚者，加党参 15 g，焦白术 10 g；头晕耳鸣者，加枸杞子 10 g，女贞子、旱莲草各 12 g；腰脊疼痛者，加炒续断、杜仲各 10 g；小腹冷痛者，加艾叶 10 g；血色淡者，加补骨脂、阿胶各 10 g；血中气味腥臭者，加败酱草 30 g，马鞭草 20 g。

【适用病症】 药物流产后出血时间延长。

【用药方法】 每天 1 剂，水煎，分早、晚服。忌食生冷瓜果及刺激性食物，怡情养性勿急躁。

【临床疗效】 此方加减治疗药物流产后出血 62 例，痊愈（服药 2 周后，阴道出血停止，B 超检查示：宫腔内残留物排除干净）59 例，有效（阴道出血明显减少；B 超检查示：宫腔内残留物基本排除干净）2 例，无效（阴道出血症状无改善，需清宫术）1 例。总有效率 98.4 %。

【病案举例】 王某，女，26 岁。患者停经 38 天，经尿妊娠试验确诊为早孕后即行药物流产。于药后第 3 天下午阴道出血，次日下午有胚胎组织排出。但阴道出血持续 25 天淋漓不净，经 B 超检查示：不全流产。诊见：阴道出血时多时少，色偏暗并夹有瘀块，少腹隐隐作痛，伴畏寒乏力，睡眠欠佳，胸闷气短，舌质淡红、苔薄，脉细弦。此乃流产后恶露不净。治宜活血化瘀，佐以健脾益气，以复膜汤治之。方用复膜汤去炙黄芪，加党参 15 g，焦白术、艾叶、乌药、炙远志各 10 g。5 剂。服 2 剂药后，阴道出血量多，色红夹紫黑血块，同时少腹坠痛；服 4 剂药后，出血渐止，唯点滴出血，少腹疼痛消失，胸闷得舒，畏寒、睡眠均见好转。服 5 剂药后，病情基本好转。上方去桃仁、川芎、炙远志，再服 3 剂，阴道出血完全停止，诸症状消失而告痊愈。随访 3 个月，月经周期正常。

【验方来源】 李高怀. 复膜汤治疗药物流产后出血 62 例 [J]. 江苏中医，2000，21（6）：29.

按：药物流产后出血时间延长，出血量多，属中医学堕胎后恶露不绝范畴。由于经药物流产而使胚胎排出必定造成胞宫内脉络受伤,血运紊乱而溢于脉外,血瘀阻蕴结于宫内,新血不能循其常道,故见阴道出血淋漓不净。复膜汤中以当归、川芎、桃仁、益母草活血化瘀;当归、炙黄芪养血益气;炒蒲黄祛瘀而不留瘀;蒲公英清热解毒;姜炭温经止血;甘草调和诸药。诸药合用,能消除药物流产后离经恶血,加速排出宫腔内的滞留物,促进蜕膜脱落排出,使瘀血离去,新血归经,帮助子宫复旧,明显缩短了阴道出血的时间,且无副作用。

加味胶艾汤

【药物组成】 阿胶(烊化)、艾叶、乌药、炒五灵脂、白芍各 10 g,益母草、马齿苋各 30 g,当归、川芎、炙甘草各 6 g。

【适用病症】 药物流产后出血时间延长。

【用药方法】 每天 1 剂,水煎,取药液 300 mL,分早、晚 2 次服。3 剂为 1 个疗程。治疗 1~3 个疗程。

【临床疗效】 此方治疗药物流产后所致出血 61 例,痊愈(服药后血止,停药后无复发) 39 例,有效(服药后出血量减少,有微量出血) 17 例,无效(治疗前后无变化) 5 例。总有效率 93.88%。

【病案举例】 某女,30 岁。既往月经周期正常,停经 49 天,恶心、呕吐,经 B 超及尿妊娠试验确诊为早孕。口服米非司酮、米索前列醇行药物流产。14 天后,阴道仍流血不止、色暗红,少腹部冷痛,面色㿠白,舌质暗红、苔白,脉弦紧。治宜温经散寒、化瘀止痛,服用加味胶艾汤 3 剂后,出血停止。

【验方来源】 李运兰. 胶艾汤治疗药物流产后所致出血不止 [J]. 山东中医杂志,2000,19 (2):81.

按：米非司酮和米索前列醇是口服终止妊娠首选药物，服用方便，效果颇佳。但由于个体差异，临床上常见有服药后阴道流血不止的并发症。根据其临床表现，归属中医学恶露不绝范畴。主要原因是瘀血阻于胞宫，新血不得归经，胞脉失养，冲任损伤不能制约经血，阴血不能内守，寒凝血瘀留阻于胞宫致恶露不行。加味胶艾汤中用阿胶养血止血，育阴潜阳；艾叶入血分，温经暖胞，散寒止痛；炒五灵脂化瘀止痛，通利血脉；乌药温经散寒，疏通气机，并有解毒辟秽之功；益母草、马齿苋化瘀生新，使瘀血去、新血生，促进子宫康复；川芎、当归、白芍益气养血和血；甘草调和诸药。诸药合用，共奏温经化瘀之功，使瘀血得以温化排出，新血方可得生，止血而不留瘀，活血而不伤新血。

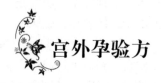

宫外孕验方

宫外孕Ⅱ号方

【药物组成】　丹参、赤芍各 15 g，桃仁 9 g，三棱、莪术各 6 g。

加减：包块较大者，可加金银花、连翘各 9 g；气血两虚、心悸气短者，加党参 10 g，黄芪 15 g，当归 9 g；腹痛重者，加蒲黄、炒五灵脂各 12 g；疑有内出血者，加三七粉、血余炭各 3 g。

【适用病症】　宫外孕（异位妊娠）。临床表现为或有腹痛，或有阴道流血。但无急腹症体征，血压稳定；血常规、血生化检查正常；血清绒毛膜促性腺激素 <1 500 IU；B 超证实宫内无妊娠囊，而附件区有包块胚囊 <3 cm，无明显胎心搏动。

【用药方法】　每天 1 剂，水煎服。10 天为 1 个疗程。并配合西药甲氨蝶呤（MTX）方案治疗。

【临床疗效】　此方加减配合西药保守治疗宫外孕 30 例，治愈（临床症状消失，尿妊娠试验转阴，血清绒毛膜促性腺激素 <20 mIU/L，妇科检查及 B 超检查包块消失）20 例，好转（腹痛消失，阴道流血停止，血清绒毛膜促性腺激素较前降低，妇科检查及 B 超检查包块缩小明显）8 例，无效（临床症状、体征无变化）2 例。总有效率93.3%。

【验方来源】　康义华，鹿群. 中西医结合保守治疗宫外孕 30 例［J］. 山东中医杂志，2000，19（2）：95.

按：近年来，随着早期输卵管妊娠的确诊率提高，保守性治疗已成为异位妊娠治疗的重要手段。宫外孕Ⅱ号方中以丹参、赤芍、桃仁活血化瘀，三棱、莪术消癥散结。酌加蒲黄、炒五灵脂祛瘀止痛，当归、党参、黄芪养血益血行气，三七粉、血余炭化瘀止血。诸药合用，共奏活血化瘀、消癥散结之功。配伍西药甲氨蝶呤杀胚，中药则促使死胚尽早吸收及排出体外，两种治疗方法并用，加快了血清绒毛膜促性腺激素转阴和包块消失时间，减轻痛苦，并可保留正常的生育功能。但临床应严密观察生命体征及内出血情况，若见症状加重，应及时手术治疗。

桂枝茯苓丸合荔核散

【**药物组成**】 桂枝、莪术各 10 g，茯苓 30 g，白芍、赤芍、延胡索、当归各 15 g，桃仁、丹参、橘核、荔枝核、乌药、川楝子各 12 g，小茴香 6 g。

【**适用病症**】 宫外孕。

【**用药方法**】 每天 1 剂，水煎 3 次，分早、中、晚服。治疗 1~2 个月。

【**临床疗效**】 此方治疗宫外孕 38 例，治愈（临床症状消失，尿妊娠试验阴性，妇科检查及 B 超检查包块消失）36 例，无效（临床症状与体征均无好转）2 例。总有效率 94.4%。

【**病案举例**】 孙某，女，30 岁。2 年前患宫外孕经手术切除右侧输卵管后月经周期正常。末次月经在 2 个月前，但停经后无早孕反应，尿妊娠试验阳性。诊见：腹痛，阴道有少许出血、呈咖啡色。妇科检查：子宫颈举摆痛显，宫体后位，活动受限、压痛。B 超检查示：子宫大小、形态正常，左侧附件合性包块 3.4 cm×3.0 cm×2.3 cm，提示为左侧输卵管壶腹部妊娠。观察其舌质淡红、苔白滑，脉沉涩。诊断：左侧输卵管妊娠。予桂枝茯苓丸合荔核散加减治疗，服药 33 剂，症状消失。B 超及妇科复查：左侧附件包块完全吸收。

【验方来源】 叶汉华，胡昌寿. 桂枝茯苓丸合荔核散治疗宫外孕［J］. 湖北中医杂志，2001，23（3）：31.

按： 宫外孕属中医学瘀阻少腹之实证，以活血化瘀、行气散结为治疗大法。桂枝茯苓丸合荔核散方中以桂枝通阳，白芍滋阴，茯苓补心气，丹参运心血，桃仁、当归、莪术直捣病所，使瘀去而新血不伤；荔枝核、乌药、橘核、小茴香温经散寒、活血行气，入肝经引药入病所；延胡索、川楝子主治气郁血滞诸痛。诸药合用，既能破血行气、散瘀消癥，又能软坚化痰、散结止痛，故疗效显著。

将军红棱汤

【药物组成】 大黄（后下）10 ~ 20 g，红藤、败酱草、三棱、莪术各 20 g，红花、桃仁、赤芍、枳实、厚朴各 10 g，川芎、益母草、生地黄各 20 ~ 30 g，天花粉 30 g，蜈蚣 2 ~ 3 条。

加减：少腹寒冷者，去生地黄，加桂枝 10 g；气虚者，加炙黄芪 20 ~ 30 g。

【适用病症】 宫外孕。

【用药方法】 每天 1 剂，水煎，分早、晚服。连服 3 周，无效者行手术治疗。

【临床疗效】 此方加减治疗宫外孕 42 例，治愈 38 例，无效 4 例。

【验方来源】 朱爱勤，杨玉岫. 将军红棱汤治疗宫外孕 42 例［J］. 浙江中医杂志，2000，35（8）：337.

按： 宫外孕属中医学癥瘕范畴。将军红棱汤中用败酱草、赤芍、生地黄、天花粉清热解毒；大黄、三棱、莪术、红花、桃仁、川芎、益母草行血活血；红藤、蜈蚣祛风通络，破瘀散结；枳实、厚朴行气通滞。诸药合用，行气通滞，祛瘀散结，可使盆腔组织流通，包块软化。本方主要用于治疗宫外孕未发生急性大出血及休克患者，对于气血虚弱者尤为合适。但应注意观察破血逐瘀药的应用以免引起大出血。

姜菊红藤灌肠方

【药物组成】　干姜 5 g，野菊花、败酱草、红藤各 30 g，三棱、莪术各 9 g，丹参 15 g，路路通、炮穿山甲（代）各 10 g。

加减：若腹中痛者，加延胡索、乳香、没药行气止痛；若腰痛明显者，加杜仲、怀牛膝壮腰健肾；若阴道出血较多者，加益母草 30 g，蒲黄炭 10 g，三七粉 3 g，祛瘀止血；若体质偏弱者，可减三棱、莪术用量，加当归补血。

【适用病症】　陈旧性宫外孕。

【用药方法】　每天 1 剂，水煎，取药液 100～150 mL。待药液温度 38～39℃时，将药液缓慢注入肛门，药尽后卧床休息30 分钟，每天 2 次，15 次为 1 个疗程。注意药液不可过凉，避免引起腹胀。可酌情配合抗生素治疗。

【临床疗效】　此方加减灌肠治疗陈旧性宫外孕 30 例，痊愈（临床症状、阳性体征全部消失）20 例，显效（临床症状全部或大部分消失，阳性体征大部分消失，包块缩小一半以上）8例，无效（治疗后临床症状、阳性体征、包块均未消失）2 例。

【验方来源】　霍彬，钱梅兰. 中药灌肠治疗陈旧性宫外孕30 例［J］. 新中医，2000，32（9）：45.

按：陈旧性宫外孕属中医学癥瘕范畴。选用中药保留灌肠法，可改变给药途径，使药物自肠黏膜吸收，进入盆腔病灶而起治疗作用，可避免口服中药伤胃之弊。姜菊红藤灌肠方中用干姜温经祛寒；败酱草、野菊花清热解毒；丹参、三棱、莪术行血活血；红藤、炮穿山甲（代）、路路通祛风通络，破瘀散结。现代药理证实，丹参、红藤有良好的抗菌作用，三棱、莪术能抗体外血栓形成。诸药合用，共奏温经散寒、行气通滞、祛瘀散结之功，可促进盆腔血液循环，加速包块软化。治疗期间应注意休息，避免活动量大，药液不宜过凉，否则有碍化瘀。

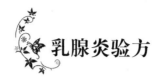

乳腺炎验方

清热通络散结汤

【药物组成】　黄芩、赤芍、丝瓜络、瓜蒌各 15 g，蒲公英、柴胡、青皮、陈皮、王不留行、连翘各 10 g，浙贝母、皂角刺各 8 g。

加减：乳汁壅滞者，加鹿角霜、漏芦各 9 g，路路通 10 g；产妇不哺乳及断乳后乳汁壅胀者，加山楂、麦芽各 30 g；有肿块者，加当归 12 g；化脓者，加穿山甲（代）8 g；偏于热甚者，加石膏 30 g，生地黄 15 g；偏于气郁者，加炒枳壳 7 g，川楝子 8 g；产妇恶露未尽者，加当归 10 g，川芎 6 g，益母草 15 g。

【适用病症】　急性乳腺炎。临床表现为乳房结块，或不红肿，或红肿疼痛兼患侧淋巴结肿大，伴有发热恶寒、头痛等全身症状。

【用药方法】　每天 1 剂，水煎，分早、晚服。3 剂为 1 个疗程。外用芙蓉膏外敷，每天换药 1 次，至肿块消散为止。

【临床疗效】　此方加减治疗急性乳腺炎 50 例，均治愈。服药最少 2 剂，最多 5 剂。

【病案举例】　刘某，女，23 岁。产后 40 天，右乳房红肿胀痛 3 天，右侧腋下淋巴结肿大，触痛明显。检查：体温 38.8℃，右乳房有 8 cm×8 cm 肿块，局部皮色微红，触之灼热，疼痛明显；伴恶寒发热，头痛，乳汁不下，舌质红、苔薄黄，脉弦数。诊断：乳痈（急性乳腺炎）。治以清热通络散结汤 3 剂，外以芙蓉膏外敷。3 天后热退肿消，乳汁通畅。

【验方来源】 陈会武. 清热通络散结汤为主治疗急性乳腺炎 50 例 [J]. 新中医，1997，29（2）：49.

按： 急性乳腺炎形成多由肝气不舒、胃热壅滞、肝胃不和、乳汁淤积所致。清热通络散结汤以柴胡、青皮、陈皮、瓜蒌、丝瓜络疏泄厥阴，理气通络；蒲公英、黄芩、浙贝母、连翘清热解毒，消肿散结；配赤芍、王不留行以活血散瘀，通经消肿，而王不留行具有明显通乳作用，对乳痈之症尤为专用；皂角刺直达病所，攻结聚之邪。诸药合用，有清热解毒、活血通络、消肿散结之功。配合消肿软坚散结的芙蓉膏外敷，疗效更为显著。若乳痈拖延 5 天以上，且疼痛加重，按之有波动感，则宜切开排脓为好。

注： 芙蓉膏由芙蓉叶 400 g，山慈菇、大黄、黄芩各 150 g，青黛、菊花、白及、白芷、寒水石各 100 g，赤小豆、赤芍、制香附、黄柏、甘草各 50 g 组成。上药共研极细末，以 2 份药散合 8 份凡士林调匀成膏外用。

消　痛　汤

【药物组成】 白芷、陈皮、桔梗、柴胡、漏芦各 12 g，王不留行、皂角刺、紫花地丁、连翘各 15 g，穿山甲（代）、通草、甘草各 10 g，蒲公英 30 g。

【适用病症】 急性乳腺炎。临床表现为乳房胀痛，肿块或有或无，乳汁排出不畅，伴发热恶寒。

【用药方法】 每天 1 剂，水煎，分早、晚服。药渣可用于乳房肿痛部位热敷。6 天为 1 个疗程。

【临床疗效】 此方治疗急性乳腺炎 50 例，治愈（体温降至正常，乳汁排出通畅，乳房硬结消散，局部疼痛消失）40 例，有效（体温下降，乳汁排出较通畅，乳房硬结缩小，局部疼痛减轻）10 例。总有效率 100%。

【病案举例】 某女，25 岁。诊见：产后 20 天，乳汁量多且质稠，但近 3 天乳房胀痛，伴发热 1 天，右侧乳房排乳不畅且胀痛，可触及硬结，舌红、苔黄，脉数。检查：体温 39.2 ℃，右乳外下方可触及 3 cm×3 cm 硬结、触痛。西医诊断：急性乳腺炎。中医诊断：乳痈。给予消痈汤 3 剂内服、外敷治疗，并嘱用吸奶器尽量吸净乳汁。治疗 3 天后，乳汁排出通畅，乳房硬结消失，体温降至正常。继以上方续服 3 天以巩固疗效。

【验方来源】 殷学红. 消痈汤治疗急性乳腺炎 50 例疗效观察［J］. 山东中医杂志，2000，19（2）：79.

按：急性乳腺炎为乳腺的急性化脓性炎症，属中医学乳痈范畴。其病机为乳汁淤积、肝胃瘀热、外感邪毒。消痈汤中以穿山甲（代）、皂角刺、王不留行、白芷、漏芦为君药，以通经下乳，使乳汁排出通畅；蒲公英、紫花地丁、连翘、通草为臣药，以清热解毒，可使炎症消散，并退热；佐以桔梗、陈皮、柴胡，以疏肝解郁、理气通络；甘草调和诸药。诸药合用，共奏理气通络、清热解毒之功。而药渣外敷，可通过药物的透皮作用以活血化瘀、散结，从而有效地解除症状。

芍药泽苓贝母汤

【药物组成】 白芍 60 g，泽泻、茯苓、川贝母各 12 g。

加减：乳汁壅积严重，乳房肿胀，包块坚硬，触痛明显者，加鳖甲、三棱、莪术各 10 g。

【适用病症】 乳腺炎（乳痈）。临床表现为乳房结块，或不红肿，或红肿疼痛兼患侧淋巴结肿大，可伴有发热恶寒、头痛等症状。

【用药方法】 每天1~2剂，水煎，分早、晚服。乳头破裂或有感染者，酌加抗生素。

【临床疗效】 此方加减治疗乳腺炎（乳痈）90例，治愈82例，无效8例。治愈率91%。

【病案举例】 王某，女，26岁。诊见：产后第10天，突感发热，头痛，纳呆，乳房胀痛，触之内有包块结节，且逐渐增大变硬，无乳汁排出，局部热敷，婴儿吸吮及用吸奶器抽吸，乳汁仍不能排出，情绪紧张，舌尖红、苔薄黄，脉细弦。检查：两乳头内陷，乳房明显肿胀，皮肤色白，内有大小不等的硬包块，右乳房触痛明显。用吸奶器抽吸未见乳汁。检查血常规：白细胞8.5×10^9/L，中性粒细胞0.82，淋巴细胞0.18。中医诊断：乳痈（乳腺炎）。治宜疏肝散结，辅以清热渗湿。方用芍药泽苓贝母汤加蒲公英18 g，三棱、莪术各10 g。每天1剂，水煎服。服药1剂，乳房疼痛减轻，乳房内包块质地变软，体积变小；服3剂后乳房肿胀消失，触之柔软无痛。

【验方来源】 张明，尹成美. 芍药泽苓贝母汤治疗乳痈90例［J］. 新中医，2002，34（10）：48.

按：中医学认为，乳痈（乳腺炎）发病除乳房损伤不洁外，情志郁怒或饮食厚味而致脾胃受损，湿热浊气蕴结于乳房，郁怒伤肝，肝气郁结致乳窍不通，乳汁不得溢出亦可导致发病。芍药泽苓贝母汤以白芍之酸收敛肝气，川贝母消痰散结，泽泻、茯苓入脾肾，利水祛湿热。临证酌加三棱、莪术活血祛瘀，鳖甲可增强软坚散结的功效。诸药合用，共奏消肿化瘀散结之功。此外，乳头内陷是发生本病的主要原因之一，若长期过紧束胸，可发生乳头内陷，乳腺导管闭塞，乳汁壅积，可导致乳房肿胀变硬、包块形成，所以及早防治乳头内陷是预防本病发生的重要措施。

米酒蜂蜜饮

【药物组成】　米酒、蜂蜜各等份，各 10~15 mL。

【适用病症】　乳腺炎早期。临床表现为乳房胀痛、肿胀，触摸有硬块，乳汁分泌不畅，发热温度不高。

【用药方法】　将上药按1:1比例，混合调匀口服，每天 2 次。同时用木梳从乳根至乳头自上而下连梳 10 下，早、晚各 1 次。

【临床疗效】　此方治疗乳腺炎早期10例，1 天内治愈（乳房肿胀及硬块消失，乳汁分泌通畅）4 例，2 天内治愈 5 例，3 天内治愈 1 例。

【病案举例】　李某，女，21 岁。产后 20 天，乳房胀痛伴寒热不适约 5 小时。诊见：乳房肿胀，皮肤微红，局部压痛，触摸乳房有硬块数个；体温 37.5 ℃，舌淡红、苔薄黄，脉弦数。嘱患者如上法治疗，第 2 天寒热已除，硬块消失。为巩固疗效，续用 1 天病愈。

【验方来源】　曾凤兰. 米酒蜂蜜治疗早期乳痈有效 [J]. 新中医，1996，28（8）：39.

按：乳腺炎早期多因产后乳汁淤积或肝郁胃热致气滞血壅、乳络闭塞而成。根据其病机，用疏法疏通乳络，解除乳积。而米酒蜂蜜饮口服可活血祛瘀，解毒消肿。两法合用，共奏疏肝理气、活血祛瘀、通络除积、消肿散结之功，用于治疗早期乳痈取效甚捷。

丝瓜络单方

【药物组成】　丝瓜络炭适量。

【适用病症】 乳腺炎（乳痈）。临床表现为乳房红肿热痛（未化脓），伴有恶寒发热。实验室检查：白细胞及中性粒细胞均升高。

【用药方法】 将洗净晒干的丝瓜络切碎炒炭（炒至表面焦黑，里面焦黄为度），以低度白酒吞服，每次6~9 g，每天3次。不会饮酒或对酒精过敏者，可用温开水吞服。

【临床疗效】 此方治疗乳痈（乳腺炎）24例，均获治愈。

【病案举例】 杨某，女，22岁。产后乳汁不畅，第12天右侧乳房突然红肿，有硬块。检查：右侧乳房红肿，有轻度热感，并有核桃大小硬块。西医诊断：乳腺炎。中医诊断：乳痈。证属乳汁停滞，外感热毒壅遏。遂用上法治疗3次而愈。

【验方来源】 殷立敢. 丝瓜络炭治疗乳痈［J］. 湖北中医杂志，2000，22（11）：40.

按：乳痈的发生多因肝胃不和，乳汁淤积，以致经络阻滞，气滞血凝，邪热蕴结。丝瓜络，苦、甘、微寒，入肝、胃、肺经，具有活血通络、利尿消肿之功效。故用丝瓜络切碎炒炭，可存其性，通经络，和血脉，化痰顺气，借助白酒通络有利于药力直达病所。

蜂蜜外用方

【药物组成】 蜂蜜适量。

【适用病症】 急性乳腺炎。多见初产妇，发病时间2小时至7天，高热，乳房局部皮肤红肿热痛，可扪及界限不清的硬块，或触及乳房有波动感。

【用药方法】 将蜂蜜直接涂在乳房肿胀部位的皮肤上，用湿热毛巾（以不烫手为度）热敷涂有蜂蜜的皮肤，毛巾稍凉后，再涂再敷，每次10~20分钟。2~3次后，可见局部皮肤出现皱褶，胀痛可减轻，间隔 30 分钟再敷数次，肿块即可消散。体温低于 39℃者，以上法热敷 3~5 次，乳房肿块消散后，体温可恢复正常。若体温高于 39℃，可结合物理或药物降温。对病程较长、乳房已形成脓肿者，在切开引流时，亦可行乳房热敷（注意不要污染切口），可加速脓液排出，减轻肿胀和疼痛，促进愈合。

【临床疗效】　此方治疗急性乳腺炎效佳。

【病案举例】　某女，25 岁。初产后行母乳喂养 20 天出现右侧乳房胀痛，自行局部热敷，口服抗生素效不佳。22 天后右乳外上象限出现界限不清的肿块，局部发热、胀痛。经西药抗生素治疗 2 天后症状无缓解。检查：体温 37.6 ℃，右乳红肿、发热，外上象限质硬触痛，左乳无异常。血常规：白细胞 7.2 × 10^9/L，中性粒细胞 0.81。嘱患者洗净患处，用蜂蜜外用方外敷 2~3 次后，局部皮肤出现皱褶，疼痛、肿胀均减。继续按上法治疗 2 天后肿痛消失。

【验方来源】　赵良辰，吴智高，常滔. 蜂蜜外用治疗急性乳腺炎 [J]. 新中医，2002，34（5）：5.

按：急性乳腺炎主要发生在妇女哺乳期，多见于初产妇，主要是由于排乳不畅、乳汁郁积所致。蜂蜜含丰富的葡萄糖及果糖，并含有少量有机酸、蛋白质及维生素、酶等，具有较高的渗透性。外涂蜂蜜加热敷，可充分发挥蜂蜜的高渗性能，使水肿经皮肤渗出，并减少炎性介质。同时热敷可增加局部血流量，扩张乳腺管，促进乳管畅通，促使肿胀及炎症消散。本法使用方便，热敷后皮肤易清洗，不污染皮肤和衣物。使用时选用上好、新鲜的蜂蜜为佳。

川楝子单味方

【药物组成】　川楝子 20 g，红糖 50 g，黄酒 20 mL。

【适用病症】　乳腺炎（乳痈未溃者）。

【用药方法】　每天 1 剂，加水 500 mL 浸泡川楝子 30 分钟，煎约 15 分钟后去药渣取药液，加入红糖、黄酒，分 3 次口服。治疗 2~6 天。

【临床疗效】　此方治疗乳痈（未溃者）30 例，痊愈（乳房红肿疼痛及恶心等症状消失）27 例，好转（临床症状减轻）2 例，无效（临床症状未改善）1 例。

【验方来源】　赵云芝. 川楝子治疗乳痈 [J]. 浙江中医杂志，1999（5）：217.

按：川楝子有行气止痛之功，临床常用于肝胃气滞所致的脘腹胁痛。以川楝子与红糖合用内服治疗乳痈未溃者，确有良效。

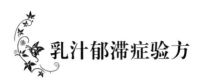

乳汁郁滞症验方

消 癥 散

【药物组成】 白芷、当归尾、五加皮各 120 g，乳香、没药、千年健、追地风、羌活、独活各 60 g，透骨草 250 g。

【适用病症】 乳汁郁滞症（乳痈）。

【用药方法】 上药磨成粉状，每 150 g 为 1 份。每次取 1 份，用纱布袋包好放入蒸锅，隔水文火蒸 15 分钟后，用干毛巾包裹药包热敷于乳房硬结处（防止烫伤），直至药包冷却。敷药后用手环形按摩硬结部位并挤出淤积的乳汁，同时轻提乳头数次，以扩张乳管，促使积乳排出。每天 2 次，每个药包可反复使用 7～10 天。10 天为 1 个疗程。

【临床疗效】 此方外敷治疗乳汁郁滞症 58 例，显效（乳房硬结明显改善或消失，乳汁通畅）36 例，好转（乳房硬结逐渐变小，乳汁较前通畅）22 例。总有效率 100%。

【验方来源】 许国姣，项红英. 消癥散外敷治疗乳汁郁滞症 58 例 [J]. 江苏中医药，2002，23（10）：35.

按：乳汁郁滞症属中医学妒乳范畴。其病因多为产妇产后情绪不良，伤口疼痛，致使新生儿未能及时吸吮，使乳汁蓄积，乳络闭塞，瘀滞不通，产生乳房疼痛，继而引起乳腺导管痉挛、水肿、堵塞而形成。故治宜温经通络、消瘀止痛。消癥散中的千年健、追地风、独活、透骨草、五加皮能温经通络；乳香、没药、当归尾活血化瘀；而羌活、白芷芳香辛散，能消肿止痛。诸药合用，有活血化瘀散结、理气止痛之功效，可通经活络、开窍通乳，疗效显著。

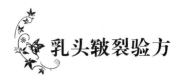

乳头皲裂验方

冰枯鸡子油

【药物组成】　明矾 10 g，冰片 2 g，鸡子油（鸡蛋黄中煎取的油）6 mL。

【适用病症】　乳头皲裂。临床表现为乳头皲裂（乳头、乳颈及乳晕部皮肤发生湿烂、破裂，出现大小不等的裂口），剧痛，或流汁水，结黄痂，也有干裂作痛者，甚则出血。

【用药方法】　先将明矾放入干净的铁勺内炼化成液体状，用文火煅至不起泡为止，即成枯矾。待冷却后刮下，与冰片同研为极细末待用。取新鲜生鸡蛋 4～5 个，去蛋清取蛋黄，将蛋黄倒入干净的铁勺内置火上，时时搅拌，待炒至蛋黄呈黄黑色时加压取油 4～6 mL，待鸡子油凉后加入研细的冰片和枯矾粉，调和均匀，即成冰枯鸡子油，贮瓶备用。使用时先将皲裂的乳头用温淡盐开水洗净擦干后，用消毒棉签蘸冰枯鸡子油，均匀地涂抹患部，每天 3～5 次，7 天为 1 个疗程。因冰片挥发性大，用后将药油瓶盖盖紧，以免药性挥发，降低疗效。如乳头感染严重者，可酌情配合抗生素治疗。每次喂奶前应将涂抹乳头之药油用温淡盐开水擦洗干净后再喂奶。若是单侧乳头皲裂，可用吸奶器和用手将乳汁挤出；双侧乳头皲裂患者，可暂时停止哺乳 4～5 天，用吸奶器和用手挤出乳汁，每昼夜挤 6～8 次，以增加乳腺管的循环和畅通，待病灶好转后再行哺喂。

【临床疗效】　此方加减治疗乳头皲裂 100 例，痊愈（疼痛

消失，乳头皮损全部愈合）65 例，显效（疼痛基本消失，75%
以上的皮损消退）20 例，有效（疼痛减轻，50%～75% 皮损消
退）10 例，无效（疼痛无减轻或加重，乳头皮损消退少于
50%）5 例。总有效率95%。

【病案举例】 康某，女，28 岁。自诉两乳头疼痛 10 天，
每次于哺乳时疼痛加剧，痛如刀刺。检查：左乳头皲裂如开花，
右乳头颈部周围皲裂，有少量淡黄色黏液流出。嘱患者如法配制
冰枯鸡子油外敷。用药 1 天后疼痛减轻，2 天后痛止。7 天后皲
裂愈合。

【验方来源】 李万泽. 冰枯鸡子油治疗乳头皲裂 100 例疗
效观察 [J]. 新中医，2000，32（10）：21.

按： 乳头皲裂多见于哺乳期妇女。可因乳汁不足，或乳头内
陷，致使婴儿吸吮过度或强吮，致使乳头受伤破裂；或乳汁过
多，流溢皮肤，浸渍湿烂；或患者多思善虑，性情急躁，易怒生
气，七情太过则肝气郁结，疏泄失常，气机阻滞，肝木横逆脾
土，脾失健运，痰湿内蕴，肝脾两伤，痰气互结，凝滞壅结乳
头，郁久化热生燥，致使乳头皲裂。冰枯鸡子油以枯矾杀虫止
痒，收敛燥湿。枯矾能抑制黏膜分泌，起收敛燥湿止痒、促进疮
面愈合作用。冰片消肿止痛，通关利窍，治口舌生疮，诸疮肿
痛。鸡子油滋润营养皮肤，消炎润燥，生肌长肉，促进创面愈
合。诸药合用，共奏抗菌消炎、消肿止痛、止血、营养皮肤、收
敛燥湿、促进皲裂愈合之功。本方药味虽少，但疗效极佳。

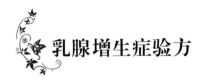

乳腺增生症验方

益肾疏肝化癖汤

【药物组成】 柴胡、海藻、昆布、夏枯草、青皮各 15 g，丹参 20 g，郁金、菟丝子各 12 g，法半夏 9 g，橘核 10 g。

加减：经前乳房胀痛，肿块增大者，加淫羊藿 30 g；郁闷胁痛易怒者，加香附、木香各 10 g；急躁者，加栀子 10 g；肿块较硬，疼痛明显者，加牡蛎 30 g，莪术 10 g；乳房肥大下垂，体倦乏力者，加白术、茯苓各 10 g，黄芪 20 g。

【适用病症】 乳腺增生症。临床表现为乳房肿块疼痛，或月经前期疼痛加重，月经过后疼痛可减轻，伴见郁闷急躁易怒或月经异常。

【用药方法】 每天 1 剂，水煎 2 次，分早、晚服。连服 15 天为 1 个疗程。

【临床疗效】 此方加减治疗乳腺增生症 33 例，痊愈（疼痛及增生肿块消失）14 例，显效（疼痛明显减轻，增生肿块缩小 1/2 以上）6 例，好转（疼痛减轻，增生肿块缩小不足 1/2）12 例，无效（疼痛及增生肿块无变化）1 例。

【验方来源】 迟月玲，方青. 益肾疏肝化癖汤为主治疗乳腺增生 33 例 [J]. 新中医，2002，34（6）：52.

按：乳腺增生症与中医学乳中结核、乳癖病名相似。肝郁是导致本病发生的主要原因，并与冲任失调亦有关系。根据其病因病机和证候，辨证属肾虚，肝郁痰凝，治宜益肾疏肝，活血祛瘀，化痰散结为主。益肾疏肝化癥汤中以柴胡、青皮疏肝解郁；海藻、昆布、夏枯草、橘核、法半夏化痰软坚散结；丹参活血化瘀；菟丝子补肾调冲。诸药合用，既可调整机体整体功能，又治疗局部病变，不仅临床症状及肿块消失，而且可以调整月经。

消 乳 增 方

【药物组成】　柴胡、陈皮、甘草各 6 g，风栗壳、瓜蒌皮、猫爪草各 20 g，枳壳、茯苓各 15 g，郁金、香附各 10 g。

加减：肝郁痰凝型，加胆南星以化痰散结，丹参活血化瘀而行滞；冲任失调型，加当归调经补血，菟丝子、桑寄生、女贞子补益肝肾，调理冲任；肝热明显者，加夏枯草清肝散结；疼痛明显者，加川楝子理气止痛；闭经或痛经者，加五灵脂、蒲黄、刘寄奴；肝阴不足者，加女贞子、旱莲草；血虚者，加熟地黄、何首乌。

【适用病症】　乳腺增生症。临床表现为乳房肿块，并伴有疼痛等症状，连续 3 个月不能自行缓解。检查可触及大小不等、边界不清、质地韧而不硬、与周围组织分界不清的结节，且有触痛。

【用药方法】　每天 1 剂，水煎服。服药期间嘱患者保持心情舒畅，避免精神刺激及过度劳累，忌服辛辣油腻及刺激之品。3 个月为 1 个疗程。

【临床疗效】　此方加减治疗乳腺增生症86例，临床治愈（肿块、疼痛消失，停药后 3 个月不复发）47 例，显效（肿块最大直径缩小 1/2 以上，疼痛消失）19 例，有效（肿块最大直径缩小不足 1/2，疼痛减轻；或肿块缩小 1/2 以上，疼痛不减轻）16 例，无效（肿块不缩小，或反增大变硬；或单纯疼痛缓解，而肿块不缩小）4 例。总有效率95.35%。

【验方来源】　肖宪法. 消乳增方治疗乳腺增生病 86 例疗效观察 [J]. 新中医，2001，33（8）：22.

按：乳腺增生症好发于中青年妇女，表现单侧或双侧乳房肿块，可伴乳房疼痛，肿块与月经周期及情志变化密切相关。中医学认为，多由情志不畅，肝气郁结，气机瘀滞，蕴结于乳络，乳络经脉阻塞不通，不通则痛而引起乳房疼痛；肝气郁久化热，热灼津液为痰，气滞痰凝血瘀即可形成乳房肿块，故以肝郁痰凝型患者较多。根据《黄帝内经》"木郁达之"的原则，宜顺其条达之性，开其郁遏之气，以疏肝散结为主。由于冲任二脉起于胞宫，冲任之气血上行为乳，下行为月水。冲任不调则气血瘀滞，积聚于乳房、胞宫，或乳房疼痛而结块，或月经紊乱失调，治疗时需酌情调摄冲任。消乳增方中以柴胡枢转气机；枳壳、郁金、香附疏解肝郁，猫爪草、凤栗壳散结；陈皮、瓜蒌皮化痰；茯苓、甘草健脾补土。诸药合用，共奏疏肝解郁、化痰散结之功，对气滞痰瘀证尤为适用。

海丝枳芍贝母汤

【药物组成】　海藻、赤芍、浙贝母、枳实（或枳壳）各 10～15 g，丝瓜络 15～20 g。

加减：肝郁痰凝型侧重疏肝理气，加柴胡、当归、青皮、陈皮、香附、瓜蒌各 6～10 g；肝郁化火者，加牡丹皮、栀子、黄芩各 6～10 g；结节较大而硬者，加三棱、莪术、没药各 6～10 g。阴虚痰凝型侧重滋补肝肾，加沙参、麦冬、当归、香附各 6～10 g，生地黄、熟地黄各 10～15 g，没药 6～10 g，牡蛎或鳖甲（先煎）15～30 g。阳虚痰凝型，侧重温阳通络，加淫羊藿、仙茅、桂枝各 6～10 g；结节大而硬者，加鹿角胶、白芥子、土鳖虫、穿山甲（代）各 6～10 g，熟地黄 15～20 g。

【适用病症】　乳腺增生症。临床表现为乳房胀痛与情绪有关，可触及单个或多个结节，局部可有或无疼痛及灼热感，并与月经有一定关系，或经前症状加重而经后症状减轻，或经期或经后症状加重。

【用药方法】　每天1剂，水煎，分早、晚服。

【临床疗效】　此方加减治疗乳腺增生症64例，治愈（乳房结节消失，无疼痛，全身症状缓解）59例，好转（乳房结节明显缩小变软，压痛减轻，全身症状基本缓解）4例，无效（乳房结节无变化，压痛无明显减轻，全身症状无改善）1例。总有效率98.4%。

【病案举例】　赵某，女，36岁。双侧乳房胀痛半年，每逢经前或情绪不佳时加重。平时心情急躁，喜叹息，纳差，失眠，大便不调，月经周期或提前或延后，舌淡红、苔薄、脉弦。检查：两乳房外侧分别可触及2个条索状包块，质稍硬，触痛明显。西医诊断：乳腺增生症。按肝郁痰凝型治疗12天病愈。

【验方来源】　尹小青，钟华绣，杨艳.海丝枳芍贝母汤治疗乳腺增生症64例疗效观察［J］.新中医，2001，33（3）：51.

按：乳腺增生症属中医学乳癖范畴。本病与肝胃二经关系密切，临床可分为肝郁气结，肝郁化火，或兼脾虚、阴虚、肾亏及冲任亏虚等证型。因本病的发生大多与情志有关，其病机主要为肝气郁结，气血不畅，肝络失宣；且肝郁伤脾，脾胃不运，水湿停滞，湿聚成痰，痰气互结而成。海丝枳芍贝母汤中以海藻消痰软坚散结；丝瓜络理气疏络，化痰消肿；枳实破气化痰；赤芍凉血活血，祛瘀破结；浙贝母清热化痰散结。诸药合用，共奏理气活血、化痰软坚之功。临证根据辨证分型加以变通治疗，可获得较好的疗效。

乳 癖 消 汤

【药物组成】 柴胡、川楝子、郁金、延胡索、川芎、合欢皮、昆布、海藻、丝瓜络、香附各15 g，白芷20 g，浙贝母10 g，生甘草6 g。

【适用病症】 乳腺增生症，证属肝郁气滞、痰凝血瘀型。临床表现为乳房有肿块疼痛并随月经周期而改变，以行经前疼痛最为明显，常伴月经紊乱或痛经，情志抑郁，胸胁满闷或窜痛，易怒，善太息，或少腹胀痛，脉弦。

【用药方法】 每天1剂，加水1 000 mL，煎取药液350 mL，分3次服。30天为1个疗程，治疗1~3个疗程。

【临床疗效】 此方治疗乳腺增生症50例，治愈（乳房肿块消失，无疼痛）18例，显效（乳房肿块直径缩小1/2以上，疼痛基本消失）15例，有效（乳房肿块直径缩小不足1/2，或肿块变软、疼痛减轻）10例，无效（乳房肿块无变化，疼痛未减轻）7例。总有效率86%。

【验方来源】 曹智民. 乳癖消汤治疗乳腺增生50例 [J]. 陕西中医，2001，22（12）：747.

按：乳腺增生症多见于中青年妇女，病责之肝脾肾，并与冲任二脉失调有关。其病机以肝气郁滞、痰瘀互结成肿块为主。乳癖消汤中以柴胡、香附、川楝子疏肝理气；郁金、延胡索、川芎、合欢皮活血行气化瘀；昆布、海藻、白芷、浙贝母除痰软坚、散结消肿；丝瓜络通利经络；生甘草调和诸药。诸药合用，共奏疏肝理气、活血化瘀、软坚散结之功，能改善局部充血水肿，抑制胶原纤维的合成，促进乳腺增生内的纤维及肿块吸收，使其血运保持畅通，药证相符，故疗效较佳。

乳 癖 灵

【药物组成】 淫羊藿 12 g，益母草 15 g，鹿角胶 3 g，柴胡、香附各 9 g。

【适用病症】 乳腺增生症。临床表现为乳房疼痛和乳房肿块，常伴有腰膝酸软、头晕目眩、耳鸣失眠、月经失调等。

【用药方法】 上药制成袋装，每袋含生药 10 g。每次服 1 袋，每天 3 次，用开水冲服。28 天为 1 个疗程，治疗 1～3 个疗程。

【临床疗效】 此方治疗乳腺增生症 100 例，治愈 28 例，显效 35 例，有效 29 例，无效 8 例。总有效率 92%。

【验方来源】 唐新，陈文浩. 乳癖灵治疗乳腺增生病的临床研究［J］. 上海中医药杂志，2000，34（7）：32.

按：乳腺增生症属于中医学乳癖范畴。众多医家将本病责之于肝，但肾气不足、冲任失调是本病之本，故治宜调摄冲任为主，可获得较好的疗效。乳癖灵中以淫羊藿、鹿角胶温补肝肾、调摄冲任为君药，辅以香附、益母草、柴胡理气活血，化痰散结。诸药合用，对乳腺增生症无论在止痛与消肿块上均有明显效果。

加味逍遥散

【药物组成】 柴胡 30 g，当归、茯苓、王不留行、鹿角霜各 25 g，白术、白芍、路路通各 20 g，甘草、薄荷各 15 g，生姜 10 g。

【适用病症】 乳腺增生症。临床表现为乳房肿块，经前肿痛加重，经后减轻，部分患者伴有月经不调，痛经，两胁胀痛，或有嗳气、心烦等症状。检查乳房一侧或两侧可触及条索状或片状肿块，质地较韧，表面不光滑，边界欠清，有轻度压痛。

【用药方法】 每天 1 剂，水煎，分早、晚服。15 剂为 1 个疗程。于月经后 1 周开始服药，月经期停服。同时服用维生素 B_6 20 mg、维生素 E 10 mg，每天 3 次。

【临床疗效】 此方治疗乳腺增生症 93 例，临床治愈（乳房疼痛消失，肿块消失）51 例，显效（乳房疼痛减轻，肿块缩小 1/2 以上）28 例，好转（乳房疼痛减轻，肿块缩小不足 1/2）7 例，无效（乳房疼痛不减，肿块未见缩小）7 例。总有效率 84.95%。

【验方来源】 朱斌，熊红斌. 加味逍遥散为主治疗乳腺增生症 93 例 [J]. 江苏中医，2001，22（4）：27.

按：乳腺增生症属于中医学乳癖范畴。其机制多因情志内伤、肝郁久凝、痰瘀积聚乳房胃络所致。治以疏肝理气、通经活络为主，加味逍遥散中用当归、白芍养血活血化瘀；王不留行活血通经；柴胡疏肝理气；鹿角霜调摄冲任，并有激素样作用；路路通祛湿通络；茯苓、白术、薄荷、生姜、甘草健脾祛湿，湿祛则痰消。诸药合用，既能疏肝理气，又能通经活络，用于治疗乳腺增生症，疗效较佳。

乳 结 灵

【药物组成】 乳结灵 1 号：关沙苑、何首乌、丹参、山楂各 20 g，麦芽 30 g，菟丝子、枸杞子、白芍各 15 g，柴胡 10 g，仙茅、九香虫、甘草各 6 g。乳结灵 2 号：丹参、山楂、牡蛎、半枝莲各 20 g，麦芽 50 g，白芍 15 g，柴胡、当归、穿山甲（代）（先煎）、橘核、陈皮各 10 g，青皮 5 g，九香虫、甘草各 6 g。

加减：痰湿偏重者，加浙贝母、僵蚕、山慈菇等；瘀血偏重者，加益母草、三棱、莪术等；阴虚内热者，加玄参、龟板、天花粉等；热偏重者，加夏枯草、栀子等。

【适用病症】 乳腺增生症。临床表现为乳腺有不同程度的胀痛、刺痛或隐痛，与月经相关，常见经前加重，经后减轻。检查：一侧或两侧乳房有单个或多个大小不等的肿块，界限不清，推之可移。

【用药方法】 每天1剂，水煎服。于月经干净后，服用乳结灵1号15天；继服乳结灵2号至月经来潮，经期停服。1个月为1个疗程，连续治疗2个疗程。

【临床疗效】 此方加减治疗乳腺增生症200例，临床治愈（乳房疼痛、肿块完全消失，随访3个月无复发）76例，显效（乳房疼痛消失，肿块最大直径缩小1/2以上）73例，有效（乳房疼痛减轻，肿块最大直径缩小不足1/2）40例，无效（乳房肿块无缩小，肿块不缩小而单纯乳痛缓解）11例。总有效率94.5%。

【验方来源】 黄诚. 乳结灵治疗乳腺增生病200例［J］. 江苏中医，2000，21（10）：31.

按：乳腺增生症属中医学乳癖范畴。发病机制为肝气郁结，痰凝血瘀，冲任失调，其中冲任失调为发病之本。治疗当根据月经周期的变化遣方用药，乳结灵1号温肾助阳、调摄冲任、疏肝散结；乳结灵2号重在疏肝理气、活血散结，有效消除或缓解症状。两方交替服用，用于治疗乳腺增生症可收到较好的效果。

柴芥乳增消

【药物组成】 青皮、瓜蒌皮、白芥子各15 g，浙贝母30 g，柴胡、香附、穿山甲（代）、白芍、延胡索各10 g，甘草5 g。

加减：气血虚者，加黄芪、当归、党参；失眠者，加夜交藤、远志；纳呆者，加山楂、鸡内金；肿块坚硬，疼痛较甚者，加乳香、山慈菇、昆布、王不留行。

【适用病症】　乳腺增生症。临床表现为乳房疼痛，烦躁，胸闷，乳房一侧或双侧可触及肿块，大如杏核、小如黄豆粒，可推动，压痛，部分疼痛可放射至肩臂，遇情绪波动则疼痛可加重，并与月经有关。可经红外线乳腺探测扫描确诊。

【用药方法】　每天 1 剂，水煎 2 次，混合药液，分早、晚温服。15 天为 1 个疗程，连用 2 个疗程。另将药渣用纱布包后在肿块部位热敷，每天 2 次，每次 10～20 分钟。

【临床疗效】　此方加减治疗乳腺增生症 40 例，近期治愈（乳房疼痛和肿块消失，停药后 3 个月以上不复发）26 例，显效（乳房肿块缩小大半，乳房疼痛不明显）10 例，有效（乳房肿块有缩小，疼痛减轻）4 例。总有效率 100%。

【病案举例】　袁某，女，40 岁。双侧乳房胀痛、结块反复发作 3 年，加重 2 周。诊见：精神抑郁，乳房疼痛放射至腋下、手臂，经期加重，伴胸闷、烦躁、失眠，舌淡红、苔白根厚，脉弦滑。检查：双侧乳房无红肿，外上象限均可触及蚕豆大结块、压痛、边界清、质中、活动度尚可，腋下淋巴结未触及肿大。红外线乳腺扫描示：双侧乳腺小叶增生。西医诊断：乳腺增生症。中医诊断：乳癖。证属痰郁互结。治以行气解郁，化痰散结，通络止痛。方用柴芥乳增消去香附、白芍、延胡索、甘草，加郁金 15 g，山楂、王不留行、昆布各 10 g。药渣布包外敷患处。治疗 10 天后，乳房肿块明显缩小，疼痛好转，夜能安睡。治疗 2 个疗程，肿块、乳房疼痛全消，精神、纳食均较佳。上方去昆布、穿山甲（代），加黄芪、当归、山慈菇，又间断服用 1 个疗程以巩固疗效，随访 2 年未发。

【验方来源】　孙继红. 中药内服外敷治疗乳腺增生 40 例

[J]．陕西中医，2001，22（3）：146.

按：乳腺增生症相当于中医学乳癖范畴。其病机侧重于肝，多因情志不畅，肝气郁结，气郁胃中，气郁痰凝，经脉凝滞而致，乳房肿块疼痛且多随情绪波动。经期乳房疼痛明显加重，经行则症状减轻，是因冲脉为血海，隶于肝肾，肝气不舒，冲脉失调，经水一行，肝气得舒，气血畅通则症状减轻。故治以疏肝理气，活血通络，化痰散结。经络疏通，气行则血行，气行则郁能达，痰能化，壅能通，结能散，坚能软，可使疼痛及肿块消失。柴芥乳增消中以柴胡、香附、青皮疏肝行气解郁；白芥子、浙贝母、瓜蒌皮化痰散结；穿山甲（代）活血通络软坚；白芍敛阴柔肝，配延胡索活血行气止痛；瓜蒌皮既能疏理气机，又助清火化痰；甘草健脾解毒，通行十二经，调和诸药。诸药合用，共奏疏肝活血、通络化痰散结之功，用于治疗乳腺增生症有较好的疗效。

平 癖 汤

【药物组成】 醋柴胡、制香附各 8 g，延胡索、桃仁、三棱、莪术、浙贝母、昆布、海藻各 12 g，仙茅、淫羊藿、菟丝子各 10 g。

加减：若畏寒肢冷者，加鹿角胶 10 g；眩晕烘热者，加生地黄、何首乌各 20 g；肝郁不舒者，加郁金 10 g。

【适用病症】 乳腺增生症。临床表现为不同程度的乳房疼痛及乳房肿块，并多随情绪变化、劳累过度、月经周期而加重；或伴有胸闷、嗳气、胁痛、胁胀、月经前后不定期等。

【用药方法】 每天1剂，水煎2次，分早、晚服。2周为1个疗程，治疗 2～3 个疗程。如病情较重，可每天服2剂，分4次服完。

【临床疗效】 此方加减治疗乳腺增生症58例，治愈（乳房肿块及疼痛消失）38 例，好转（乳房肿块缩小，疼痛减轻或消失）16 例，未愈（乳房肿块及疼痛无变化）4 例。总有效率 93.1%。

【病案举例】 李某，女，37 岁。患者两侧乳房发现各有一肿块，并胀痛半年余，右侧甚于左侧，每逢月经来潮前胀痛明显加重，乳房内肿块亦增大，生气或劳累时胀痛亦加重；平素畏寒，四肢不温，腰酸痛，舌质淡红边有紫气、苔薄白，脉沉弦。曾服中药汤剂及成药逍遥丸、小金丹之类，病情稍得缓解。诊见：适临经期，两乳胀痛不能近衣，并连及胸胁。检查：两侧乳房上象限可扪及椭圆形肿块各 1 个，左乳约 1 cm×1.2 cm，右乳约 2.2 cm×1.4 cm，质中等，边界清楚，推之能移动，触痛明显；两手臂不能上举，腋下淋巴结未触及。乳房红外线诊断仪透示：双侧乳腺增生。证属肾阳不足，气滞血瘀，冲任二脉受损。予平癖汤去仙茅，加鹿角胶 10 g，郁金 8 g，何首乌 12 g，7 剂。服药后乳房胀痛明显减轻，适值月经来潮，继以原方加益母草 30 g，再服 7 剂后，病情稳定。因经期已过，上方去益母草，并加当归、赤芍各 12 g，连续服用 3 周，疼痛消失。检查乳房肿块缩小至花生米粒大，且质地较前变软。此时又临经前期，患者除稍感两乳房胀痛外，余症状未见。再予上方去鹿角胶、淫羊藿，加生地黄 20 g，连服 1 个月，扪及乳房肿块已缩小至黄豆大。后以上方隔天服 1 剂，以巩固疗效。治疗 2 个月后，乳房红外线诊断仪透示：肿块消失。随访半年未见复发。

【验方来源】 余菊英.平癖汤治疗乳腺小叶增生症 58 例[J].江苏中医，2001，22（1）：22.

按：中医学认为，乳腺增生症多由肝气郁结、日久痰瘀凝滞所致，但与肾本不足、冲任失调密切相关。治以疏肝理气、化瘀散结之法。平癖汤中以淫羊藿、仙茅、菟丝子益肾固元，调整阴阳；醋柴胡、制香附、延胡索疏肝理气止痛；三棱、莪术、桃仁、昆布、海藻、浙贝母活血化瘀，软坚散结。诸药合用，共奏益肾疏肝、调摄冲任、理气止痛之功，用于治疗乳腺增生症效果显著，且愈后不易复发。

复元通气饮

【药物组成】 青皮、陈皮各 10 g，炒穿山甲（代）、天花粉、浙贝母各 15 g，连翘 12 g，漏芦、木香、生甘草各 6 g。

加减：经前乳房胀痛者，加延胡索、川楝子各 12 g；乳胀为主者，加柴胡 12 g，郁金 15 g；肝郁化火、乳房灼热者，加牡丹皮 10 g，栀子 12 g；乳房硬块坚硬者，加王不留行 15 g，莪术 10 g，牡蛎 30 g；气虚者，加党参、黄芪各 15 g；血虚者，加鸡血藤 20 g，当归 10 g；脾虚纳差者，加炒麦芽、山楂、莱菔子各 15 g；阳虚者，加淫羊藿、鹿角霜各 15 g；若有疑为癌变者，加山慈菇 15 g，海藻、蒲公英各 30 g。

【适用病症】 乳腺增生症。临床表现为乳房周期或月经前期胀痛，乳房肿块大小不等，或呈结节状，可发生于一侧、双侧，可随情志变化而消长。

【用药方法】 每天 1 剂，水煎服。

【临床疗效】 此方加减治疗乳腺增生症，可获得较好的疗效。

【病案举例】 翁某，女，41 岁。自述双侧乳房有多个肿块，周期性疼痛，月经前尤甚已 5 年余，经多方治疗效不佳。检查：双侧乳房皮色不变，各以上象限为主可扪及 2～3 个大小不等、形如雀卵或核桃状肿块，触之痛不甚，推之可移，韧而不坚硬。腋窝淋巴结无肿大。曾经病理切片检查示：乳腺增生及囊性扩大，纤维组织增生。诊见：患者平素性格内向，舌体瘦、质偏红、苔薄白，脉弦细稍滑。西医诊断：乳腺增生症。中医辨证属肝气郁结，痰凝乳络。治以解郁散结，祛痰软坚。方用复元通气饮去连翘，加瓜蒌 20 g，柴胡、防风各 12 g，大枣 4 枚，生姜 3 片，每天 1 剂，水煎服。连服 7 剂后，乳房胀痛大减，肿块变软，时有乳房发痒感觉，仍用上方加莪术 10 g，牡蛎 30 g。续服 2 周后，乳房肿块消失，无压痛。后嘱患者每于月经前服此方 3 剂，以巩固疗效。随访 5 年余无复发。

【验方来源】　梁宏正. 梁剑波运用复元通气饮治疗乳腺增生症经验［J］. 新中医，1996，28（4）：5.

按：乳腺增生症属中医学乳癖、乳疬、乳中结核等范畴。其病因病机不外郁怒伤肝，思虑伤脾，冲任失调，气滞血瘀，痰凝乳络而聚结成核。治以疏肝解郁、消痰散结、活血祛瘀为主。复元通气饮针对本病肝气郁闭、痰凝乳络、气滞血瘀等主要病因病机，使气血畅行，乳络疏通，结散痛平。同时应注重调治情志，辅以心理疗法，可提高和巩固疗效。

柴　海　汤

【药物组成】　柴胡、郁金、法半夏、川楝子、浙贝母、土鳖虫各 10 g，海藻、赤芍各 15 g，夏枯草、延胡索各 12 g，全瓜蒌 20 g，牡蛎 30 g。

加减：气虚者，加黄芪；血虚者，加阿胶、鸡血藤；脾虚者，加茯苓。

【适用病症】　乳腺增生症。临床表现为一侧或两侧乳房有大小不等的圆形结节，边界不清，与皮肤不粘连，推之可移，始终不破溃。结合红外线扫描可有云雾状阴影，血管增多或增粗。

【用药方法】　每天 1 剂，水煎服，14 天为 1 个疗程。

【临床疗效】　此方加减治疗乳腺增生症 96 例，临床治愈（肿块及疼痛消失，红外线扫描云雾状阴影消失，血管明显减少）57 例，显效（肿块及疼痛基本消失，红外线扫描云雾状阴影基本消失，血管减少）23 例，有效（肿块缩小，疼痛减轻，红外线扫描与治疗前无明显改善）11 例，无效（症状及体征与治疗前无改变）5 例。总有效率94.8%。

【验方来源】 张志发，刘淑萍. 柴海汤治疗乳腺增生症96例［J］. 江苏中医，2000，21（6）：30.

按： 乳腺增生症属中医学乳癖范畴。多由忧思或劳倦使脾气受损，脾失健运，聚湿生痰；或恼怒伤肝，使肝气郁结，造成气血不畅，瘀血内滞，痰瘀蕴结于经络，而使乳房结块疼痛。柴海汤方中用柴胡、郁金行气解郁，宣畅气机；全瓜蒌、夏枯草、浙贝母、海藻、牡蛎、法半夏软坚化痰散结；赤芍、延胡索、土鳖虫行气活血，化瘀止痛。诸药合用，寓疏肝理气、活血化瘀、化痰散结于一体，对乳房疼痛具有明显的镇痛作用，不失为治疗乳腺增生症的有效方法。

消痰散结汤

【药物组成】 党参、黄芪、丹参、王不留行各 15 g，柴胡、枳壳、白芍、香附各 10 g，当归、浙贝母、白芥子各 9 g。

加减：气虚者，重用党参、黄芪；肿块较硬、不易消散者，选加夏枯草、瓜蒌、牡蛎、法半夏、海藻、昆布等；乳房刺痛兼血瘀者，选加桃仁、红花、三棱、莪术等；肝郁明显者，选加川楝子、延胡索、青皮、橘叶（核）等；肝郁化热者，选加生地黄、牡丹皮、地榆等；肾阳虚者，选加淫羊藿、仙茅、鹿角胶、巴戟天、菟丝子等。

【适用病症】 乳腺增生症。临床表现为乳房疼痛，乳腺肿块，常伴有胸闷、心烦、急躁易怒等症状。

【用药方法】 每3天2剂，水煎，分早、中、晚3次服。

配合选用维生素 B₁，每次 50 mg，每天 3 次；维生素 E 每次 200 mg，每天 2 次。10 天为 1 个疗程，至少治疗 3 个疗程。

【临床疗效】 此方加减治疗乳腺增生症 31 例，临床治愈（乳房疼痛和肿块消失，随访 1 年内未复发）21 例，显效（乳房疼痛消失，肿块缩小 1/2 以上）5 例，有效（乳腺肿块缩小不及 1/2，疼痛减轻）3 例，无效（乳腺肿块及疼痛无明显变化）2 例。总有效率 93.6%。

【病案举例】 朱某，女，33 岁。诊见：1 年前因双侧乳房胀痛，以右侧为重，疼痛部位固定，肿块较硬，胸闷，心烦易怒，乳腺肿块每随情志喜怒而消长，舌质紫暗，脉涩。曾经治疗后疼痛有所缓解，但乳腺肿块无变化。每逢情志不畅，或月经前则乳腺肿块更大，疼痛加剧。检查：双侧乳房肿块为结节状，右侧可触及 2 cm×2 cm×1.5 cm 大小的肿块；左侧可触及 1 cm×0.8 cm×0.5 cm 大小的肿块，活动度好，触痛明显。用消痰散结汤加三棱、莪术、桃仁、红花，以加强活血化瘀、消肿散结的功效，西药按上法服用。治疗 4 个疗程乳腺肿块完全消散。随访 1 年未见复发。

【验方来源】 罗贤兴. 中西医结合治疗乳腺增生病 31 例[J]. 新中医，1998，30（1）：32.

按：中医学认为，乳腺增生症的病机是由肝郁气滞，气滞血瘀，气阻痰凝，痰瘀交阻，结聚成核。消痰散结汤具有舒肝解郁、活血化瘀、消痰散结等作用，着重调整脏腑、经络、气血的机能，调整性激素的相对平衡，从而恢复卵巢的功能。在治疗过程中，根据情况适当加入淫羊藿、巴戟天、菟丝子、仙茅等药，可有不同程度地提高临床疗效。本病始因是肝郁气滞，继而导致血瘀、痰凝，而血瘀、痰凝又可加重气滞，三者之间相互影响，互为因果。因而在治疗过程中要重视舒肝解郁、活血化瘀、消痰散结三法的有机结合，但经期活血化瘀药宜减量，或暂时不用，以免经血过多，损伤正气。

消 癖 汤

【药物组成】　柴胡、香附、浙贝母、当归、法半夏、赤芍、川芎、三棱、莪术、延胡索各 10 g，全瓜蒌 15 g，茯苓 20 g，牡蛎 30 g。

加减：气虚者，加黄芪 15 g；阴虚者，加旱莲草 15 g；阳虚者，加淫羊藿、仙茅各 10 g；热重者，加夏枯草 10 g。

【适用病症】　乳腺增生症。临床表现为一侧或双侧乳房胀痛，触之有大小不等的结节，边缘不清，推之可移。红外线扫描仪扫描示：乳房肿块呈云雾状浅灰色阴影，血管增粗或增多。

【用药方法】　每天 1 剂，水煎，分 2 次服。15 天为 1 个疗程。1 个疗程未愈者，停药 3 天后继续下 1 个疗程，一般治疗 3 个疗程。月经期停服。

【临床疗效】　此方加减治疗乳腺增生症 146 例，临床痊愈（乳房疼痛及肿块消失，红外线扫描示云雾状阴影消失）83 例，有效（乳房疼痛明显减轻，红外线扫描示云雾状阴影缩小，血管减少）39 例，无效（临床症状及体征与治疗前无改变）24 例。总有效率 83.6%。

【病案举例】　周某，女，26 岁。两侧乳房有多个肿块伴胀痛 1 年，经前期及恼怒时加重，曾服中西药治疗，病情稍轻，停药后即发。诊见：时值临经期，两侧乳房胀痛较甚，伴心烦易怒，双上肢酸重，舌质淡红、苔薄白、脉细弦。检查：乳房外观正常，外上侧可触及多个黄豆粒大小结节，触痛明显，边缘不清，推之可移。红外线扫描示：乳房上侧见点片状弥漫性灰色阴影，血管增多增粗。西医诊断：乳腺增生症。证属肝气郁积，气滞血瘀。治以疏肝理气、活血散瘀为主，方用消癖汤去川芎，加郁金、夏枯草各 10 g。治疗 1 个疗程后，两侧乳房胀痛明显减轻，乳房结节缩小；2 个疗程后，乳房无疼痛，结节消失。随访半年未见复发。

【验方来源】 张雯，李志彬. 消癖汤治疗乳腺增生症 146 例 [J]. 陕西中医，2001，22 (11)：662.

按：乳腺增生症属中医学乳癖范畴。中医学认为，本病多由劳倦或忧思过度，肝失疏泄，脾失健运，气血不畅，痰浊内生，痰瘀互结于经络乳房所致。消癖汤中以柴胡、香附疏肝理气；浙贝母、全瓜蒌、牡蛎、法半夏软坚化痰散结；茯苓健脾；川芎、赤芍、当归、三棱、莪术、延胡索行气活血止痛。诸药合用，共奏疏肝理气、活血化瘀、化痰散结之效，用于治疗乳腺增生症，药证相符而获良效。

柴附消癖汤

【药物组成】 穿山甲珠（代）15 g，丹参 12 g，柴胡、香附、川芎、赤芍、三棱、莪术、夏枯草、浙贝母各 10 g。

加减：口干苦、烦躁易怒、乳房灼热疼痛为肝郁化火者，加黄芩、金银花、栀子各 10 g；肝肾阴虚见头晕耳鸣者，加生地黄、枸杞子各 15 g；脾虚气短者，加黄芪 20 g，白术 10 g；腰酸胀或月经不调者，加淫羊藿 15 g，杜仲 12 g。

【适用病症】 乳腺增生症。临床表现为乳房肿块胀痛，可触及单个或多个肿块，或与月经有明显关系，或与情志变化密切相关。

【用药方法】 每天 1 剂，水煎服。10 天为 1 个疗程。配合西药（丙酸睾酮、甲睾酮）治疗。

【临床疗效】 此方加减治疗乳腺增生症 40 例，治愈 10 例，显效 11 例，有效 15 例，无效 4 例。总有效率 90%。

【病案举例】 盘某，女，35岁，已婚。两侧乳房肿块疼痛加剧3个月。诊见：心情郁闷，胸胁苦满，月经来潮觉双侧乳房胀痛明显，经期过后疼痛减缓，但每遇情志不佳或月经将至疼痛复作如故，自觉双侧乳内有数个大小不等的肿块、乳房略增大，体质偏瘦，喜太息，面色无华，两颊部有色素沉着斑，舌质淡红、苔薄白，脉细弦。检查：双侧乳房外观正常，稍膨隆，左乳上方扪及2个肿块，大小分别为 2.0 cm×4.0 cm×2.0 cm、0.5 cm×0.6 cm×0.3 cm；右乳外下方扪及1个肿块，大小约 4.0 cm×0.5 cm×0.2 cm。呈椭圆形，质中等，稍压痛，与周围组织分界不清，无粘连，可推动。西医诊断：乳腺增生症。中医诊断：乳癖。证属肝气郁结型，乃因七情内伤、气血失和、痰瘀互结而致。治宜疏肝理气，活血祛瘀，化痰散结，兼以补益脾气。方用柴附消癖汤加黄芪 20 g，白术 15 g。连服 2 个疗程。并配合西药治疗。经用中西药治疗后，乳房肿块疼痛消失，并明显缩小，两颊部色斑渐退，体重略增。随访 3 年无复发。

【验方来源】 郭成英，赵连英，张健福. 中西医结合治疗乳腺增生症 40 例 [J]. 陕西中医，2000，21（11）：489.

按：乳腺增生症属中医学乳癖范畴。柴附消癖汤中的柴胡、香附疏肝理气；穿山甲珠（代）、莪术、赤芍、丹参、川芎活血祛瘀；夏枯草、浙贝母化痰散结。诸药合用，共奏疏肝理气、活血祛瘀、化痰散结之功，能有效地消除临床症状和体征。

瓜蒌散加味

【药物组成】 瓜蒌 30 g，橘核 20 g，荔枝核 18 g，当归、香附各 12 g，柴胡、没药、郁金各 10 g，甘草 9 g。

加减：肝阴不足者，加女贞子、旱莲草；血虚明显者，加熟地黄、阿胶（烊化）；肿块长期不消者，加皂角刺、牡蛎。

【适用病症】 乳腺囊性增生症。临床表现为乳房疼痛与情绪改变、月经周期相关，常在月经期前加重，月经来潮后即缓解。

【用药方法】 每天1剂，水煎服。1个月为1个疗程，月经期暂停服药。

【临床疗效】 此方加减治疗乳腺囊性增生症136例，治愈（乳房胀痛、乳房内肿块消失，彩色多普勒超声血流显像示：乳房内肿块在1级以下）96例，好转（乳房内肿块变软、变小，疼痛症状消失，彩色多普勒超声血流显像示：乳房内肿块在2级以下）36例，无效（乳房胀痛，乳房内肿块无变化，彩色多普勒超声血流显像亦无变化）4例。总有效率97%。

【病案举例】 患者，女，37岁。双侧乳房胀痛，与情绪及月经周期有关，月经来潮前加重，并在乳房内可触及多个圆形结节，影响工作与睡眠。月经过后症状减轻，月经周期多不规则。曾经多家医院治疗服用乳康片、乳癖消、天冬素片等药物治疗半年余无明显效果。观察其舌质红、苔黄，脉弦数。治以疏肝理气，活血通络，散节止痛。方用瓜蒌散加味去当归，加远志15 g，乳香8 g，生姜、大枣为引。服6剂药后乳房疼痛明显减轻，乳房内肿块未见变小。上方去远志，加牡蛎30 g，陈皮10 g，再服20剂。乳房疼痛消失，乳房内肿块变小。随访半年无复发。

【验方来源】 宋海波，李建香，杨来启，等. 瓜蒌散加味治疗乳腺囊性增生136例 [J]. 陕西中医，2001，22（3）：145.

按：乳腺囊性增生症，与中医学的乳癖、乳核相类似。中医学认为，乳房胀痛，胀为气滞，痛为血瘀，即情志不舒，七情内伤，肝气郁结，血脉不畅，故治以疏肝理气、活血化瘀、通络为主。瓜蒌散加味方中的柴胡疏肝理气；没药、当归活血通络；瓜蒌、荔枝核、橘核等散结止痛。本方治疗乳腺囊性增生症，一般1周内痛止，1个月内可以使乳房结节变小，故疗效满意。

疏肝化痰汤

【药物组成】 柴胡、香附、淫羊藿、鹿角霜、枳壳、山楂、麦芽各10 g，丹参、丝瓜络各15 g，白芍、陈皮、路路通各12 g，海藻、昆布、牡蛎各30 g，法半夏9 g。

【适用病症】 乳腺增生症。

【用药方法】 每天1剂，水煎，分早、晚2次服。12天为1个疗程。服药期间应保持心情舒畅，避免精神刺激或过度劳累，忌服辛辣油腻及刺激之品。

【临床疗效】 此方治疗乳腺增生症60例，治愈（乳房肿块及疼痛消失）51例，好转（乳房肿块缩小，疼痛减轻或消失）8例，未愈（乳房肿块及疼痛无变化）1例。

【验方来源】 李敏，郝淑文，刘慎霞. 疏肝化痰法治疗乳腺增生病60例 [J]. 新中医，2002，34（2）：52.

按：中医学认为，乳腺增生症多由先天禀赋不足，或房劳过度，复因情志不畅，肝气郁结，郁怒伤肝，思虑伤脾，脾失健运，痰湿内生，痰气郁结而成。治宜疏肝温肾，化痰散结。疏肝化痰汤方中以柴胡、白芍、香附、陈皮疏肝理气；淫羊藿、鹿角霜温补肾阳；法半夏、陈皮、丝瓜络、海藻、昆布、牡蛎、山楂、麦芽化痰软坚散结；枳壳、丹参、路路通行气宽中，活血通络。诸药合用，共奏疏肝化痰散结之功，并有调节内分泌的作用，用于治疗乳腺增生症有较好的疗效。

柴芍参苓消癥汤

【药物组成】 柴胡、香附各 10 g,茯苓、丹参各 20 g,白术、赤芍、白芍各 15 g。

加减:气滞者,证见乳痛牵及胸胁、背部,易怒,加八月札、郁金各 12 g,麦芽 30 g;痰瘀互结者,证见乳房肿物质韧,痰多,舌边尖有瘀点,加浙贝母 20 g,海藻 15 g,牡蛎 30 g,三棱、莪术各 10 g;肝郁化火者,证见形体消瘦,午后潮热,虚烦多梦,口干,舌尖红,脉细弦或数,加夏枯草 20 g,牡丹皮 12 g,昆布、玄参、生地黄各 15 g;脾肾两虚者,证见倦怠,面色少华,月经紊乱,量少色淡,舌质淡,脉濡,加淫羊藿 10 g,菟丝子、鹿角霜各 12 g,益母草、五爪龙各 30 g,大枣 15 g。

【适用病症】 乳腺增生症。

【用药方法】 每天 1 剂,水煎 2 次,分早、晚服。于月经第 7 天后开始服药,至排卵期改服西药 7 天,之后再服中药,至月经来潮停药。3 个月经周期为 1 个疗程。

【临床疗效】 此方加减治疗乳腺增生症 85 例,治愈(乳房肿块和疼痛消失,随访 3 个月未见反复)19 例,显效(乳房肿块缩小 1/2 以上,疼痛明显减轻)35 例,有效(乳房肿块缩小 1/2,疼痛明显减轻或消失,或结节减少或软化)27 例,无效(经治疗肿块无缩小或增大,疼痛不减轻或加重)4 例。总有效率 95.29%。

【验方来源】 黄婉文,杨海燕. 中西医结合治疗乳腺增生病 85 例临床观察 [J]. 江苏中医药,2002,23(5):24.

按:乳腺增生症以乳房肿块、胀痛为主要症状,并随月经周期有轻重变化,属中医学乳癖范畴。其病因病机是情志内伤、肝气郁结，或肝肾不足、冲任失调，或痰瘀互结、乳络受阻致乳房结块、疼痛而成，为本虚标实之证，本虚为肝肾两虚、冲任失调，标实为痰浊、瘀血、邪热。根据中医学辨证论治的原则选用柴芍参苓消癥汤治标固本，获得较好的疗效。

消癥散结煎

【药物组成】　柴胡、郁金、青皮、白芥子各 10 g，王不留行、浙贝母各 15 g，当归、赤芍、连翘各 12 g，漏芦、木香、甘草各 6 g。

加减：经前乳房胀痛者，加延胡索、川楝子各 12 g；乳房灼热者，加牡丹皮、蒲公英各 12 g；气虚者，加黄芪、党参各 15 g；血虚者，加阿胶（冲服）10 g，鸡血藤 20 g；脾虚纳差者，加莱菔子、炒谷芽各 15 g。

【适用病症】　乳腺增生症。

【用药方法】　每天 1 剂，水煎 2 次，分早、晚服。15 天为1 个疗程。并配合消癥散外敷（由白芥子、玄参、浙贝母、夏枯草、乳香、没药、延胡索、丹参、蜈蚣、王不留行各等份组成，共研细末，装入密闭容器中备用；取芒硝研末装入棕色瓶中备用；用 3 层消毒纱布缝成 8 cm×8 cm 大小袋子若干），将上述药末 20 g 及芒硝粉 5 g 装入纱布袋中封口，于水蒸气上熏蒸约 20分钟，趁热敷于肿块部位，以不灼伤皮肤为度，用胶布或绷带固定好，5 天更换新药 1 次。

【临床疗效】　此方加减治疗乳腺增生症 68 例，痊愈（乳房疼痛及肿块消失）29 例，有效（乳房痛减，肿块数目减少或缩小，或肿块变软）35 例，无效（临床症状及肿块无变化）4例。总有效率 94.1%。

【病案举例】　刘某，女，38 岁。诊见：近 1 年来常感乳房胀痛，抚之发现左侧乳房有 1 个肿块，触之则痛，每于月经来潮前乳房胀痛加剧，兼见心烦、失眠，舌质淡红边有瘀点、苔薄黄，脉弦滑。检查：左侧乳房有 1 个肿块约 1.5 cm×2.5 cm，质软，可移动，有挤压痛，腋下淋巴结无肿大。红外线扫描仪检查示：左侧乳腺小叶增生。西医诊断：乳腺增生症。证属肝气郁结，血瘀痰凝。治宜疏肝解郁，化痰散结。方用消癥散结煎加牡丹皮 12 g，川楝子 15 g。15 剂。外用消癥散外敷。经治疗后乳房疼痛明显减轻，仍守原方 15 剂，外敷药同前。1 个月后复查：乳房肿块缩小为 1 cm×1.5 cm。继服 15 剂后复查乳房肿块消失。

【验方来源】 聂岚. 从痰瘀论治乳腺小叶增生病 68 例 [J]. 新中医，1998，30（1）：30.

按： 乳腺增生症多由忧思或劳倦使脾气受损，脾虚则运化失常，聚湿生痰；肝郁则气血不畅，瘀血内滞。情志伤肝累脾，或多产、堕胎气血受损等诱发因素，使痰瘀蕴结，阻于经络，致乳房结块疼痛，若情志刺激或经前期加重，且反复发作，缠绵难愈。消癥散结煎中以柴胡、郁金行气解郁，宣畅气机；青皮疏肝破气，消积化滞；白芥子祛皮里膜外之痰；浙贝母化痰散结；当归、赤芍、王不留行补血活血，散瘀止痛；漏芦、连翘解毒消肿散结；木香可升可降通利三焦；甘草补中益气。外用消癥散中的白芥子、浙贝母、玄参化痰软坚；乳香、没药、王不留行、蜈蚣活血行气散瘀；夏枯草清火散结，适用于痰火瘀结之痰核；延胡索为活血理气止痛之要药；丹参活血祛瘀；芒硝软坚散结。内服方中寓疏肝理气、化痰散结于一体，外用方中着重化痰软坚。内外合用，共奏气顺痰化瘀散之功，则乳癖自除。

活血消癖汤

【药物组成】　夏枯草、枳实、青皮、合欢皮、郁金各 10 g，王不留行、川芎、泽兰、丝瓜络、延胡索各 15 g，乌药 20 g，石决明 30 g。

加减：伴失眠多梦者，加龙骨 30 g；伴有烦热胸闷者，加珍珠母 30 g，薤白 10 g；伴月经过多者，加牡丹皮、焦栀子各 10 g；伴痛经而经来不畅者，加刘寄奴、桃仁各 10 g；伴大便秘结者，加生地黄 20 g，生大黄 8 g；伴头痛者，加蔓荆子 10 g；乳痛较剧者，加姜黄 10 g；乳房包块较硬者，加穿山甲（代）6 克。

【适用病症】　乳腺增生症。

【用药方法】　每天 1 剂，水煎服。10 剂为 1 个疗程，疗程间隔 2～3 天，行下一个疗程。

【临床疗效】　此方加减治疗乳腺增生症 125 例，显效（乳房包块全部消散，乳痛消失，3 个月内无复发）51 例，好转（乳房包块部分或全部消散，乳房仍有疼痛不适）65 例，无效（乳房包块及疼痛均无变化）9 例。总有效率 92.8%。

【病案举例】　杨某，女，40 岁。双乳结块疼痛已年余，行经时疼痛加重，经后疼痛减轻。诊见：患者适逢经前 2 天，双乳胀痛，伴有小腹疼痛，胸闷，嗳气，心烦多梦，大便秘结，尿少色黄，舌质微红、苔白稍厚，脉弦。检查：双侧乳房外上象限可触及包块各 1 个，尤以左侧为大，约 3.0 cm×2.0 cm×1.5 cm，中等硬度，边界不清，压痛明显。西医诊断：双侧乳腺增生症并痛经。中医诊断：乳癖。此乃瘀阻脉络而成乳癖，经行不畅而痛经。急则治其标，先通其经，治宜因势利导，理气活血，通经止痛。方用桃仁四物汤加郁金、枳实各 10 g，刘寄奴 15 g。连服 2

剂，3 天后经至适调，腹痛若失，4 天净。乳痛稍减，而乳房结块无变化。此乃血活经通，而瘀阻脉络之势并未松懈。缓则治其本，宜攻瘀畅络，软坚散结，理气止痛。以活血消癖汤去青皮，加川楝子炭 10 g，荔枝核 30 g，穿山甲（代）、浙贝母各 6 g。连服 15 剂，双侧乳块全消，痛止症状除。后改服逍遥散善后调理。随访 3 个月经顺适调，乳痛无复发。

【验方来源】　赵泽华，杨晓志. 活血通络、理气散结法治疗乳腺小叶增生 125 例［J］. 新中医，2000，32（10）：44.

按：乳腺增生症，不仅责之肝郁气滞，冲任失调，还应责之瘀阻脉络，故单纯使用疏肝解郁、调理冲任法治疗本病效欠佳，治应以活血通络、理气散结为主。活血消癖汤中以王不留行、川芎、泽兰、丝瓜络活血散瘀通络为君药；夏枯草、枳实、合欢皮、乌药理气解郁为臣药；石决明软坚散结为佐使。诸药合用，共奏活血通络、理气散结之效。此外，本病与精神情志密切相关，因此，嘱患者加强精神情志的良好调节，给予正确的心理诱导，对本病康复是一项重要的不可缺少的治疗措施。

疏肝化瘀散结汤

【药物组成】　桃仁、柴胡各 9 g，夏枯草 30 g，郁金 12 g，香附、红花、鹿角霜、赤芍、山慈菇、荔枝核各 15 g，穿山甲（代）、僵蚕各 10 g。

加减：气虚者，加党参、黄芪；血虚者，加当归、熟地黄；心烦失眠者，加合欢皮、酸枣仁；乳房灼热、经期提前者，加牡丹皮、栀子。

【适用病症】　乳腺增生症。

【用药方法】　每天 1 剂，水煎，取药液 500 mL，分早、晚服。并配合西药治疗。2 周为 1 个疗程，可连服 4 个疗程。

【临床疗效】 此方加减治疗乳腺增生症 125 例，治愈（肿块消失，乳房疼痛消失，停药后 3 个月无复发）88 例，显效（乳房肿块缩小 1/2 以上，乳房疼痛消失）27 例，有效（肿块缩小不足 1/2，乳房疼痛减轻）8 例，无效（肿块无缩小或单纯乳房疼痛缓解）2 例。总有效率 98.4%。

【验方来源】 张玉英. 中西医结合治疗乳腺增生 125 例 [J]. 新中医，2002，34（9）：62.

按：乳腺增生症是由于卵巢内分泌功能失调，雌激素水平过高，作用于乳腺组织致其增生和复旧不全。中医学认为，本病多因思虑伤脾，郁怒伤肝，以致冲任不调，气滞血瘀痰凝而成。故以疏肝解郁、活血化瘀、软坚散结、调摄冲任为治疗大法。疏肝化瘀散结汤中的柴胡、郁金、香附疏肝理气；桃仁、赤芍、红花活血化瘀；穿山甲（代）、山慈菇、荔枝核、僵蚕软坚散结，通乳络，消痰核；鹿角霜调摄冲任。诸药合用，共奏活血化瘀通络、理气散结之效。

乳瘤散结丸

【药物组成】 香附 60 g，郁金 30 g，制三棱、制莪术、浙贝母、制穿山甲（代）、路路通、制鳖甲、党参、黄芪各 20 g。

【适用病症】 乳腺增生症。

【用药方法】 将上药研末制成丸剂。每次服 4 g，每天服 3 次。30 天为 1 个疗程。

【临床疗效】 此方治疗乳腺增生症 586 例，痊愈（乳房疼痛及肿块消失，其他伴随症状消失，停药 3 个月不复发）398 例，显效（肿块最大直径缩小 1/2 以上，乳痛及其伴随症状多数消失）132 例，有效（肿块最大直径缩小不足 1/2，乳痛或伴随症状减轻；或肿块缩小 1/2 以下，乳痛及伴随症状未减轻）32

例，无效（肿块不缩小，或反而增大变硬者，单纯乳痛缓解，而肿块不缩小）24 例。总有效率 95.9%。

【病案举例】 李某，女，36 岁。因双侧乳腺增生症伴右乳外上象限乳房纤维瘤，经手术切除右乳纤维瘤体。术后半年发现原伤口下又可触及核桃大小包块，并自觉双乳房外上象限有间歇性疼痛，每次月经前一周胀痛明显加重，甚者手不能触及，并牵及肩背困疼。经检查确诊为双侧乳腺增生症伴纤维瘤术后复发，因不愿再次手术求中医诊治。服乳瘤散结丸 3 个月，瘤体已未触及，双乳外上象限之增生包块已消散，余症状消失。随访 3 年未复发。

【验方来源】 刘西安. 乳瘤散结丸治疗乳腺增生病 586 例[J]. 陕西中医，2001，22（11）：663.

按：乳腺增生症属中医学乳癖、乳核范畴。因乳房为足阳明胃经、足厥阴肝经经脉所经之处，故其病变多责于肝胃。而忧思郁怒、情怀不畅，肝气肝血因之凝滞，气滞血瘀，不通则痛。复因肝气不能疏通，则影响脾胃纳化功能，津液留聚，痰生湿酿，痰瘀互结，结成肿块。治宜行气解郁，活血通络，软坚散结。乳瘤散结丸针对气滞血瘀、痰瘀互结这一主证，以行气解郁、活血通络、软坚散结为主，使乳房肿块缩小或消失，疗效明显。

补骨脂单味方

【药物组成】 补骨脂 950 g。

【适用病症】 乳腺增生症。

【用药方法】 先取补骨脂 800 g 用文火炒微黄，研细末，每次服 3 g，每天服 3 次。另取补骨脂 150 g，蜈蚣 10 条，入食醋 1 000 mL 内浸泡半个月后，局部外搽，每天 3~4 次。可连续应用 1~3 个月，直至治愈。

【临床疗效】　此方内服外用结合治疗乳腺增生症，有较好的疗效。

【病案举例】　陈某，女，39岁。双侧乳腺增生，类圆形、质韧、微硬、轻触痛，伴见乳房轻度胀痛，经期尤甚，舌质暗红、苔薄白，脉沉弦。检查：左侧乳腺增生3.0 cm×3.0 cm×3.0 cm，右侧乳腺增生2.5 cm×2.5 cm×2.5 cm。经红外线扫描诊断为乳腺增生。曾经中西药治疗半年效不佳。嘱其用补骨脂内服外治，共治疗78天，双侧乳腺增生逐渐消散而愈。随访2年无复发。

【验方来源】　饶文举.补骨脂治疗乳腺增生［J］.中医杂志，2002，43（5）：332.

按：补骨脂味辛，性温，功能补肾助阳，可治疗因肾阳亏虚所致的腰痛、遗精、阳痿、泄泻等病症，但本品还具有软坚散结功效，故用其内服外用结合治疗乳腺增生症，效果良好。

归芍散结汤

【药物组成】　当归、赤芍、郁金、芒果核、橘核、浙贝母、槟榔、夏枯草、半枝莲各15 g，瓜蒌仁20 g，柴胡9 g，枳壳、香附各12 g，穿山甲（代）8 g。

【适用病症】　乳腺囊性增生症。

【用药方法】　每天1剂，水煎，分早、晚服。连服10剂为1个疗程。

【临床疗效】　此方治疗乳腺囊性增生症56例，治愈（全身症状消失，无乳痛，乳中硬块消散）47例，好转（全身症状消失，乳痛减轻，乳中硬结缩小）8例，无效（全身症状及局部体征无好转）1例。总有效率98.21%。

【病案举例】　李某，女，38岁。右侧乳痛已有半年多，尤其在月经前或心情烦躁时疼痛尤甚，伴两胁胀痛，夜寐多梦，经期不定、量少，行经期少腹胀痛，舌淡红、苔白厚，脉滑数。检查：右乳扪之有 4 cm×3 cm 硬核，明显触痛，边缘整齐，推之移动，无根盘，皮色如常。西医诊断：右乳囊性增生症。证属肝郁痰热，气滞血瘀，经络阻滞，乳中结块。治宜疏肝理气，活血通络，化痰散结。方用归芍散结汤，连服 10 剂。并配合肌内注射雌三醇，每次 10 mg，每周 2 次，连用 2 周。经治疗后右乳已不痛，乳核已消，全身症状消失。续服中药 5 剂以巩固疗效。

【验方来源】　许映絮. 归芍散结汤为主治疗乳腺囊性增生56 例［J］. 新中医，1998，30（4）：48.

按：乳腺囊性增生症与中医学乳中结核、乳癖病名相似。多因忧思或劳倦致脾失健运，聚湿生痰，或恼怒伤肝，使肝气郁结，造成气血不畅，瘀血内滞，痰瘀蕴结于经络，故使乳房结块疼痛。治宜疏肝理气，活血祛瘀，化痰散结。归芍散结汤方中以柴胡、郁金、香附、枳壳、槟榔疏肝行气解郁，宣畅气机；瓜蒌仁、夏枯草、浙贝母、芒果核、橘核、穿山甲（代）软坚化痰散结；赤芍、当归、半枝莲行气活血，化瘀止痛。全方融疏肝理气、活血化瘀、化痰散结于一体，既调整机体整体功能，又治疗局部病变，且对乳房疼痛具有明显的镇痛作用。

绝经后骨质疏松症验方

固 肾 汤

【药物组成】 淫羊藿、黄精、枸杞子、紫河车、熟地黄各 15 g，威灵仙 10 g。

【适用病症】 绝经后骨质疏松症。临床表现为腰腿冷痛，腰酸膝软，四肢怕冷，小便频数，畏寒喜暖，舌淡、苔白，脉沉细弦。经临床检查骨密度较同龄人下降。

【用药方法】 每天 1 剂，水煎服。另口服维生素 D_3 片，每天 600 mg。共治疗 24 周。

【临床疗效】 此方配合西药治疗绝经后骨质疏松症 32 例，显效（疼痛症状消失，骨密度上升）7 例，有效（疼痛症状基本消失，骨密度无变化，或症状无改变，但骨密度有上升）16 例，无效（疼痛症状无缓解，骨密度无变化）9 例。总有效率 82.25%。而且治疗后血钙、血磷及性激素均有所增加。

【验方来源】 陈发胜，魏爱生，郎江明. 中西医结合治疗绝经后骨质疏松症 32 例疗效观察 [J]. 新中医，2001，33（11）：42.

按：骨质疏松症是以骨量降低、骨组织显微结构改变和骨折的危险性增加为特征的一类疾病。绝经后骨质疏松症为其中的一种，临床上多表现为腰腿痛、行走困难、乏力、夜尿多等，属中医学骨痿、腰痛等范畴。其病因病机主要与肾虚有关。肾为先天之本，肾生骨髓，其充在骨，骨的生长发育与肾精盛衰关系密切，肾精充足则骨髓生化有源，骨骼得以滋养而强健有力；肾精亏虚则骨髓生化乏源，骨骼失养而痿弱无力。治疗重在补肾养骨生髓。经固肾汤治疗后骨密度及性激素均有明显提高，且在改善症状方面的作用明显，说明补肾养髓生骨类中药较单纯补充钙剂、维生素更能较快地起到改善骨质疏松的作用。

补肾壮骨汤

【药物组成】 生地黄、泽泻、茯苓、巴戟天、淫羊藿各10 g，山药、山茱萸、骨碎补各15 g，肉桂3 g，鹿角胶（烊化）、龟板胶（烊化）各6 g。

【适用病症】 绝经后骨质疏松症。

【用药方法】 每天1剂，水煎，分早、晚服。连服4周后改每周4~5剂，连续治疗半年。

【临床疗效】 此方治疗绝经后骨质疏松症45例，显效25例，有效18例，无效2例。总有效率95.6%。

【病案举例】 吴某，女，52岁。绝经4年，反复腰背疼痛2年余。半年前曾因跌倒造成第4腰椎压缩性骨折。前臂骨密度检查：骨矿物质含量（BMC）0.815 g/cm，骨密度（BC）0.212 g/cm^2。西医诊断：绝经后骨质疏松症。中医诊断：腰痛（肾虚骨痿）。服补肾壮骨汤4周后，腰背痛完全消失。坚持服中药半年，症状无反复。前臂骨密度复查：BMC 0.845 g/cm，BC 0.281 g/cm^2。疗效显著。

【验方来源】 邓伟民，贺杨淑，冯永佳. 补肾壮骨汤治疗绝经后骨质疏松症45例疗效观察 [J]. 新中医，1999，31(5)：14.

按：绝经后骨质疏松症是目前临床上常见多发病。本病主要是由于年老，肾气亏虚，不能主骨，髓少骨痿所致。补肾壮骨汤治疗本病，不但临床症状明显改善，而且骨量均有明显增加，对绝经后骨质疏松症有明显的治疗作用。方中的淫羊藿、鹿角胶、肉桂温肾壮阳，温通经脉，散寒止痛；山茱萸、龟板胶、生地黄益肾精，补阴血；巴戟天、骨碎补补肾阳，壮骨温经；山药、泽泻、茯苓健脾益肾。诸药合用，共奏补肾阳、滋肾阴、强筋壮骨之效，可改善下丘脑－垂体－性腺轴功能，抑制骨的吸收，促进骨的形成，较好地治疗、预防绝经后骨质疏松症。

更年期综合征验方

补 肾 方

【药物组成】 枸杞子、桑寄生各 15 g，山药、鸡血藤、何首乌、珍珠母各 20～30 g，山茱萸 10～15 g，淫羊藿 8～12 g。

加减：偏于肾阴虚者，加生地黄、女贞子各 15 g；偏于肾阳虚者，加补骨脂 15 g；未绝经而经血多者，加益母草 30 g，阿胶（烊化）或艾叶 10 g，鹿角霜 20 g；肝郁明显者，加郁金、佛手各 10 g，白芍 15 g；睡眠欠佳者，加酸枣仁 10～15 g，远志 10 g，夜交藤 20～30 g；汗多者，加浮小麦 30 g，煅牡蛎 20 g，生黄芪 15 g；心悸者，加党参 20 g，五味子 5 g，麦冬、柏子仁各 15 g；皮肤瘙痒者，加蝉蜕、防风各 5 g，白鲜皮、白蒺藜各 15 g；头痛眩晕者，加天麻 10 g，钩藤 12 g，石决明 25 g。

【适用病症】 更年期综合征。临床表现为月经间歇期延长，或间歇性闭经，经期时间缩短，经量减少，或月经周期不规则，月经期延长，经量增加，甚至阴道大出血，或淋漓不断，伴见潮热面红，汗出烘热，情绪易激动，情志异常，或皮肤感觉异常。

【用药方法】 每天 1 剂，水煎，分早、晚服。10 天为 1 个疗程，治疗 4 个疗程。

【临床疗效】 此方加减治疗更年期综合征 40 例，治愈（月经正常或绝止，潮热汗出、情志异常等症状消失）20 例，好转（月经紊乱、潮热面红、情绪激动等症状减轻）15例，无效（临床症状无变化）5例。

【病案举例】 黄某，女，48岁。近半年来头晕耳鸣，头面阵发性烘热，汗出，五心烦热，腰膝酸痛，右胁时感胀痛，大便干结，睡眠差，月经先后不定、经色鲜红、量或多或少，舌红、苔少，脉细数。检查：血压127/75 mmHg，心肺肝脾未见异常。西医诊断：更年期综合征。中医辨证属肾阴亏虚，兼肝气郁结。选用补肾方加生地黄、白芍、女贞子各15 g，郁金10 g。连服10剂后，头晕耳鸣、五心烦热、腰膝酸痛减轻，睡眠改善，头面烘热和胁痛消失，但汗出仍多，舌红、苔薄白，脉细数。上方去郁金、白芍，加浮小麦30 g，煅牡蛎20 g。续服10剂后，轻度头晕和腰酸，睡眠尚可，余症状消失。月经除经色稍红外，经量渐少。上方去煅牡蛎，加怀牛膝15 g，天麻10 g。再服10剂后，诸症状消失，舌淡红、苔薄白，脉细。上方去浮小麦、鸡血藤，加太子参20 g，炙甘草6 g，又服10剂，以巩固疗效。随访1年未见复发。

【验方来源】 林汉平，卢灿辉，池锐忠. 从肾论治更年期综合征40例［J］. 新中医，2002，34（7）：57.

按： 更年期综合征是妇科常见病。中医学认为，肾与月经、生殖有密切关系，更年期所出现的临床症状，与肾的阴阳盛衰有密切关系。补肾方中以何首乌、枸杞子配伍山药、山茱萸、生地黄滋补肾阴。针对"老年多瘀"的特点，配伍苦、微甘、温的鸡血藤，能行血补血。而补阳药淫羊藿具有激素样作用，因更年期妇女体内的激素（雌激素和孕激素）水平下降，根据中医"阳生阴长"之理，故对于肾阴虚型患者在大队养阴药中少佐助阳之品，正合《景岳全书》中"善补阴者，必于阳中求阴，则阴得阳升而源泉不竭"之意。淫羊藿配伍咸寒之珍珠母以镇摄浮阳，因更年期患者均有头面烘热、烦躁等症状，这是阴不维阳以致虚阳上浮的表现，而珍珠母亦可抑制淫羊藿温热升浮之气。偏于肾阳虚者，加用补骨脂，因其苦、辛、大温，能补肾壮阳，固精缩尿。偏于肾阴虚者，则"阴虚生内热"，加用女贞子甘、苦、凉，能补益肝肾之阴，善清内热，阴阳并补，药中病机，故疗效显著。

六味地黄汤合生脉散

【药物组成】　熟地黄 30 g，山茱萸、山药各 20 g，泽泻、茯苓、牡丹皮各 15 g，人参（另煎）5 g，麦冬 10 g，五味子 6 g。

加减：肝肾阴虚者，加龟板（先煎）、龙骨（先煎）各 30 g，女贞子、旱莲草各 15 g；脾肾阳虚者，加淫羊藿、紫河车、鹿角胶（烊化）、巴戟天各 15 g；阴阳两虚者，去牡丹皮、麦冬，加胡桃肉、巴戟天各 20 g，仙茅 10 g；心脾两虚者，加浮小麦、龙眼肉各 15 g，炒酸枣仁 10 g，龙齿（先煎）30 g；头晕者，加天麻、钩藤各 15 g；记忆力下降者，加益智仁 10 g；情志失调者，加素馨花、合欢皮各 10 g；烘热出汗者，加糯稻根 20 g。

【适用病症】　更年期综合征。临床表现为头晕耳鸣，烦躁易怒，失眠心悸，记忆力下降，倦怠乏力，动则汗出，或伴有月经紊乱，或情志失常，或腰酸浮肿，或大便溏泄。一般经生化辅助检查无器质性病变和心脑血管病变。

【用药方法】　每天 1 剂，水煎服。

【临床疗效】　此方加减治疗更年期综合征 163 例，治愈（临床症状完全消失，能正常上班工作，随访 1 年无复发）65 例，好转（临床症状基本消失，随访半年无复发）76 例，无效（临床症状无明显改善）22 例。总有效率 86.5%。

【病案举例】 刘某，女，52 岁。患者 8 个月前检查发现患子宫肌瘤，此后肌瘤明显增大，并有异变，于 3 个月前行全子宫卵巢切除术。此后半个月开始出现头晕耳鸣，心悸失眠，烦躁易怒，烘热出汗，即使睡眠也出汗，伴见全身倦怠乏力，行走不便，临床各项生化辅助检查正常。曾多方治疗，症状未见好转。诊见：精神萎靡，面色欠华，形寒肢冷，纳差便溏，舌质淡、苔薄，脉沉细无力。西医诊断：更年期综合征。中医诊断：绝经前后诸症。证属脾肾阳虚。治以补肾健脾，调理冲任。方用六味地黄汤合生脉散加巴戟天、糯稻根各 20 g，淫羊藿、鹿角胶（烊化）各 15 g，肉桂（焗）3 g，陈皮 10 g。连服 5 剂后，自觉症状稍减。上方续服 10 剂，症状减半，汗出止。上方去糯稻根、陈皮、肉桂，加杜仲 15 g，再服 10 剂，症状消失，恢复工作。

【验方来源】 罗新梅. 六味地黄汤合生脉散治疗更年期综合征 163 例 [J]. 新中医，1998，30（11）：44.

按：更年期综合征是妇科常见病、多发病。多由于血脉空虚，脏腑虚衰，引起阴阳平衡失调，但涉及肾、肝、脾等脏腑，治疗上侧重于肾，故能收到较好的疗效。此外，嘱患者保持心情舒畅，消除更年期的顾虑和负担，注意劳逸结合，有利于本病的康复。

二　仙　汤

【药物组成】 仙茅、巴戟天各 6 g，淫羊藿（仙灵脾）、当归各 12 g，黄柏、知母各 9 g。

加减：肝肾阴虚型，去巴戟天，加枸杞子、女贞子、怀牛膝各 15 g，夏枯草 10 g，龙骨、牡蛎各 30 g；脾肾阳虚型，加补骨脂、杜仲各 10 g，党参、白术各 15 g，茯苓、泽泻各 12 g，炙甘草 5 g；便溏者，去知母、黄柏；阴阳两虚型，加熟地黄

10 g，合欢皮 15 g。

【适用病症】　更年期综合征。临床表现为经断前后出现或轻或重的月经紊乱，潮热面红，烘热汗出，烦躁易怒，失眠健忘，或情志异常。

【用药方法】　每天 1 剂，水煎，取药液 400 mL，每次200 mL，分早、晚服。连续服用 2 个月。

【临床疗效】　此方加减治疗更年期综合征 38 例，痊愈 11例，显效 12 例，有效 11 例，无效 4 例。总有效率 89.74%。

【验方来源】　王克俭. 补肾法治疗经断前后诸症 38 例[J]. 上海中医药杂志，2002，36（8）：31.

按：更年期综合征（绝经前后诸症）是中老年妇女的常见病，多因肾气渐衰、天癸将竭、阴阳失调所致。治以调整阴阳为主。二仙汤有调理冲任、温养肝肾、滋阴泻火的功效。方中以仙茅温肾壮阳，淫羊藿性温不寒而益精气，巴戟天补肾助阳而兼益精血，三药合用甘温益肾而壮元阳；黄柏坚肾阴，泻阴火且退虚热；知母质润不燥，清热泻火而滋阴润燥；当归补血调经，活血通络，为调理冲任之要药。诸药合用，阴中有阳，阳中有阴，共奏温肾阳、补肾精、泻肾火、调理冲任之功，用于治疗阴阳俱虚于下，而又有虚火上炎的绝经前后诸症（更年期综合征）确有疗效，临证时随证加减则疗效更好。

百合地黄汤加味

【药物组成】　百合、龙骨、牡蛎各 30 g，生地黄 15 g，淫羊藿、巴戟天、五味子各 10 g，丹参 12 g。

【适用病症】　更年期综合征。临床表现为心悸烦躁，胸闷不舒，多疑善虑，阵发性烘热汗出，情绪不稳，舌苔薄白，脉弦紧。

【用药方法】 每天 1 剂，水煎，取药液 300 mL，分早、晚服。病情较严重者，可口服维生素 E 100 mg，每天 3 次；谷维素 20 mg，每天 2 次。待病情稳定后此两药逐渐减量。1 个月为 1 个疗程。

【临床疗效】 此方治疗更年期综合征 60 例，显效（临床症状完全消失）48 例，有效（治疗 3 个月后，心悸、烦躁、阵发性出汗等症状减轻）7 例，无效（症状无改善）5 例。总有效率 91.7%。

【病案举例】 孙某，女，47 岁。心悸，少寐，胸闷，心烦易怒，阵发性烘热汗出，不能自制，月经周期先后不定、量时多时少，倦怠乏力，舌暗红、苔薄白，脉弦数。西医诊断：更年期综合征。中医辨证属肝肾亏虚，木郁化火。治宜补肾益精，滋阴降火，安神定志，平衡阴阳。以百合地黄汤加味加合欢花 12 g。服 6 剂后，心悸、心烦、汗出等症状消失。1 个疗程后停药，月经周期恢复正常。

【验方来源】 李运兰. 百合地黄汤加味治疗更年期综合征 60 例［J］. 新中医，2001，33（1）：63.

按：中医学认为，更年期综合征的病因主要在心，病本在肾，与肝脾相关。由于更年期肾气渐衰，天癸竭，冲任亏虚，精气不足，脏腑功能不相协调，失于濡养，五脏六腑趋于衰退状态，饮食失节，外邪侵扰等，以致出现一系列错综复杂的临床表现。故治以补肾益精，安神定志，调理气血，平衡阴阳。百合地黄汤加味中以百合清热养阴润燥，安神定志，养心脾，调和五脏百脉；生地黄养阴生津除烦，泻其郁热，调肝肾，益阴血；淫羊藿、巴戟天补而不滞，温而不燥，是补肾助阳之良药；龙骨、牡蛎、五味子育阴潜阳，益精收涩，补元气之不足，收敛耗散之气；丹参养血活血，祛瘀生新，宣通气血。诸药合用，平衡阴阳，和理气血，调理冲任，故能取得满意效果。

妇 舒 散

【药物组成】 枸杞子、炙何首乌各 15 g，菊花、五味子各 10 g，太子参、菟丝子各 20 g，山茱萸 12 g，煅龙骨（先煎）、煅牡蛎（先煎）各 30 g。

加减：若心慌失眠者，加炙远志 10 g，酸枣仁 12 g；面部烘热、手足心热者，加玉竹 10 g，地骨皮 12 g；易汗出或盗汗者，加浮小麦 20 g，糯稻根 30 g；腰腿酸痛者，加炒续断 12 g，狗脊 10 g；精神抑郁或易怒者，加川楝子、郁金各 10 g，佛手 6 g。

【适用病症】 更年期综合征。临床表现为神疲乏力，情志异常，情绪激动易怒，多疑多虑，烦躁不安，心慌口干，易汗出，眩晕耳鸣，健忘失眠，腰酸肢软，大便溏，或小便赤，或月经紊乱，经期延长，淋漓不净。

【用药方法】 每天 1 剂，水煎 2 次，分早、晚服。配合口服西药。7 天为 1 个疗程。

【临床疗效】 此方加减治疗妇女更年期综合征 43 例，治愈（临床症状消除）18 例，好转（临床症状减轻一半以上）23 例，无效（治疗前后无变化）2 例。总有效率 95.35%。

【病案举例】 杨某，女，47 岁。因工作繁忙而致头目眩晕，面部烘热易汗出，心慌失眠，烦躁易怒，腰腿酸软，血压升高（210/120 mmHg），月经 3 个月未行，大便尚可，小便短赤，舌苔薄，脉沉细弦。治以滋养肾阴，平肝潜阳，安神宁心。以妇舒散加浮小麦 20 g，狗脊 10 g，地骨皮 12 g，甘草 6 g。5 剂。同时配合西药谷维素 40 mg，每天 3 次；尼尔雌醇片 2 mg，每月服 1 次。嘱服药期间宜怡情养性，勿食生冷瓜菜。服 5 剂药后诸症状好转，血压下降（174/98 mmHg），唯夜眠不佳。仍以原方加炙远志 10 g，酸枣仁 12 g 以养心安神。服 2 剂药后诸症状得除，夜寐较佳，血压平稳，心情舒畅，遂以杞菊地黄丸每次服 8 粒，每天 3 次，以巩固疗效。随访半年未见复发。

【验方来源】 尹子龙. 中西医结合治疗妇女更年期综合征 43 例 [J]. 江苏中医，2000，21（11）：33.

按：更年期综合征属中医学郁证范畴。由于女子到肾气渐衰、天癸竭的过渡阶段，体内精血不足，冲任亏虚，加之受七情过极、环境等影响而出现阴阳失调，遂致脏腑功能紊乱，而表现出一系列更年期证候群。治以滋肾养阴、平肝潜阳。妇舒散中的枸杞子、炙何首乌、山茱萸、菟丝子滋肾养肝，使水能滋木；菊花、煅龙骨、煅牡蛎滋阴平肝潜阳；太子参、五味子养心阴，益心脾，安神宁心。诸药合用，共奏滋肾养阴、平肝潜阳、安神宁心之功，使心肾相交，心神得宁，促使机体阴阳平衡，脏腑功能得以稳定。另外，在药物治疗的同时，还要根据不同的患者情志、环境及病理变化，及时地进行言语开导，诱导他们树立信心，配合治疗，促使疾病早日康复。

补肾平肝清心汤

【药物组成】 炙龟板、酸枣仁、柏子仁各 15 g，合欢皮、女贞子各 20 g，知母、白芍、牡丹皮、焦栀子、郁金各 10 g，生地黄、珍珠母、龙骨各 30 g，莲子心 5 g。

加减：心火旺者，加黄连；肝火旺者，加夏枯草、黄芩；阴虚明显，便秘口干者，加火麻仁、麦冬、芦根；精神抑郁或易怒肝气郁结明显者，加柴胡、香附；脾虚便稀纳呆者，加山药、苍术、白术；眩晕者，加磁石、天麻、牛膝；月经量多者，加仙鹤草、地榆炭。

【适用病症】 更年期综合征。临床表现为头晕耳鸣，腰酸神疲，烦躁易怒，潮热汗出，颧红口干，心悸失眠，情志异常，焦虑抑郁，月经不调等。

【用药方法】　每天1剂，水煎，分早、中、晚服。15天为1个疗程。并配合用西药替勃龙，每粒2.5 mg，隔天1粒口服。服药期间保持心情舒畅，避免精神刺激。

【临床疗效】　此方加减治疗妇女更年期综合征52例，治愈（临床症状消除）28例，好转（临床症状减轻一半以上）21例，无效（治疗前后无变化）3例。总有效率94.2%。

【病案举例】　章某，女，47岁。半年来经常出现阵发性面部潮热汗出，每天发作4～5次，每次持续10分钟左右。近3个月因劳累后面部烘热汗出次数增多，每天发作10余次，伴头昏少寐，偶彻夜不眠，心烦易怒，胸闷心悸，腰背酸痛，月经4个月未行，大便自调，小便短赤，舌质红、苔薄，脉细弦。测血压135/75 mmHg，心电图正常。西医诊断：更年期综合征。中医辨证属肝肾阴虚，心肝火旺。治宜补肝肾，平肝阳，清心火，安神志。方用补肾平肝清心汤。同时配合西药替勃龙2.5 mg，隔天1粒。1个疗程后，面部烘热汗出减少（每天发作2～3次），心烦失眠明显好转，心情较前开朗，共治疗2个疗程病愈。随访1年未见复发。

【验方来源】　徐元政，张红卫.中西医结合治疗妇女更年期综合征52例［J］.陕西中医，2001，22（11）：657.

按：更年期综合征属于中医学绝经前后诸症范畴，为中年向老年过渡时期，无论生理上及心理方面的变化都较明显。由于此期肾阴渐衰，天癸将竭，肾水不能上济心阴，致心阳独亢；或肾亏不能涵养肝木，肝肾阴虚，引起肝阳上亢，或情志失常，更能诱发及加重本病，故多有肝肾阴虚、心肝火旺的特点。治疗上宜标本兼治，以改善肝肾不足为本，平肝清心安神为标，意在调节机体阴阳。补肾平肝清心汤中的生地黄、炙龟板、女贞子、白芍既滋补肝肾之阴，又兼有平肝潜阳之功；知母、栀子、牡丹皮、郁金清肝泻火解郁；珍珠母、龙骨、酸枣仁、合欢皮、莲子心清心安神镇静。诸药合用，共奏补肾平肝解郁之功效，用于治疗更年期综合征疗效较佳。

桂枝汤加味

【药物组成】　桂枝、白芍、甘草、郁金、佛手各9 g，当归、生地黄各12 g，大枣30 g，生姜3 g。

加减：肝火偏亢者，加牡丹皮、栀子各9 g；心肾不交者，加黄连3 g，五味子、麦冬各9 g；心脾两虚者，加黄芪、党参各12 g；痰湿蕴结者，加白豆蔻（后下）6 g，薏苡仁30 g。

【适用病症】　更年期综合征。临床表现为无原因出现阵发性面部潮红，易出汗，月经紊乱，头痛头晕，烦躁易怒，或恐惧紧张，心悸失眠，坐卧不安，各症状常因不良精神刺激诱发或加重。

【用药方法】　每天1剂，水煎2次，分早、晚服。28天为1个疗程。

【临床疗效】　此方加减治疗更年期综合征60例，治愈（临床症状消失，精神状态恢复正常）24例，好转（临床症状消失一半以上，精神状态有好转）36例。

【病案举例】　某女，52岁。面部烘热、时时汗出、急躁易怒1个月。患者近半年来月经紊乱，短则20天1次，长则90天1次，经量少，有血块。近1个月来烦躁易怒，情绪不安，面部烘热，时时汗出，心悸胸闷，胃中嘈杂，舌边尖红、苔薄白，脉细弦。西医诊断：更年期综合征。中医辨证属肝肾不足，水不涵木，阴阳失调。用桂枝汤加味加牡丹皮、栀子各9 g。服7剂后面部烘热、时时汗出稍减；上方加白豆蔻6 g，川楝子9 g，枸杞子 12 g，续服 7 剂后诸症状大减；续服原方 14 剂，诸症状悉除。

【验方来源】　叶凤，杨海华. 桂枝汤加味治疗更年期综合征 60 例 [J]. 浙江中医杂志，1999（11）：477.

按：更年期综合征的主要原因是气血紊乱，阴阳失衡，脏腑功能失调，治以调和阴阳、疏肝柔肝的桂枝汤加味，标本兼顾，获效颇佳。方中的桂枝辛甘，可游行关节，通行三焦，温经调脉；白芍酸苦微寒，平抑肝阳，养血敛阴，柔肝养肝，滋阴和营，以固护营阴。桂枝与白芍同用，一温一寒，一散一收，为调和阴阳之品。甘草气味甘平，得中和之气，能调和脏腑，通贯阴阳；生姜辛温，能宣达卫中之逆气；大枣甘平，能为胃行其津液；当归补血润燥，生地黄培养肝肾，郁金、佛手行气解郁。诸药合用，升中有降，散中有敛，刚柔相济，共奏宣达阴阳、调和营卫之功。此外，本病与中医学的郁证、脏躁密切相关，因此心理疏导亦不可缺。

滋肾疏肝饮

【药物组成】　夜交藤 30 g，炒酸枣仁、茯神、龙齿、紫贝齿各 15 g，柴胡、石菖蒲、陈皮各 6 g，生地黄、香附、远志、合欢皮、当归、白芍各 10 g。

加减：失眠多梦者，加琥珀粉（冲服）1.5 g，玳瑁（先煎）6 g；月经量多者，加棕榈炭、茜草各 10 g，海螵蛸 30 g；腰腿酸痛者，加杜仲、桑寄生各 15 g；头晕者，加石决明 10 g，钩藤（后下）15 g。

【适用病症】　更年期综合征。临床表现为烘热汗出，心悸失眠，记忆力减退，腰腿酸痛，急躁易怒，头晕，委屈善泣，多猜多疑，月经紊乱。

【用药方法】　每天 1 剂，水煎服。1 个月为 1 个疗程，治疗 2 个疗程。

【临床疗效】 此方加减治疗更年期综合征 30 例，显效（临床症状消失，观察 2 个月未复发）17 例，有效（临床症状部分消失，或全部消失后又有复发）11 例，无效（临床症状无改善）2 例。总有效率 93.3%。

【病案举例】 曹某，女，51 岁。主诉月经稀少半年，失眠心悸，烘热汗出 2 个月余。患者近半年来月经周期为 45~90 天，每次经来 2 天即净、量少；近 2 个月因忧思过度，彻夜不眠，白天则心悸、头昏，伴有烦躁易怒，烘热汗出，腰酸，足跟痛，舌红、苔薄白，脉弦细。西医诊断：更年期综合征。中医辨证属肾虚肝郁，心肾不交。方用滋肾疏肝饮去香附、当归、白芍，加琥珀粉（冲服）1.5 g，玳瑁（先煎）6 g。服药 6 剂后失眠好转，每夜能睡 5~6 小时，仍感烘热汗出、腰痛。上方减琥珀粉、玳瑁，加牡蛎、浮小麦各 30 g，桑寄生、续断各 10 g。续服 10 剂后，诸症状消失，偶有烘热。予知柏地黄丸调理善后。

【验方来源】 李洪义，夏阳. 王敏之教授治疗更年期综合征经验介绍［J］. 新中医，1998，30（4）：10.

按：更年期综合征发病的主要机制是由于绝经期肾气已衰，肾精匮乏，肾阴不足，不能上济于心，心肾不交。心在上，肾在下，肝居心肾之间，起到枢纽作用。肝气郁结则气机不畅，枢机不利，亦能阻碍心肾之相交。治疗上除养心滋肾外，还应疏肝安神，使阴阳调和，水火相济，气机畅达，而心肾相交。滋肾疏肝饮中的夜交藤、远志、龙齿、紫贝齿、炒酸枣仁、石菖蒲养心安神；生地黄、当归、白芍养血滋肾以柔肝；香附、合欢皮、柴胡条达肝气以解肝郁；茯神、陈皮健脾和胃。诸药合用，即寓精于养血之中，又寓疏肝于柔肝之内，共同发挥养心滋肾、舒肝安神之功。本方用于治疗更年期综合征疗效颇佳，特别是对失眠见效极快。此外，一些社会因素、心理因素、文化因素常为本病发生的诱因，故在服药治疗的同时，应耐心疏导患者，使之心情舒畅、思想乐观，积极配合治疗，则可达到更好的效果。

更 年 安 汤

【药物组成】 柴胡、山茱萸、龟板、酸枣仁各 10 g，茯苓、白芍、菟丝子、枸杞子各 15 g，牡丹皮 8 g。

【适用病症】 更年期综合征。

【用药方法】 每天 1 剂，水煎 2 次，分早、晚服。1 个月为 1 个疗程，治疗 1 ~ 3 个疗程。

【临床疗效】 此方治疗更年期综合征 72 例，显效 60 例，有效 8 例，无效 4 例。总有效率 94.4%。

【验方来源】 黄诚. 更年安汤治疗绝经综合征 72 例临床观察 [J]. 江苏中医，2001，22（9）：21.

按： 更年期是卵巢功能逐渐衰退的时期。中医学认为，妇女更年期由于肾气渐衰，冲任亏损，天癸将竭，故绝经前后出现一系列以自主神经系统功能紊乱为主，并伴有神经心理证候群，与心肝脾肾失衡甚为密切，其中肾虚是本病的核心。大多数患者由于肾阴不足，水不涵木或肝郁化火，灼伤阴液致使肝肾阴虚，阴不潜阳，肝阳上亢，或肾精不足，肝血亦亏致肝气失于疏泄，或肾气渐衰，加之心理因素的影响易致肝郁气滞的发生，肝郁气滞，气机升降失常，脏腑功能紊乱，冲任二脉失调。因此治以补肾调肝，兼治他脏，从而达到平衡阴阳的目的。更年安汤中的山茱萸、柴胡补肾调肝为君药；伍以菟丝子、枸杞子补肾益阴，白芍养血补肝，茯苓补中健脾，共为臣药；龟板滋阴潜阳，酸枣仁养心安神，牡丹皮清泻肝火，共为佐使。全方补肾调肝为主，健脾宁心为辅，补泻并进，切合病机，收效甚佳。并且对更年期其他症状的缓解均具有显著疗效。

柴胡芩参夏汤

【药物组成】 柴胡、黄芩、党参、法半夏、枸杞子、菟丝子、山茱萸、山药各 15 g，女贞子、旱莲草各 10 g，龙齿、牡蛎各 30 g，大枣、炙甘草各 6 g。

加减：汗出过多、畏寒者，加桂枝、防风、白术；月经不调者，加当归、香附、益母草；乳房胀痛、烦躁易怒者，加牡丹皮、郁金、青皮；心悸失眠者，加酸枣仁、柏子仁；头晕、头痛者，加天麻、钩藤、川芎；腰膝酸软、面浮肿者，加巴戟天、仙茅。

【适用病症】 更年期综合征。

【用药方法】 每天 1 剂，水煎，分早、中、晚服。同时予黄芪注射液 20 mL 加 5% 葡萄糖液 250 mL 静脉滴注；刺五加注射液 40 mL 加 5% 葡萄糖液 250 mL 静脉滴注，均为每天 1 次。15 天为 1 个疗程，治疗 1~2 个疗程。

【临床疗效】 此方加减治疗更年期综合征 55 例，痊愈（临床症状消失，3 个月后无复发）18 例，显效（临床症状明显改善）29 例，好转（临床症状有一定改善）8 例。总有效率 100%。

【病案举例】 黄某，女，52 岁。自述 5 年来阵发性潮热汗出，继之畏寒，伴头晕心悸，气短乏力，不思饮食，腰酸腿软，已停经 2 年。曾经做心电图、红细胞沉降率（血沉）、血糖等检查无异常。诊见：近 1 年来上述症状加重，潮热汗出湿衣，动则尤甚，继之畏寒、发抖，精神、饮食极差，以致不能坚持工作，舌质淡红，脉弦细。血压为 121/67 mmHg。西医诊断：更年期综合征。证属少阳之气不和，肾虚冲任不调。治以和解少阳，调理冲任。方用柴胡芩参夏汤加白术、茯苓各 15 g，桂枝、防风各 9 g。配合黄芪注射液、刺五加注射液静脉滴注。治疗半个月后，症状明显好转。继续治疗半个月以巩固疗效，诸症状缓解，精神、饮食转好，恢复工作。

【验方来源】 何晓霞. 中药治疗更年期综合征 55 例 [J]. 陕西中医，2001，22（3）：173.

按：更年期综合征的病因为气血紊乱，阴阳失衡，脏腑功能失调。治以和解少阳、调理冲任为主。柴胡芩参夏汤能培补肝肾，疏肝解郁，调和脏腑，通贯阴阳，调理冲任，获效颇佳。此外，本病的心理疏导亦不可缺，应针对患者的临床表现，采用言语开导、劝说安慰的方法，使患者移情易性，树立信心，配合治疗，方可获得较好的疗效。

更 年 康 汤

【药物组成】 生地黄、紫河车各 30 g，当归、淫羊藿、肉苁蓉、女贞子、续断、浮小麦各 20 g，山药、山茱萸、酸枣仁、夜交藤各 15 g，牡丹皮、茯苓、泽泻、栀子、柴胡、香附各 10 g。

【适用病症】 更年期综合征。

【用药方法】 每天 1 剂，用清水浸泡 60 分钟，水量以高出药面为度，煎煮 2 次，分早、晚服。1 个月为 1 个疗程，连服 3 个月。

【临床疗效】 此方治疗更年期综合征 200 例，显效（服药 3 个疗程，主症与次症全部消失）78 例，有效（服药 3 个疗程，主症消失，次症明显改善）115 例，无效（服药 3 个疗程，主症与次症均无改善）7 例。总有效率 96.5%。

【验方来源】 李学央，向建敏，胡家才，等. 更年康汤治疗更年期综合征 200 例 [J]. 中医杂志，2001，42（1）：57.

按：更年期是女性由中年进入老年的过渡时期，由于体内雌激素水平下降，卵巢功能减退，雌激素分泌减少，可引起一系列包括自主神经功能失调的综合征。目前临床上多采用激素治疗，虽能收到某些效果，但长期应用外源性雌激素具有导致子宫内膜癌、卵巢癌、乳腺癌的潜在危险。更年期综合征属于中医学经断前后诸症的范畴。由于肾气渐衰，冲任脉亏损，精血不足，天癸将竭，人体调节阴阳平衡的功能减退，因此其病变与肾的关系尤为密切。治疗的关键重在补肾，调整肾、天癸、冲任的生理功能。更年康汤适用于更年期综合征肾阴虚型及阴阳两虚型。方中用六味地黄汤滋阴补肾，强体增精，改善机体神经内分泌功能，延缓衰老；加用紫河车、淫羊藿、肉苁蓉补肾壮阳，以鼓动肾气。现代药理学研究证实，淫羊藿等具有性激素样作用，兴奋性腺，促进卵巢的分泌功能，对改善卵巢早衰和升高雌激素水平有一定疗效。女贞子、续断补肾益精，提高性欲，改善阴道干涩环境；当归养血调经；香附活血调经；浮小麦益气止汗；柴胡疏肝解郁，消除抑郁并稳定情绪；酸枣仁、夜交藤养心神，改善睡眠；栀子清热除烦。诸药合用，具有阴阳共补、养血调经、疏肝解郁、益气止汗、滋阴除烦之功，对改善和控制更年期综合征有良好的作用。

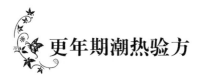

更年期潮热验方

二至紫草汤

【药物组成】　旱莲草、女贞子各 10 g，紫草 10～30 g，麻黄根 8 g。

加减：烦躁、焦虑者，加莲子心、栀子、郁金、柴胡、甘松、合欢皮；失眠者，加远志、酸枣仁、夜交藤；心悸者，加龙骨、牡蛎、酸枣仁；心动过速者，加葛根、牡丹皮、徐长卿；记忆力减退者，加远志、石菖蒲；头晕者，加天麻、钩藤、白芍；关节疼痛者，加熟地黄、淫羊藿、骨碎补、鹿角胶；颧红面赤、手脚心热者，加炙龟板、地骨皮、秦艽；气短乏力者，加黄芪、党参；畏寒或汗出身凉者，加淫羊藿。

【适用病症】　更年期潮热。

【用药方法】　每天 1 剂，水煎服。21 天为 1 个疗程。

【临床疗效】　此方加减治疗更年期潮热 86 例，临床痊愈（潮热汗出症状完全消失）53 例，好转（潮热汗出发作次数减少，或程度减轻）26 例，无效（潮热汗出发作次数未减少，或程度未减轻）7 例。总有效率 91.8％。

【病案举例】　高某，女，58 岁。患者 52 岁绝经后，经常潮热汗出，每天发作 1～2 次至 7～8 次，伴见头昏脑涨，眼胀、眼干涩，气短乏力，舌红、苔薄白，脉弦细。证属肾阴不足，水不涵木，肝阳上亢。治以滋阴补肾，平肝潜阳。用二至紫草汤加浮小麦、夏枯草、怀牛膝各 15 g，菊花、枸杞子、天麻各 10 g，牡蛎、龙骨各 30 g。服 7 剂后，潮热汗出、头晕头胀、眼胀、眼干涩等症状明显减轻，唯觉气短乏力、心悸。前方去浮小麦、夏枯草、牡蛎、龙骨，加炒酸枣仁、党参、焦三仙（麦芽、神曲、山楂）各 10 g，黄芪 15 g。又服 14 剂后，潮热汗出已消失。

【验方来源】 张世筠. 二至紫草汤治疗 86 例女性更年期潮热的临床观察 [J]. 中医药研究，2000，18（5）：17.

按：更年期潮热或潮热汗出为女性更年期最常见的症状，患者常常自觉一阵烘热突然冲向胸背或头颈部，发作时多伴汗出，开始多在睡眠将醒时发作，以后可在白天的任何时间出现，持续 1~3 年。中医学认为，绝经前后出现汗出，责之于肾，肾虚为致病之本。但单以滋阴补肾或退虚热治疗，效不佳。二至紫草汤中的紫草能抑制脑下垂体促性腺激素的形成；旱莲草、女贞子补肝肾，善治阴虚内热、头晕、眼花；麻黄根有敛汗固表之功。三者合而用之，对更年期潮热汗出起到标本兼治的作用。紫草一般使用 10 g，效不显可逐渐增量到 15 g，甚至 30 g，但用量较大时，除引起腹泻外，可能出现胃脘不适，甚至恶心、呕吐的不良反应，可加法半夏消除这些副作用。

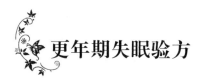

更年期失眠验方

更年助眠饮

【药物组成】 桃仁 20 g，栀子炭 10 g，制香附 9 g，五灵脂、牡丹皮各 12 g，合欢皮、石斛各 18 g，猪苓、夜交藤各 24 g，甘松、姜黄、绿萼梅花各 6 g。

【适用病症】 更年期失眠。临床表现以失眠为主，轻者入寐困难，或寐而易醒，醒后不寐，重者彻夜难寐，伴有潮热面红，烘热汗出，情绪激动，或情志异常，头昏心悸，健忘。

【用药方法】 每天 1 剂，水煎 2 次，于下午 3～5 时和晚上临睡前各服 1 次。30 天为 1 个疗程。

【临床疗效】 此方加减治疗更年期失眠 50 例，治愈（睡眠正常，伴有症状消失）28 例，好转（睡眠时间延长，伴有症状减轻）18 例，未愈（症状无变化）4 例。总有效率 92%。

【验方来源】 朱荣耿，朱文燕. 更年助眠饮治疗更年期失眠 50 例临床观察 [J]. 江苏中医药，2003，24（2）：29.

按：中医学认为，更年期妇女因肾气由盛渐衰，天癸由少渐至衰竭，冲、任二脉也随之衰少。若久病失养，七情所伤，劳倦失度或受外邪侵袭，均易导致肾阴肾阳失调，造成五脏之间相互关系协调失常。因肝肾关系密切，肾之阴阳不足，水不涵木，肝失滋养，肝血不足，则引起肝的功能变化。如肝血不足，必致心脉空虚，血不养心，心神失宁而失眠；而肝失条达，气机失调，则致心气郁滞，血行不畅，致心神失主，夜不能寐。其病虽本在肾，但与肝、心有密切关系。治宜疏肝理气、养心宁心为主。更年助眠饮中的甘松配绿萼梅花理气畅中；合欢皮配夜交藤安神定志，更有解郁之效；牡丹皮配栀子炭清泄肝内相火；制香附既解火郁又解气郁；姜黄配制香附疏肝理气；五灵脂配桃仁清化肝内瘀血；石斛养阴益精，安神除烦。现代药理研究认为，牡丹皮、制香附、合欢皮皆具镇静催眠作用，猪苓、五灵脂具保肝作用，能促进免疫功能。诸药合用，共奏疏肝解郁、养心宁心之功效，用于治疗更年期失眠疗效显著。

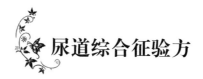

尿道综合征验方

紫河五子汤

【药物组成】 紫河车、五味子各 10 g，菟丝子、覆盆子、蛇床子各 30 g，车前子 15 g。

加减：气虚者，加黄芪 30 g；下焦湿热者，加黄柏 10 g，土茯苓 15 g；气滞少腹胀痛者，加乌药 5 g；心火盛者，加淡竹叶 10 g；阳虚者，加鹿角胶 10 g；阴虚者，加女贞子 30 g，龟板 10 g。

【适用病症】 更年期尿道综合征。临床表现有明显的排尿困难、尿频，但无发热、白细胞增高等全身症状，经多次尿细菌培养阴性，尿中红细胞数和白细胞数增加不明显。

【用药方法】 每天 1 剂，水煎 2 次，分早、晚服。另将药渣再加水煎取药液 1 000 mL，坐浴熏洗，每天 1~2 次。15 天为 1 个疗程，治疗 3 个疗程。

【临床疗效】 此方加减治疗妇女更年期尿道综合征 23 例，治愈（临床症状消失，半年内无复发）12 例，显效（临床症状消失，但半年内复发）6 例，好转（临床症状好转或临床症状消失，但 3 个月内复发）3 例，无效（临床症状无改善或临床症状好转，但 1 个月内复发）2 例。总有效率 91.3%。

【病案举例】 周某，女，49 岁。诊见：尿频、尿急不适 3 个月，甚或每天如厕 20 次，淋涩不畅，尿道口有灼热干燥感，小便赤、量少，伴腰酸，面部潮热感，舌稍红、苔薄黄，脉弦细。检查尿常规：白细胞少许；尿细菌培养 2 次均为阴性。妇科及泌尿外科检查未见异常。西医诊断：尿道综合征。细询病史，近 1 年来月经紊乱、2～3 个月 1 次、量少色暗，带下少。证属肾气不足，冲任脉虚，膀胱开合失职。方用紫河五子汤加黄柏、旱莲草各 10 g，女贞子 30 g。7 剂。并嘱药渣煎汤坐浴熏洗。治疗后症状好转，灼热感消失，排尿较前顺畅，仍每天如厕 10 余次，夜尿犹多。药已对症，效不更方，上方加益智仁 15 g 以补肾缩尿。如此出入继续治疗半个月余，诸症状悉除。嘱服知柏地黄丸 10 g 以善其后。随访半年未见复发。

【验方来源】 王建勇. 补肾法治疗妇女更年期尿道综合征 23 例 [J]. 陕西中医，1999，20（12）：535.

按： 妇女更年期尿道综合征属于中医学淋证范畴，临床上尤以已婚中老年女性为好发，使用抗生素、激素等治疗效果不佳，常缠绵难愈。由于更年期妇女肾气渐衰，天癸将竭，冲任脉虚，肾失气化，膀胱开合失节而致排尿异常感。紫河五子汤中的紫河车为主药，以血肉有情之品，补肾益精，温补冲任；辅以菟丝子、覆盆子、蛇床子温阳补肾；佐以五味子、车前子一涩一滑以涩精利尿，和合气机。诸药合用，共奏温肾益精、填补冲任、调和气机之效，令膀胱开合有度。更配以药渣煎汤熏洗，可使药物直达病所，故可获满意的疗效。对复发者再治疗亦有良效。

逍遥补中益气汤

【药物组成】 柴胡、当归、白术、陈皮各 12 g，薄荷 4 g，升麻 9 g，党参、白芍各 15 g，茯苓 20 g，黄芪 30 g，甘草 6 g。

加减：腰膝酸软、乏力者，加怀牛膝 15 g，山茱萸 12 g；失眠多梦者，加五味子 15 g，夜交藤 12 g。

【适用病症】 尿道综合征。临床表现为尿急、尿频，或有尿痛。尿常规、尿细菌培养等检查无异常。

【用药方法】 每天 1 剂，水煎服。15 天为 1 个疗程，治疗 1~2 个疗程。

【临床疗效】 此方加减治疗尿道综合征 46 例，治愈（临床症状消失，半年内无复发）21 例，显效（临床症状消失，半年内复发，服药后症状仍可消失）13 例，有效（临床症状明显减轻，但未能完全消失）10 例，无效（病情未见好转）2 例。

【病案举例】 郭某，女，21 岁。反复尿急、尿频、尿痛 1 年半，曾经用多种抗生素治疗但症状无明显改善。诊见：性格内向，不愿与人交谈，尿有余沥，少腹有下坠感，夜间仍有尿频，影响睡眠，症状时轻时重，每遇劳累或情绪低落时症状加重，伴有腰膝酸软，乏力，神疲体倦，失眠多梦，舌淡、苔薄白，脉细弱无力。尿常规检查无异常。尿细菌培养阴性。西医诊断：尿道综合征。中医诊断：淋证。证属脾肾两虚，兼肝气郁结。治宜健脾益肾、疏肝解郁。方用逍遥补中益气汤加山茱萸、夜交藤各 12 g，怀牛膝、五味子各 15 g，山药 20 g。服药 5 剂后，尿急、尿频、失眠多梦明显好转。续以上方加减治疗 1 个月后，诸症状消失。随访 2 年无复发。

【验方来源】 付业洲，秦春红，李冬竹. 中药治疗尿道综合征 46 例 [J]. 新中医，2001，33（1）：58.

按：尿道综合征主要表现为尿急、尿频、尿痛，常易误诊为尿路感染，故误用抗生素治疗较为常见。本病属中医学淋证范畴，气虚、肝郁为其主要病机，治宜健脾益肾，疏肝解郁。选用逍遥补中益气汤恰合病机，临证时随证加减，可取得较好的疗效。

坤 宁 汤

【药物组成】　香附、泽泻各 15 g，桃仁 12 g，大黄 6 g，枳壳、赤芍、木通各 10 g。

加减：湿热盛者，小便短赤、灼热涩痛，大便秘结，苔黄腻，加滑石、黄柏、栀子；气虚甚者，小便赤涩不甚，神疲乏力，面色不华，舌淡，脉弱，加黄芪、太子参；肾虚甚者，腰膝酸软、痛楚，排尿不适，少寐健忘，脉沉，加杜仲、桑寄生、淫羊藿。

【适用病症】　尿道综合征。多见于绝经期前后的中老年女性，临床表现为反复发作尿频、尿急、排尿不适，伴有不同程度的腰痛、失眠、腹胀等症状。

【用药方法】　每天 1 剂，水煎服。同时配合西药己烯雌酚 1 mg，每天 1 次，口服。30 天为 1 个疗程，治疗 1～2 个疗程。

【临床疗效】　此方加减治疗女性尿道综合征 42 例，显效（临床症状消失，停药 1 年以上无复发，或虽有复发但症状较轻，用药后症状消失）19 例，好转（临床症状明显减轻或消失，停药 1 年内复发）16 例，无效（临床症状无变化）7 例。总有效率 83%。

【验方来源】　白鹤玲. 坤宁汤为主治疗女性尿道综合征 42 例［J］. 新中医，2001，33（10）：47.

按：尿道综合征，亦称无菌性尿频—排尿不适综合征，为绝经期前后女性常见疾病。中医学认为，本病多属淋证范畴。多由于情绪不稳，肝气不舒，气血运行受阻；且病程较长，气滞血瘀，气化不利，水湿下行不畅而致诸症状。治以理气活血化瘀为主。坤宁汤中的香附理气活血；枳壳行气导滞；赤芍、桃仁化瘀通络；大黄活血化瘀；木通、泽泻利湿通淋。诸药合用，共奏行气化瘀、通络利湿之功。

绝经后妇女心血管的保护验方

补 肾 合 剂

【药物组成】 补骨脂、枸杞子、淫羊藿各 12 克，紫河车 9 g，鹿茸 3 g，陈皮 30 g，蜂蜜 3 g。

【适用病症】 绝经后妇女心血管的保护。

【用药方法】 每天 1 剂，水煎，取药液 300 mL 口服。30 天为 1 个疗程。

【临床疗效】 此方对绝经后妇女心血管有较好的保护作用。

【验方来源】 赵玉霞，唐占府，楚中华. 温阳益肾法对 36 例绝经后妇女心血管保护作用观察 ［J］. 陕西中医，2001，22 （11）：652.

按：绝经后妇女冠心病的发病率显著上升，与性激素比例失衡及脂质代谢紊乱有密切关系。而中药补肾方剂有多系统、多环节的整体调节作用，具有明显的调动能力，特别是能提高卵巢对促性腺激素的反应性和卵巢中性腺激素受体的含量。补肾合剂中的补骨脂苦辛大温，入足少阴肾经，温肾助阳，固精，有类雌激素作用；紫河车甘咸温，补肾益精，养血补脑，为补经血、益阳气之上品，含有多种激素，可促进子宫、阴道、乳腺等的发育；鹿茸甘咸温，入足少阴肾、足厥阴肝经，补肾阳益精血，强筋健骨；淫羊藿辛甘温，补肾壮阳，健腰膝，并有雄激素样作用，与紫河车、枸杞子等补精益血之品合用，以阴中求阳，收壮阳填精之效；陈皮气香性温，能行能降，具有理气运脾、调中宽膈之功，与补精益血之品同用，补而不滞，以防血肉有情之品腻碍脾胃。诸药合用，具有补肾益精、调和阴阳之功，对绝经后妇女心血管有较好的保护作用。

绝经后阴道干涩症验方

复方精血归

【药物组成】　熟地黄、丹参、紫河车。（原方无药量）

【适用病症】　绝经后阴道干涩症。临床表现为不同程度的绝经期综合症状，并以阴道干涩、灼热、性交疼痛为主症。

【用药方法】　每天1剂，水煎3次，第1煎加冷水浸泡20分钟，煮沸后用文火煎30分钟；第2、3煎加水煮沸后用文火煎30分钟，共取药液约300 mL，分早、中、晚温服，每次100 mL。20天为1个疗程。

【临床疗效】　此方治疗绝经后阴道干涩症32例，痊愈7例，显效4例，有效20例，无效1例。总有效率96.88%。

【验方来源】　武权生，唐怡，陈红，等. 复方精血归治疗绝经后阴道干涩症32例疗效观察［J］. 新中医，2001，33（5）：18.

按：绝经后阴道干涩症是由于卵巢功能减退，雌激素水平降低，引起阴道黏膜萎缩变薄、皱襞消失，宫颈分泌物及阴道渗出液减少，润滑性下降，阴道失去弹性和扩张能力，进一步发展阴道狭窄、变短。临床可见阴道干涩、灼热、性交困难、疼痛不适，甚至不能性交等。中医学认为，妇女经孕产乳均伤于血，致精血不足，使阴道失于濡养，故绝经期可见阴道干涩、衰萎。复方精血归由填补肾精、滋养肝血、濡润阴窍的熟地黄、紫河车、丹参等组成，服用后可使临床症状消失或减轻，血中雌激素水平有上升趋势，因此本方用于治疗绝经后阴道干涩症有较好的疗效。

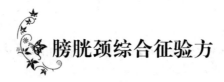

膀胱颈综合征验方

小柴胡汤加减方

【药物组成】 柴胡 20 g，黄芩 10 g，党参 12 g，甘草 9 g，茯苓、法半夏各 15 g，生姜 3 片，大枣 5 枚。

加减：情志抑郁者，加当归 10 g，陈皮 9 g，薄荷 6 g；因外感而加重者，去大枣，加防风 10 g，桂枝 9 g；伴下腹部痛者，黄芩减至 6 g，加白芍 15 g，防风 10 g；伴腰酸乏力者，加怀牛膝 15 g，黄芪 12 g；口苦、失眠者，加远志、麦冬、夜交藤各 15 g。

【适用病症】 膀胱颈综合征。临床表现为尿频，或尿急，或尿痛，或不可名状的下腹部不适。尿常规检查正常；中段尿培养阴性。

【用药方法】 每天 1 剂，水煎，分早、晚服，10 天为 1 个疗程。

【临床疗效】 此方加减治疗膀胱颈综合征 31 例，治愈（尿频、尿急、尿痛、腹部不适等症状完全消失，半年无复发）19 例，好转（临床症状明显减轻，但半年内有复发）9 例，无效（治疗后病情无好转）3 例。总有效率 90.3%。

【病案举例】 林某，女，36 岁。反复尿急、尿频、尿涩痛，伴下腹部不可名状的不适 1 年余。曾用各种抗生素及中药八正散治疗，症状改善不明显。诊见：情志抑郁，面色少华，尿频急，下腹部似痛非痛、似胀非胀，莫可名状，每遇情绪低落时症状加重，伴纳呆，时恶风，舌淡偏暗、苔薄白，脉弦细。检查：下腹部无压痛、反跳痛，双肾无叩击痛，全腹未触及肿物。尿常规检查正常；中段尿培养无菌生长。西医诊断：膀胱颈综合征。中医诊断：淋证。证属肝气郁结，少阳不利。治宜疏肝解郁，和解少阳。方用小柴胡汤加减方加薄荷 5 g，白术、防风各 15 g，陈皮 10 g。服药 7 剂后，症状明显改善。继服上方 2 周，症状基本消失。随访半年未复发。

【验方来源】 于国东，黄秋胜. 小柴胡汤治疗膀胱颈综合征 31 例［J］. 新中医，2001，33（8）：50.

按：膀胱颈综合征的病因复杂，可能由于膀胱颈部肥厚或痉挛所致。多见于经产妇、中年妇女，或曾经患泌尿系统感染但已治愈，或曾有不洁性交而思想顾虑较重者，与精神因素有一定关系。本病属中医学气淋范畴。因情志不调，或邪入少阳，致气机失调，枢机不利，在胆经表现为不可名状的下腹部不适，在三焦则影响水气的通调，膀胱气化失常，故见小便不利，或尿频、尿急、尿涩痛。治以小柴胡汤加减方寒热并用，疏利三焦，通调上下，和畅气机，可取得良好的疗效。

白塞氏综合征验方

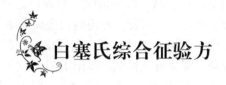

土茯苓复方

【药物组成】 土茯苓 30～120 g，半枝莲、白花蛇舌草、薏苡仁、滑石、黄柏各 20 g，虎杖 15 g，甘草 6 g。

加减：口腔溃疡为甚者，加蒲公英 30 g，黄连 10 g；目赤肿痛者，加蝉蜕 9 g，密蒙花 10 g；伴皮下结节者，加山慈菇、白芥子各 10 g，莪术 12 g；虚热者，加生地黄 20 g，牡丹皮 15 g。

【适用病症】 白塞氏综合征。临床表现为复发性口腔溃疡、外阴溃疡和眼色素膜炎。

【用药方法】 每天 1 剂，水煎服。连用 6 天为 1 个疗程，治疗 1～3 个疗程临床症状即可消失。此后以上方制成丸剂，配合知柏地黄丸服用 1～2 个月以善后调理。对外阴及口腔溃疡甚者，配合土茯苓、苦参各 50 g 浓煎频漱口，同时煎汤清洗外阴，每天 2 次。

【临床疗效】 此方加减治疗白塞氏综合征 42 例，治愈（临床症状消失，半年内未复发）11 例，显效（临床症状消失，时有反复，服药后又消失）24 例，有效（临床症状减轻）5 例，无效（服药 3 个疗程症状无改善）2 例。

【病案举例】 汤某，女，36 岁。复发性口腔溃疡 7 年，阴部溃疡 1 年，加重 1 周。曾长期间断服用泼尼松、维生素等。诊见：口腔及外阴溃疡、疼痛，经前加重，口干不欲饮，睡眠差，

大小便正常，舌质红、苔薄黄腻，脉细滑。检查：口唇内侧及颊
黏膜有散在 4 处黄豆大溃疡，舌底及两侧大片溃疡，表面附着淡
黄色纤维膜，周围绕以边缘清晰的红晕；外阴有 2 处溃疡，胫骨
前有散在结节性红斑。实验室检查：抗核抗体、核抗原、抗双链
DNA 抗体均为阴性；白细胞 $11.1 \times 10^9/L$，血小板 $311 \times 10^9/L$，
红细胞沉降率 40 mm/h。予土茯苓复方加黄连、蒲公英各 30 g，
山慈菇 10 g；并配合土茯苓、苦参等煎汤漱口及熏洗外阴。治
疗 1 个疗程后症状大减。续服 10 剂后痊愈。继服原方 2 个疗程
后，上方加赤芍 20 g，白芥子 10 g，制成丸剂服用 2 个月。随
访 3 年无复发。

【验方来源】 姜萍. 土茯苓内服外洗治疗白塞病 [J]. 中
医杂志，2002，43（1）：12.

按：白塞氏综合征是一种全身受累的自体免疫性疾病，西药
多采用激素及免疫抑制剂治疗，但副作用较多。本病属中医学狐
惑病范畴，病机主要为湿热毒邪内蕴肝脾。治宜清热解毒利湿为
主，而土茯苓复方中的土茯苓归肝、脾、胃经，长于解毒除湿，
清热而利关节。且其甘淡而平，味甘能补、能和、能解毒，淡能
渗湿，常用于湿热淋浊、带下、痈肿等，尤善于搜剔湿热蕴毒，
解肝脾经络之邪，切合"狐惑"病机，使肝、脾经所过之口、
眼、生殖器等症状迅速消退。但须大量应用方可建功，因其性平
味甘，淡渗利湿浊而无伤阴之弊，又可健脾胃，大量久服亦无碍
胃之忧。此外，配合清热燥湿之苦参煎汤外洗，可快速促进局部
溃疡愈合。故大剂量土茯苓复方水煎内服、外洗治疗白塞氏综合
征，疗效满意。

樗 葵 饮

【药物组成】 樗白皮、当归各 15 g，地锦草 30 g，玄参、

龙葵、车前子各20 g，黄连 6 g，黄柏 10 g，牡丹皮 12 g。

加减：口腔、舌溃烂严重者，加党参、金银花、青黛；有眼部症状者，加夏枯草、龙胆草、蝉蜕、密蒙花；生殖器损害明显者，加木通、苦参、赤小豆；骨节酸痛者，加桂枝、威灵仙；皮肤有红斑者，加泽兰、红花；心烦不寐者，加酸枣仁、磁石。

【适用病症】　白塞氏综合征。临床表现为口腔、眼、生殖器及皮肤的症状。

【用药方法】　每天 1 剂，水煎服。连服 12 剂为 1 个疗程，休息 2 天，再服第 2 个疗程，共服 36 剂。

【临床疗效】　此方加减治疗白塞氏综合征 32 例，治愈（口腔、眼、生殖器及皮肤症状完全消失） 8 例，显效（口腔、眼、生殖器及皮肤症状有部分消失） 20 例，无效（口腔、眼、生殖器及皮肤症状无明显改善） 4 例。总有效率87.5％。

【病案举例】　李某，女，38 岁。2 个月前出现前阴瘙痒、口腔黏膜溃烂，曾用抗生素、维生素口服及高锰酸钾外洗前阴，效果欠佳。近 1 个月又出现低热，关节酸痛，左足结节红斑。诊见：口腔、舌面溃疡较重，前阴红赤烂较轻，下肢有红斑，白带多，低热乏力，口干心烦，小便黄赤，舌红、苔黄偏厚，脉细数。检查：舌面呈现大面积片状溃疡，占整个舌面的1/2；口腔左颊黏膜溃疡呈椭圆形，面积 3 cm×5 cm，边缘清楚，基底平坦，表面附有黄白色纤维膜，周围红晕；前阴大阴唇有 2 个片状溃疡；右足背有 2 个结节红斑；全身关节无红肿变形；梅毒血清反应阴性。西医诊断：白塞氏综合征。中医辨证属湿热内蕴，日久伤阴。治以清热利湿，养阴活血。方用樗葵饮去当归、牡丹皮，加金银花 15 g，红花 8 g。服 30 剂后，症状基本消失，舌面、前阴溃疡愈合。续服 20 剂，病愈未再发。

【验方来源】　金学仁，朱杨彪. 樗葵饮治疗白塞氏病 32 例［J］. 河南中医，2000（11）：48.

按：白塞氏综合征与中医学狐惑病相类似，其病因主要是湿热浸淫。樗葵饮中的樗白皮味苦、涩，性寒，有燥湿清热、凉血之功；龙葵味苦、微甘，性寒，清热凉血解毒；地锦草、黄连、黄柏、车前子清热利湿；当归、玄参、牡丹皮凉血养阴。诸药合用，共奏清热利湿、凉血解毒之功。证药相符，故疗效理想。

当归甘草泻心汤

【药物组成】 黄芪、当归各 20 g，干姜 6 g，甘草 30 g，法半夏 15 g，黄连、黄芩、人参各 10 g。

加减：兼有眼部病变者，加桑叶、菊花各 10 g；兼有胃肠道溃疡者，加海螵蛸 10 g，瓦楞子 15 g；兼有关节炎者，加鸡血藤、忍冬藤各 30 g；兼有皮肤病变者，加赤芍、牡丹皮各 15 g；兼有下肢静脉炎者，加四妙勇安汤（玄参、当归、金银花、甘草）。

【适用病症】 白塞氏综合征。临床表现为复发性口腔炎及复发性阴部溃疡，或有皮肤病变，或眼部病变，或针刺试验阳性。

【用药方法】 每天 1 剂，水煎 2 次，分早、中、晚服。12 天为 1 个疗程。

【临床疗效】 此方加减治疗白塞氏综合征 32 例，治愈（临床症状消失，随访 1~2 年无复发）21 例，好转（临床症状消失，随访半年后复发）9 例，无效（临床症状消失或好转，停药后则复发）2 例。总有效率 93.8%。

【验方来源】 方清文. 当归补血汤合甘草泻心汤治疗白塞氏综合征 32 例 [J]. 新中医，2001，33（1）：61.

按：白塞氏综合征属中医学狐惑病范畴，其病机为湿热虫毒。当归甘草泻心汤中的黄芪、人参补气扶正，提高免疫力；当归补血活血通络，以改善其血管的坏死及栓塞；重用甘草清热解毒，和胃扶正，现代药理研究认为，甘草具有类皮质激素样作用，还具有抗炎抗变态反应的作用；黄芩、黄连苦寒清热解毒，以祛其虫毒；干姜、法半夏辛燥化湿。诸药合用，共奏清热解毒、化湿安中之功。本方具有调节免疫功能、清热化湿解毒、补血活血通络等作用。

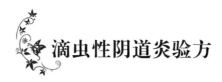

滴虫性阴道炎验方

中药熏洗剂

【药物组成】 蛇床子、苦参、鱼腥草、百部、黄柏、地肤子各 20 g。

【适用病症】 滴虫性阴道炎。

【用药方法】 每天 1 剂，加水 4 000 mL，煮沸后用文火再煎 20 分钟，将煎液倒入盆中，先熏外阴部，待水温不烫后坐浴 20 分钟，并用冲洗器装药冲洗阴道。随后将甲硝唑 2 片放入阴道深部。每天 1 次，7~10 次为 1 个疗程。治疗期间保持外阴清洁。

【临床疗效】 此方熏洗治疗滴虫性阴道炎 460 例，近期治愈 433 例，好转 22 例，无效 5 例。总有效率 98.9%。

【验方来源】 郭爱香. 中西药合用局部治疗滴虫性阴道炎 [J]. 江苏中医药，2002，23（5）：34.

按：滴虫性阴道炎属中医学阴痒范畴，病由脾虚生湿化热、湿热蕴蒸、腐蚀生虫所致。中药熏洗剂有清热解毒、燥湿杀虫之功，而且使用方便，无副作用。

霉菌性阴道炎、外阴炎

妇 科 洗 剂

【药物组成】　毛冬青、地肤子、香薷、蛇床子各 4 kg，苦参 8 kg，白鲜皮 1.6 kg。

【适用病症】　霉菌性阴道炎、外阴炎。临床表现为外阴瘙痒，白带增多，呈豆腐渣状或凝乳状。

【用药方法】　上药水煎 2 次，过滤浓缩至适量，加入石炭酸，取上清液分装备用。每次取 20 mL 稀释至 200 mL 冲洗阴道。冲洗后放置制霉菌素片 500 000 U 于阴道深处，每天 1 次；克霉唑软膏涂外阴，早、晚各 1 次。10 天为 1 个疗程。

【临床疗效】　此方外洗治疗霉菌性外阴阴道炎 105 例，痊愈（临床症状及体征完全消失，白带镜检阴性）72 例，显效（临床症状及体征明显减轻，白带镜检阴性）12 例，好转（临床症状及体征减轻，白带镜检阴性，或症状及体征消失，白带镜检阳性）12 例，无效（临床症状及体征与治疗前比较无变化或加重）9 例。总有效率 91.4%。

【验方来源】　李红，叶里红. 妇科洗剂外洗配合治疗霉菌性外阴阴道炎 105 例 [J]. 四川中医，2001，19（1）：43.

按：霉菌性阴道炎、外阴炎属中医学带下、阴痒范畴。其发生是因脾虚肝郁，脾虚生湿，肝郁化火，湿热随经下注，蕴结阴器，蕴郁生虫；或因久居阴湿之地，或因摄生不慎，忽视卫生，湿邪虫毒侵入阴部所致。妇科洗剂中的苦参清热燥湿、祛风杀虫，药理研究证实，苦参总碱、氧化苦参碱能抑制Ⅰ型超敏反应，苦参碱有抗炎作用，其抗炎作用与氢化可的松相似；地肤子清热利水止痒，药理研究证实其对迟发超敏反应、多种皮肤真菌均有一定的抑制作用；蛇床子燥湿杀虫，有抗过敏作用；毛冬青活血通络，清热解毒，且有抗菌、抗炎作用；香薷疗疮解毒，外用专治皮肤湿疹疮毒；白鲜皮清热解毒，除湿止痒。诸药合用，共奏清热解毒、燥湿杀虫止痒之功效，用于治疗霉菌性外阴阴道炎可获得较好的疗效。

羌 活 汤

【药物组成】 羌活 50 g，白鲜皮 30 g。

【适用病症】 霉菌性阴道炎、外阴炎。

【用药方法】 每天 1 剂，水煎 2 次，每天早、晚 2 次熏洗坐浴，每次 30 分钟。

【临床疗效】 此方治疗霉菌性阴道炎、外阴炎，疗效甚佳。

【病案举例】 张某，女，32 岁，已婚。主诉阴道瘙痒甚，白带多，色白如豆腐渣状已半年，屡经治疗，效果不显。妇科检查：阴道黏膜明显充血，并可见白色伪膜，去之可见浅小溃疡面，宫颈充血，糜烂Ⅲ度；阴道分泌物多，色白如豆腐渣状，质较黏稠。白带镜检有霉菌。西医诊断：霉菌性阴道炎。予羌活汤连用 3 天后，阴痒大减，白带减少；治疗 10 天阴痒已止，白带量基本正常。妇科复查：阴道黏膜已无充血及伪膜溃疡，宫颈糜烂面已愈2/3。白带镜检未见霉菌。

【验方来源】 金志春，张敦兰. 羌活汤治疗霉菌性阴道炎外阴炎 [J]. 中医杂志，1999，40（10）：584.

按：霉菌性阴道炎、外阴炎多属寒湿为患，其痒又有风作祟，故祛风除湿散寒为其治法。羌活性温，味辛苦，入膀胱、肾经，具有祛风湿、散表寒、利关节作用，善治感冒风寒、风寒痹、骨节酸痛、风水浮肿等。现代药理研究表明，羌活具有较好的抑制真菌作用，用于治疗霉菌性阴道炎及外阴炎效佳。

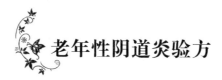

老年性阴道炎验方

知柏地黄汤加味方

【药物组成】 知母 10 g，泽泻、黄柏各 12 g，熟地黄、山茱萸、山药、茯苓、白术、淫羊藿、黄芪各 15 g，牡丹皮 9 g，甘草 6 g。

加减：阴道黏膜点状出血、分泌物呈血性者，加旱莲草 15 g，地榆炭 10 g，以凉血止血；阴道黏膜有浅表溃疡者，加白及 10 g，以收敛促进溃疡愈合；伴小腹下坠、尿频、尿痛者，加薏苡仁、车前草各 15 g，以通淋止痛。

【适用病症】 老年性阴道炎。临床表现为阴道分泌物增多，呈脓性、浆液性或血性，阴道灼热感，外阴瘙痒，并伴有不同程度的乏力、腰膝酸软、口干、小腹下坠感、尿频、尿痛等症状。

【用药方法】 每天 1 剂，水煎 2 次，分早、晚服。并配合中药外洗方（苦参、蛇床子、地肤子各 30 g，艾叶 12 g，苍术 10 g，黄柏、大黄、土茯苓各 15 g），水煎，取药液 500 mL，每晚临睡前冲洗外阴、阴道 1 次。10 天为 1 个疗程。

【临床疗效】 此方配合外洗治疗老年性阴道炎 30 例，治愈（临床症状及体征消失，实验室检查恢复正常）22 例，显效（临床症状和体征基本消失，实验室检查基本恢复正常）4 例，有效（临床症状和体征、实验室检查均比治疗前有所好转）3 例，无效（临床症状和体征及实验室检查无变化）1 例。总有效率 96.67%。

【验方来源】 丁玉琴，赵华，王秀香，等. 老年性阴道炎 30 例临床观察 [J]. 新中医，2001，33（5）：72.

按： 老年性阴道炎主要发生在绝经后的妇女，多因卵巢功能衰退，雌激素分泌减少，阴道上皮萎缩，抵抗力减弱所致。由于妇女进入更年期，肾气衰，天癸竭，精血亏虚，血虚生风化燥则阴部干涩、灼热瘙痒；脾虚湿蕴，湿浊下注则白带增多。本病以脾肾两虚为本，湿浊下注为标。知柏地黄汤加味方中的熟地黄、山茱萸、淫羊藿、山药、白术、茯苓补肾健脾，以增强机体的免疫功能；知母、黄柏、牡丹皮、泽泻滋阴降火，凉血解毒。配合外洗方燥湿杀虫止痒。内外综合治疗本病，可提高疗效，且复发率明显降低。疗程结束后可继续口服六味地黄丸和补中益气丸20 天，以培元固本，巩固疗效。

灌 洗 方

【药物组成】 黄柏、牡丹皮、赤芍各 20 g，蛇床子、百部、鱼腥草、生地黄、败酱草、红藤、土茯苓各 30 g。

加减：伴外阴瘙痒者，加地肤子、白鲜皮 30 g；阴道黏膜溃疡者，加海螵蛸、仙鹤草各 30 g。

【适用病症】 老年性阴道炎。临床表现为阴道分泌物异常增多，甚至水样，或黄稠伴有腥臭味，自觉外阴部灼热、疼痛、瘙痒，或伴尿频、尿急、尿痛等尿道刺激征。

【用药方法】 每天 1 剂，第 1 煎加水 600 mL 煎 30 分钟，取药液 200 mL，备用；第 2 煎加水 600 mL 煎 20 分钟，取药液400 mL，备用。自备阴道冲洗器 1 个（冲洗瓶容量为 130 mL）。先用第 2 煎药液坐浴熏洗，洗毕再用第 1 煎药液分 2 ~ 3 次吸入阴道冲洗器中，反复灌洗阴道，灌洗毕，卧床 20 分钟。每天 1

次，7 次为 1 个疗程。药液温度宜适中，不可过热或过凉。

【临床疗效】　此方加减灌洗治疗老年性阴道炎，疗效满意。

【病案举例】　陈某，女，48 岁。白带量多 2 周，有臭味，伴外阴瘙痒，曾用某外洗剂外洗，无明显好转。近 1 周来症状加重，带下呈黄水样，且外阴瘙痒，坐卧不安，心烦不宁，时尿频、尿痛，口苦而干，大便干，舌红、苔黄腻，脉弦滑。妇科检查：老年性外阴、阴道通畅，充血，宫颈残端充血，阴道清洁度Ⅲ度。阴道分泌物涂片：未见滴虫及霉菌。西医诊断：老年性阴道炎。中医诊断：带下病。证属阴虚血热，肝经湿热。治以滋阴凉血，清利湿热。以灌洗方 7 剂，并配合内服龙胆泻肝丸，每天 2 次。治疗 1 周，自觉症状好转；治疗 2 周痊愈。

【验方来源】　刘文新. 中药阴道灌洗治疗老年性阴道炎[J]. 新中医，1998，30（8）：18.

按：老年性阴道炎，多由于绝经后卵巢功能逐渐衰退，雌激素水平降低，阴道黏膜失去雌激素的支持保护逐渐萎缩，导致乳酸杆菌原酵解产生乳酸能力下降，阴道内 pH 由酸性转为碱性，反致其他菌群生长繁殖而罹患阴道炎。中医辨证最常见的有肝经湿热、阴虚血热等证型，治宜滋阴凉血、清利湿热，故用灌洗方治疗老年性阴道炎，可取得较好的效果。

甘草外洗方

【药物组成】　甘草 30 g。

【适用病症】　老年性阴道炎。

【用药方法】　每天 1 剂，水煎取药液适量，先熏蒸阴部，待水温适宜时坐浴，每天 2 次，连用 1 周。

【临床疗效】　此方熏洗治疗老年性阴道炎有佳效。

【病案举例】 邱某，女，54 岁。绝经 4 年，近来阴中灼痛，白带稍多、色黄，带中有少许血性分泌物。妇科检查：外阴老年型，阴道黏膜菲薄、充血，有少许绿豆大溃疡点。西医诊断：老年性阴道炎。用甘草外洗方治疗 1 周后，阴中不适感消失，白带恢复正常。妇科复查：外阴溃疡面已愈合。

【验方来源】 张丽君. 单味药治验 2 则 [J]. 中医杂志，2002，43（5）：327.

按：甘草，甘平、无毒，入心、肺、脾、胃经，具有补脾益气、清热解毒、润肺止咳、缓急止痛、调和药性等多种功能。现代药理研究表明，甘草提取物有雌激素样作用，而且具有抗菌消炎的功效。老年性阴道炎是由于妇女卵巢功能减退，性激素水平低下，外阴、阴道皮肤黏膜失去雌激素营养而使其弹性下降，黏膜变薄，局部抵抗力减弱，易受细菌感染而引起的病变，因此选用甘草熏洗、坐浴治疗本病，疗效颇佳。

蛋 黄 软 膏

【药物组成】 蛋黄 5～10 个，黄柏粉、蛇床子粉各 50 g，葡萄糖 50 mL，鱼肝油 50 mL，己烯雌酚 3 mg，甲硝唑 20 片（每片 0.2 g）。

【适用病症】 老年性阴道炎。多见于 55 岁以上绝经期妇女，排除子宫肌瘤、卵巢囊肿及恶性肿瘤。临床表现为阴道分泌物异常增多至水样，或黄稠色夹血样并伴有腥臭味，自觉外阴部灼热、疼痛，性交疼痛或瘙痒，尿频、尿急、尿痛。

【用药方法】 将蛋黄放入锅内用文火煎熬，榨枯去渣存油，加入其他药物调为膏。若已服雌激素者，可去己烯雌酚。用药前清洗外阴，擦去分泌物，将蛋黄软膏涂于阴道壁，每天 1次，7 天为 1 个疗程。并配合内服中药汤剂：肝肾阴虚型用知柏地黄汤加女贞子、旱莲草、金樱子、白鲜皮；湿热下注型用萆薢渗湿汤加鹤虱、白鲜皮、贯众。

【临床疗效】 此药膏配合内服中药治疗老年性阴道炎有较好的疗效。

【验方来源】 李征宇. 蛋黄软膏治疗老年性阴道炎 ［J］. 新中医，2001，33（9）：22.

按：绝经后老年性阴道炎是因绝经后卵巢功能逐渐衰竭，雌激素水平降低，阴道内 pH 由酸性转为碱性，不利于阴道杆菌生存，反致其他菌群生长繁殖。蛋黄软膏中的黄柏、蛇床子清热燥湿止痒；己烯雌酚补充雌激素；蛋黄油、葡萄糖、鱼肝油增加阴道壁营养，并有润滑作用；甲硝唑抗菌消炎。并结合辨证配服中药汤剂，内外合治老年性阴道炎，取得了较好的效果。

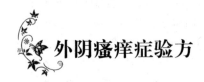

外阴瘙痒症验方

加味龙胆泻肝汤

【药物组成】　龙胆草、柴胡各 6 g，焦栀子、当归、生地黄、泽泻、车前子、百部各 12 g，徐长卿、黄柏各 15 g，土茯苓 30 g。

【适用病症】　外阴瘙痒症。可见于霉菌性阴道炎、滴虫性阴道炎、单纯性外阴瘙痒症等疾病。

【用药方法】　每天 1 剂，水煎取药液 200 mL，分早、晚服。另用药渣加蛇床子、白矾、苦参、土槿皮各 15 g，煎汤趁热先熏后坐浴外洗，每天 1 次，每次 15～20 分钟。治疗 10 天为 1 个疗程，治疗 2～6 个疗程。

【临床疗效】　此方配合中药外洗治疗外阴瘙痒症 68 例，痊愈（临床症状消失，半年无复发）49 例，有效（临床症状消失，3 个月无复发或复发后再次治疗而愈）15 例，无效（治疗前后临床症状无明显改变）4 例。总有效率 94%。

【病案举例】　郁某，女，45 岁。患外阴瘙痒 5 年，曾多方求治，仍反复发作，甚为苦恼。妇科检查：阴道有少许乳白色分泌物、宫颈光滑。取分泌物涂片镜检：上皮细胞（＋＋），白细胞少许。阴道清洁度 I 度。曾诊为滴虫性阴道炎而多次用阴道塞药治疗，虽缓解一时，但仍瘙痒难忍。即投加味龙胆泻肝汤 5 剂。药渣加蛇床子、白矾、苦参、土槿皮，煎汤先熏后洗。治疗 5 天后，瘙痒明显好转。又巩固治疗 2 个疗程。随访半年未见复发。

【验方来源】 史通妹. 加味龙胆泻肝汤治疗外阴瘙痒 68 例 [J]. 陕西中医，2001，22（11）：666.

按：外阴瘙痒是妇科常见多发病，也是妇科多种疾病的一个症状。多因外感邪毒虫蚀，湿热内蕴，流注下焦阴部而致。加味龙胆泻肝汤可清肝经郁热，利下焦湿热使热去湿除。方中的龙胆草既泻肝胆郁热，又清下焦湿热；焦栀子、泽泻、车前子清热利湿；当归、生地黄滋阴养血，防苦寒燥湿之品耗损其阴；土茯苓、黄柏、百部清热解毒，利湿止带，而且百部中含有生物碱，能抑菌杀菌；徐长卿祛风止痒抗过敏；柴胡引诸药入肝经。加之配合外洗方以增强解毒杀虫、祛风止痒的功效，故用于治疗外阴瘙痒症可获得较好的疗效。

熏 蒸 剂

【药物组成】 黄芩、紫花地丁、蒲公英、焦栀子、樗白皮、黄柏、茯苓、黄连各 15 g，川楝子 45 g，土槿皮、白鲜皮、百部各 50 g，苦参、蛇床子、地肤子、石榴皮、败酱草、明矾各 30 g。

【适用病症】 外阴瘙痒症。可见于霉菌性阴道炎、滴虫性阴道炎、单纯性外阴瘙痒症等疾病。

【用药方法】 每天 1 剂，采用中药熏蒸器，将所用中药经过仪器加温加压至大量雾气冲出时，患者取自然体位，对准患部，以不烫为原则，熏蒸 40 分钟，每天 1 次。疗程视病情而定，最少 3 次，最多 6 次。

【临床疗效】 此方熏蒸治疗外阴瘙痒症 48 例，痊愈（自觉外阴无瘙痒，经 3 次月经来潮无复发）42 例，显效（自觉外阴瘙痒明显减轻，经 3 次月经来潮无加重）4 例，好转（自觉外阴瘙痒减轻，尚能忍受，经 3 次月经来潮后复发，症状同治疗前）2 例。

【验方来源】 施雁群. 中药熏蒸治疗外阴瘙痒症 48 例 [J]. 新中医，2000，32（6）：47.

按： 中医学认为，外阴瘙痒症是湿热内蕴、外感毒邪所致，治应除湿解毒，杀虫止痒。熏蒸剂中的白鲜皮、地肤子、苦参具有燥湿止痒作用；百部、土槿皮、蛇床子具有杀虫止痒作用。而以中药熏蒸是因雾气温度较高，可直接作用于患部，使皮肤、黏膜吸收增加增快，有促进局部血液循环及软坚消炎的作用。此外，养成良好的卫生习惯也是治疗本病的关键，患者要注意个人卫生，毛巾要用温水冲洗，勤换内裤，少食或不食腥、辛、辣、厚味的食物，以防复发。

龙矾艾叶汤

【药物组成】 龙骨 120 g，枯矾 60 g，川椒、黄柏、蒲公英、百部各 30 g，苦参 40 g，艾叶 20 g。

【适用病症】 外阴瘙痒症。

【用药方法】 每天 1 剂，加水 2 000 mL，先武火煮沸，再文火煎煮 30 分钟，连同药渣倒入干净盆内，先趁热熏蒸 10~15 分钟，待药汤温凉后，坐入盆内浸洗 20~30 分钟，然后用干净毛巾将局部皮肤擦干净，每天早、晚各 1 次。经期禁用，7 天为 1 个疗程，治疗 1~3 个疗程。治疗期间忌酒及辛辣食品，禁房事。保持会阴部透气凉爽，禁用肥皂清洗。

【临床疗效】 此方治疗阴痒症 32 例，治愈（阴痒消失，随访半年无复发）25 例，有效（阴痒消失，3 个月无复发或偶有阴痒）4 例，无效（治疗 3 个疗程阴痒无明显减轻或无变化）3 例。总有效率 90.6%。

【病案举例】 刘某，女，32 岁。外阴瘙痒 5 年余，甚至痒痛立坐不安，心悸易烦，失眠乏力，近半年来病情加重。曾用中西药内服及外用多种药物涂擦疗效不著。妇科检查：阴部及阴道未见异常。中医诊断：阴痒症。证属湿毒蕴结。治以清热解毒、祛湿止痒。方用龙矾艾叶汤 7 剂，外用浸洗，早、晚各 1 次。7天后阴痒、心悸易烦大减，余症状亦轻；继用 3 个疗程病愈。

【验方来源】 张宽智，张宗芹. 龙矾艾叶汤浸洗治疗阴痒症 32 例［J］. 陕西中医，1999，20（12）：559.

按：本病多由外感湿暑淫毒，毒热蕴结或过食辛甘肥厚之味，或洗涤不洁，损伤肝脾，水湿不运，湿毒日久化热，湿热下注，以致感染寄生虫而致阴痒。治以清热解毒、祛湿止痒为主。龙矾艾叶汤中的黄柏、苦参、百部、蒲公英清热燥湿，解毒杀虫；龙骨、枯矾、川椒、艾叶敛湿止痒。诸药合用，使热清湿利，毒散痒止。临床时随症加减，效果更佳。

徐长卿单味方

【药物组成】 徐长卿 30 ~ 60 g。
【适用病症】 外阴瘙痒症。
【用药方法】 水煎服及煎水洗。
【临床疗效】 此方治疗外阴瘙痒疗效佳。
【病案举例】 麻某，女，50 岁。患外阴瘙痒 5 年，经妇科多次检查无霉菌及滴虫生长。服用西药和中药，疗效不佳。予徐长卿 30 g，水煎 10 分钟，取药液 250 mL，用 50 mL 口服，余200 mL 熏洗外阴。每天 1 剂。1 周后，自觉症状有所缓解。继续巩固治疗 1 个月，痊愈。随访 3 年无复发。

【验方来源】 徐俊. 单味徐长卿治疗外阴瘙痒［J］. 中医杂志，2001，42（9）：521.

按：徐长卿，辛温，归肝、胃经，具有祛风止痛、止痒功效。不明原因的外阴瘙痒可能与精神因素有关，故用徐长卿单味方，不仅能祛风止痒，而且能够活血疏肝，效佳。

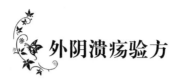

外阴溃疡验方

甘露饮加味方

【药物组成】　天冬、麦冬、生地黄、熟地黄各 15 g，炙枇杷叶、黄芩、焦栀子、石斛各 10 g。

【适用病症】　外阴溃疡。

【用药方法】　每天 1 剂，水煎服。外阴及阴道用温水擦洗，并根据发病原因放置甲硝唑或制霉菌药物于阴道，并用紫外线照射患处做理疗，每天 1 次，每次 3 ~ 5 分钟。外用麝杏散（麝香、杏仁、炒石榴皮、冰片共研细末，用香油调匀）涂患处。如伴有发热、白细胞升高等症状，选用对致病菌敏感的抗生素。1 周为 1 个疗程，治疗 2 个疗程。

【临床疗效】　此方配合外用药治疗外阴溃疡 60 例，治愈（临床症状明显好转或消失，局部溃疡愈合）22 例，显效（临床症状基本好转，局部溃疡缩小，表面分泌物减少）34 例，未愈（症状与体征改善不明显）4 例。

【验方来源】　罗亚莉，丁培炎. 中西医结合治疗外阴溃疡 60 例 [J]. 新中医，2001，33（8）：36.

按：外阴溃疡多为非接触性传染，发病急骤，局部症状明显，常伴有全身症状，以中青年妇女多见，身体虚弱者则反复发作。中医学认为，妇女阴中生疮，乃七情郁火，损伤肝脾，湿热下注。其病因以湿、热为主，病变部位以会阴和外生殖器为主，发病与脏腑尤与肝脾功能失调有关。甘露饮加味方中的生地黄、熟地黄、天冬、麦冬、石斛养阴清热；黄芩、焦栀子清热解毒；炙枇杷叶宣通肺气，通调水道，使热毒从小便排出。本方是治疗口舌生疮、咽喉肿痛、阴部溃疡之阴虚夹湿热证之良方。外用的麝杏散则以炒石榴皮、冰片加强清热解毒、化浊止痛以敛疮生肌的功效，标本同治，其效甚捷。

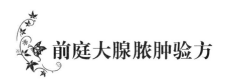

前庭大腺脓肿验方

一煎散外洗剂

【药物组成】　当归、炮穿山甲（代）、甘草、桃仁、皂角刺各 6 g，黄连 4.5 g，枳壳、槟榔、天花粉、乌药、赤芍、生地黄、白芷各 3 g，芒硝、大黄各 9 g，红花 1.5 g。

【适用病症】　前庭大腺脓肿。临床表现为前庭大腺有红肿硬结，触痛明显，可伴有发热，甚至影响行动。

【用药方法】　每天 1 剂，加水 3 000 mL 浸泡 1 小时，煎煮 2 次，每次 30 分钟，经过滤后合并药液装袋密封，每袋 400 mL 备用。每次用 1 袋药液兑开水至温，置于干净盆中，坐浴 20～30 分钟，每天 2 次。7 天为 1 个疗程。可视病势缓急、病情轻重适当增加剂量。

【临床疗效】　此方外洗治疗前庭大腺脓肿 32 例，痊愈（外阴红肿疼痛消失，局部检查正常）28 例，好转（外阴红肿疼痛明显减轻，局部检查明显好转）2 例，无效（治疗前后无变化）2 例。总有效率 93.75%。

【验方来源】　仇米平，王芳，李兴平. 一煎散外用治疗前庭大腺脓肿 32 例［J］. 山东中医杂志，2003，22（8）：470.

按：前庭大腺脓肿属中医学阴肿、蚌疽等范畴。一煎散外洗剂中的当归、炮穿山甲（代）、桃仁、皂角刺、赤芍、红花活血化瘀，和营消肿；炮穿山甲（代）、皂角刺二味相须为用，力专化瘀，且能透达囊窍之痰瘀；黄连、天花粉、生地黄、白芷、芒硝、大黄清热泻火解毒，而芒硝咸寒燥湿，泻热消肿止痛，配大黄苦寒攻下泻火而相须为使；乌药、枳壳、槟榔走下焦而消痞，调气机又能助血药，和营之功倍增。诸药合用，有清热解毒、化瘀消肿之功效，可使药物直接作用于局部则脓肿得消，下焦湿热得清，痛亦能止。全方气血兼顾，火瘀并治，化、行、清、通合用，使用方便快捷，疗效可靠。

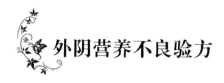

外阴营养不良验方

加味四物汤

【药物组成】 当归、熟地黄、淫羊藿各 15 g，川芎、白芍、牡丹皮、菟丝子各 12 g。

加减：肾阴亏虚者，加党参、麦冬、女贞子、枸杞子；阳虚者，加巴戟天、桂枝；血虚化燥者，加鸡血藤、白蒺藜、何首乌；湿热下注者，加马鞭草、生地黄、龙胆草、苏木。

【适用病症】 外阴营养不良（外阴白斑）。临床表现为外阴皮肤变白、变脆、干燥、粗糙、变薄或增厚，阴部萎缩，或阴道变窄，弹力减退，瘙痒，或兼有各种全身症状，如失眠、尿痛、尿频等。

【用药方法】 每天 1 剂，水煎 2 次。头煎加适量清水浸泡 30 分钟后，用大火煎至沸腾，改用文火煎约 15 分钟；二煎加适量清水煎至沸腾，改用文火煎约 15 分钟。将 2 次药液混匀后分 2～3 次热服。另配合外用消斑方（当归、淫羊藿、白花蛇舌草各 30 g，白蒺藜、补骨脂、白鲜皮、紫草各 20 g），加水 2 500 mL，煮沸 15 分钟，加入冰片 6 g 后，待水温适合时熏洗患处，然后坐浴 15 分钟，每天 1～2 次，每剂可煎 3 次。治疗 3 个月至 1 年。

【临床疗效】 此方加减配合外熏法治疗外阴营养不良（外阴白斑）42 例，治愈（皮损全消退，局部皮肤弹性恢复正常）11 例，好转（病变范围缩小，局部皮肤弹性改善，皮肤黏膜色素不同程度增加）28 例，无效（皮损无缩小，局部皮肤弹性无改善）3 例。总有效率 93%。

【病案举例】 沈某，女，38 岁。2 年前有外阴瘙痒史，经治疗好转，今外阴瘙痒复发。诊见：外阴瘙痒、夜间尤甚、有涩痛感，皮肤干燥，伴全身瘙痒，时有五心烦热，舌质偏红、苔薄黄，脉细数。妇科检查：大阴唇内侧上段及阴蒂部皮肤呈白色、粗糙，弹力减退。霉菌、滴虫检查均为阴性；尿糖阴性。西医诊断：妇女外阴白斑。中医辨证属血虚化燥型。予加味四物汤加生地黄、鸡血藤、何首乌各 15 g，连服 30 天。同时用消斑方熏洗外阴。治疗 1 个月后，瘙痒止，局部皮肤黏膜色素好转，右侧大阴唇也变光滑。此后坚持上法治疗近 1 年，外阴皮肤完全正常。为预防复发，继续内服（2 天 1 剂）、外洗（2 天 1 剂）1 年。停药后随访 1 年未见复发。

【验方来源】 吴水仙. 中药内服外熏治疗妇女外阴白斑 42 例 [J]. 江苏中医，2001，22（6）：26.

按：外阴营养不良（外阴白斑）属中医学阴燥、女阴白色病变范畴。以病程较长、反复发作为其特点，病机为肾阴亏损，冲任气虚，阴部失于充养，或复感湿热邪气；或湿热长期浸渍，阻碍阴部的充养而致病。本病为虚实夹杂之证，故以内外合治的方法。内服加味四物汤有养血活血、滋补肝肾等作用，可根据病情不同适当加减。外用消斑方熏洗患处，有杀菌生肌、清热解毒、活血祛风的功效，能抑制外阴炎症及其他毒性物质的形成与释放，并可扩张血管、改善局部组织营养，从而促使皮肤黏膜色素增加，使妇女外阴白斑痊愈。本病可发生于任何年龄，疗程较长，故宜加强预防与调护，并坚持治疗。

苦 参 汤

【药物组成】　苦参 20 g。

【适用病症】　外阴营养不良（外阴色素减退疾病）。临床表现为不同程度的外阴瘙痒，以夜间为重，多伴有刺痛、灼热感，甚至影响睡眠。妇科检查：外阴皮肤色素减退变白，面积大小不一，同时伴有局部破损、水肿、溃疡、粗糙、硬化、萎缩等改变。

【用药方法】　每天 1 剂，加 500 mL 冷水浸泡 15 分钟，煮沸 15 分钟，取药液 1/4 用于口服，余下药液倒入盆中待水温合适时先熏后洗外阴，再用鱼肝油制剂和复方地塞米松软膏交替涂抹外阴，每晚 1 次，治疗 3～6 个月，月经期停用。另配合西药局部封闭治疗，每周 1 次，连用 3 个月。

【临床疗效】　此方内服外洗治疗外阴营养不良（外阴色素减退疾病）52 例，治愈（外阴病变及局部瘙痒症状全部消失）28 例，好转（外阴病变及局部瘙痒症状明显减轻，原白斑转为粉红色或深红色或白斑明显缩小）23 例，无效（治疗后症状无改变）1 例。总有效率 98.08%。

【验方来源】　赵红红. 综合疗法治疗外阴色素减退疾病 52 例［J］. 新中医，2002，34（10）：55.

按： 外阴营养不良（外阴色素减退疾病），以外阴瘙痒难忍及外阴色素减退为主。中医学认为，本病是因脾虚血少不荣而局部营养不良所致。苦参汤具有清热、燥湿、杀虫、止痒的作用，取其少量内服配合外洗，内外兼治，可使疗效显著增加。

椒萸汤

【药物组成】 花椒、吴茱萸、当归、三棱、莪术、苦参、桂枝、金银花、黄柏、黄芩、白芷、茜草、白鲜皮、龙胆草各15 g，丹参、紫草、蛇床子、土茯苓各 30 g。

【适用病症】 外阴营养不良。临床表现为外阴奇痒难忍，外阴皮肤发白、增厚（增生型营养不良），或皮肤浅薄灰白、萎缩（苔藓型营养不良），或局灶性皮肤增厚、隆起（混合型营养不良），或增生不典型。

【用药方法】 每天 1 剂，水煎 3 次。将上药装入布袋，每次加水 1 000 mL，煎煮 20 分钟，将煎煮 3 次的药液混合，分 2 次使用。药液加温后先熏患部，待药液温度适宜时再泡洗 20 ～ 30 分钟，每天 2 次。另取上药研末，过 5 号筛后混匀，加入溶化的凡士林内调成糊状，分装成 30 g 的小盒内备用，即为椒萸膏。于每次清洗后用棉签蘸取椒萸膏涂于患处。再以红外线灯局部照射 30 分钟，每天 1 次。10 天为 1 个疗程，治疗 3 个疗程。

【临床疗效】 此方外用熏洗治疗慢性外阴营养不良 106例，痊愈（白斑消失，萎缩状况缓解，生理功能恢复正常，瘙痒消失）92 例（其中增生型 44 例，萎缩型 36 例，混合型 12例），显效（白斑面积变小，颜色较前红润，萎缩未改变，生理功能恢复正常，瘙痒消失）14 例（其中增生型 10 例，混合型 4例）。

【病案举例】 张某，女，60 岁。患病 20 余年，外阴瘙痒难受，小便时辣痛。曾有子宫内膜炎病史。曾诊断为外阴白斑，口服中药，外擦丙酸睾酮、鱼肝油软膏，并用高锰酸钾粉水洗，疗效不佳。诊见：面色暗滞，舌淡红、苔薄白，脉沉弦。妇科检查：外阴部皮肤浅薄灰白，大小阴唇萎缩。西医诊断：外阴营养不良（苔藓型）。中医辨证属肝经瘀阻。治以活血行气，清热解毒，利湿止痒。方用椒茱汤加减，水煎，先熏后洗，外搽椒茱膏。再以红外线灯局部照射。经治3个疗程后痊愈。

【验方来源】　赵赛仙，薛萍，杨昭娣. 椒茱汤加减熏洗治疗慢性外阴营养不良106例［J］. 湖北中医杂志，2000，22（11）：26.

按：外阴营养不良的病机为黏膜营养障碍所致组织变性，可能与阴道炎、宫颈炎、宫内膜炎及性病病后导致分泌物多，长期刺激外阴皮肤有关。长期使用高锰酸钾粉和碱性物质刺激，导致外阴皮肤色素障碍，使深部结缔组织中的神经血管营养失调，也可引发本病。椒茱汤中的花椒、吴茱萸、桂枝、蛇床子温经通血脉，镇痛止痒；当归、丹参、茜草具有扩张血管、行血活血、散瘀通脉的作用；三棱、莪术、紫草可消癥散结；黄柏、黄芩、龙胆草、苦参清热燥湿利尿，抑制皮肤真菌；土茯苓、金银花、白鲜皮、白芷清热解毒，祛风除湿，抗菌消炎。本方局部直接给药，除有较好的止痒作用外，还能使患处毛细血管扩张，加速局部血液循环，改善组织营养，使病变皮肤恢复正常色泽，治愈率高，不易复发。

参柏野菊白鲜解毒汤

【药物组成】　苦参、紫草各30 g，野菊花、白鲜皮、蛇床子、黄柏各15 g，仙茅、花椒、枯矾各10 g，姜石粉60 g。

【适用病症】　外阴营养不良。临床表现为外阴瘙痒，外阴皮肤黏膜有皲裂、搔痕、粗糙、萎缩等营养不良病变。

【用药方法】　每天1剂，水煎，取药液2 000 mL，待水温合适时坐浴，每天1～2次，每次20分钟；另加用波姆光疗，每天1次，每次照射病变部位15分钟。月经期停用。10天为1个疗程。

【临床疗效】 此方外洗加波姆光疗治疗外阴营养不良 46 例，全部病例均有效。其中痊愈（阴痒缓解，外阴皮肤黏膜病损愈合，弹性恢复，白色病损颜色复常）12 例，显效（阴痒症状缓解，外阴皮肤黏膜病损明显改善，由重度至轻度或中度）24 例，好转（阴痒症状缓解或减轻，外阴皮肤黏膜病损轻微改善）10 例。

【病案举例】 李某，女，27 岁。主诉：外阴奇痒、疼痛 1 周。既往数月有间歇阴痒病史，月经正常。妇科检查：外阴潮红，阴唇黏膜粗糙，多处皲裂，呈粉色，阴道充血（＋＋），可见乳凝状分泌物，宫颈光滑，宫体后位，轻压痛，双侧附件无异常。白带镜检：霉菌阳性。西医诊断：外阴营养不良；霉菌性阴道炎。经用参柏野菊白鲜解毒汤外洗加波姆光疗治疗 3 天，阴痒明显减轻，局部皲裂愈合，继续治疗 1 个疗程，病愈。

【验方来源】 张宁海. 中药外洗加波姆光治疗外阴营养不良 46 例［J］. 陕西中医，1999，20（12）：529.

按：外阴营养不良属妇科常见疑难病之一。中药选用黄柏、苦参、紫草、野菊花、白鲜皮等具有清热解毒的功效，对多种病原体均有抑制作用，故对阴道炎有明显的疗效；而蛇床子、仙茅等有类激素样作用，有益于外阴上皮细胞的修复；姜石粉含有多种微量元素，对皮肤黏膜代谢有明显的改善作用；花椒、枯矾燥湿杀虫止痒，配合波姆光疗能促进局部血液循环，起到活血化瘀的功效。两法合用，可快速止痒止痛、抗菌消炎、加快创面愈合，达到改善局部营养的目的。

坤 痒 宁

【药物组成】 丹参、蛇床子、白鲜皮、补骨脂、淫羊藿各 15 g。

【适用病症】 外阴营养不良。临床表现为外阴瘙痒或不痒，但外阴有不同程度的退色、萎缩或增厚，皮肤干燥或裂口。

【用药方法】 将上药研末制成一张药垫，每张药垫用 24 小时后，再将药垫中药粉倒入开水盆中熏洗。1 个月为 1 个疗程。

【临床疗效】 此方治疗外阴营养不良 285 例，痊愈（外阴瘙痒症状消失，表皮软化，色泽及弹性恢复正常）63 例，显效（外阴瘙痒症状消失或明显减轻，皮肤散在着色或变粉红色，干裂好转）90 例，有效（外阴瘙痒症状减轻，皮肤干裂好转或稍着色）124 例，无效（临床症状与体征均无变化）8 例。总有效率 97.2%。

【病案举例】 杨某，女，40 岁。外阴瘙痒 3 年，加重 10 个月。诊见：外阴持续性瘙痒、夜间重、不能入睡，平素右下腹痛，经期加重且恶心。妇科检查：大小阴唇周围皮肤呈雪白色、粗糙、干，阴蒂粘连。西医诊断：外阴营养不良；痛经。用坤痒宁共治疗 5 个疗程，外阴已不痒，痛经症状消失。妇科复查：外阴已着色，仅少许散在粉红小区，皮肤变软，弹性恢复。

【验方来源】 甄橡，徐君霞. 坤痒宁治外阴白斑 285 例 [J]. 陕西中医，2001，22（11）：656.

按：外阴营养不良属中医学阴痒、阴蚀范畴。证属血虚肾亏，血虚不能滋养皮肤，皮肤变白干裂、弹性消失，血虚生燥故瘙痒，血虚日久而血瘀故皮肤增厚、粗糙。治以养血补肾，祛瘀止痒法。方用坤痒宁治疗本病，可取得较好效果。

补骨脂洗浴剂

【药物组成】 补骨脂 50 g，丹参、白鲜皮各 20 g，百部

10 g，皂角刺 5 g。

【适用病症】 外阴营养不良。

【用药方法】 上药加水浸泡 30 分钟，文火煎 10 分钟，取药液 1 000 mL，待水温合适时坐浴 20 分钟，每天 1 次。每剂药可用 2～3 次，5 剂为 1 个疗程。

【临床疗效】 此方治疗外阴营养不良 28 例，经 3 个疗程治疗，痊愈 21 例，好转 7 例。

【病案举例】 李某，女，42 岁。患外阴营养不良 10 余年，久治不愈，奇痒难忍。妇科检查：两侧大阴唇内侧白色病变，小阴唇轻度萎缩。用补骨脂洗浴剂外洗 5 剂后，症状消失。续用 15 剂后痊愈。

【验方来源】 张新. 补骨脂外用治疗外阴营养不良 [J]. 中医杂志，2002，43（5）：332.

按：补骨脂辛、苦，大温，归脾、肾经，具有壮阳补肾、固精缩尿、温脾止泄之功效。现代药理研究表明，补骨脂中含有补骨脂素，具有促进皮肤黏膜血液循环、抗菌消炎的功效，同时具有色素新生作用，故以补骨脂为主，配伍丹参、白鲜皮、百部、皂角刺等外用治疗外阴营养不良，可取得较好的疗效。

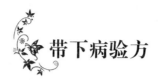

荆羌芷蚕汤

【药物组成】 荆芥、羌活、防风、僵蚕、当归各 10 g，白芷 12 g，白术、牛膝各 15 g。

加减：痰湿重者，加制南星、姜半夏各 10 g；兼血瘀者，加红花、泽兰各 10 g；湿热重者，加黄柏、龙胆草各 10 g；热毒盛者，加金银花 20 g，连翘 15 g，白花蛇舌草 30 g；腥秽者，加鱼腥草 30 g；寒湿者，加熟附子、桂枝各 10 g，干姜 6 g；属脾虚者，加党参 15 g，薏苡仁 20 g；肾阳虚者，加附子、肉桂、鹿角霜各 10 g，菟丝子 15 g。

【适用病症】 带下病。可见于阴道炎、宫颈炎、子宫内膜炎、盆腔炎等多种妇科疾病所引起的带下。

【用药方法】 每天 1 剂，水煎 2 次，分早、晚服。10 剂为 1 个疗程。

【临床疗效】 此方加减治疗带下病 226 例，治愈（白带消失，临床症状消失，妇科检查和辅助检查恢复正常，随访 1 年无复发）158 例，有效（白带明显减少，临床症状基本消失，妇科检查和辅助检查有明显好转）59 例，无效（白带未减少，临床症状及妇科检查、辅助检查无变化）9 例。总有效率 96.02%。

【病案举例】 陈某，女，38 岁。带下伴下腹痛 5 年，曾多次经妇科检查诊断为滴虫性阴道炎、宫颈糜烂，口服及外用西药治疗，病情曾有改善，但停药后仍时发带下。诊见：白带量多、色黄、泡沫状，时有赤白相间，腥秽，外阴瘙痒灼痛，小腹胀痛，月经不调，遍身游走性酸楚，舌暗红、苔黄腻，脉濡数。妇科检查：宫颈中度糜烂。白带化验示：滴虫性阴道炎。证属湿热带下兼血瘀，治以化湿清热祛瘀。方用荆羌芷蚕汤加黄柏、龙胆草、红花、泽兰各 10 g。服 5 剂药后，腹胀痛除，白带量减少。原方减红花、泽兰，共服 22 剂后白带消失。经妇科检查：宫颈光滑。白带化验无异常。随访 2 年无复发。

【验方来源】 金凤平，杨茂丁. 荆羌芷蚕汤治疗带下病 226 例［J］. 陕西中医，2001，22（11）：653.

按： 带下病的病因总为湿邪，故除湿邪为治带下之常法。荆羌芷蚕汤中以荆芥、防风、白芷、羌活四药为伍，性味辛温苦燥，以风胜湿为主药，使湿邪化而带下止；辅以僵蚕祛风化痰湿散结；白术燥湿健脾，与风药为伍相得益彰；由于湿邪壅阻胞宫有碍经血运行，故伍以当归、牛膝补血活血以强肝肾。诸药合用，使湿邪祛，脾运健，胞络通而带下止。

参透六妙汤

【药物组成】 苦参 30 g，透骨草、蛇床子各 20 g，花椒、地肤子、金银花各 15 g。

加减：如黄带味臭者，加土茯苓、白鲜皮；白带量多腥臭，或如豆腐渣样时，加艾叶，或重用花椒 20 g 以上。

【适用病症】 带下病。临床表现为阴痒，白带色黄伴味臭，或赤白相间，或白带量多伴味腥臭，并伴有腰酸痛或合并泌尿系统感染。

【用药方法】 每天 1 剂，水煎 1 小时，用纱布滤出药液，趁热先熏后洗外阴周围及阴道内，每天 1~2 次，5 天为 1 个疗程。

【临床疗效】 此方加减治疗带下病 98 例均获痊愈，治疗时间最短 5 天，最长 15 天。

【验方来源】 武爱奎. 参透六妙汤外洗治疗阴痒 [J]. 山东中医杂志，2000，19（1）：60.

按：带下病以白带色、质、量的改变及阴痒难忍为特征。用参透六妙汤外洗，可使药效直达病所。方中的苦参、金银花清热燥湿；蛇床子、地肤子、透骨草杀虫止痒；花椒有止阴痒之功效。诸药合用，共奏清热燥湿、杀虫止痒之功。

菟丝子易黄汤加减方

【药物组成】 菟丝子 30~50 g，山药、薏苡仁各 30 g，苍术、白术各 12 g，黄柏、炒栀子各 10 g，车前子 12 g。

加减：带下味臭者，加蒲公英、红藤；少腹疼痛者，加延胡索、小茴香；小便涩痛者，加鹿衔草；外阴瘙痒者，另用苦参、百部、蒲公英、黄柏、蛇床子煎汤坐浴。

【适用病症】 带下病（黄带）。可见于阴道炎、宫颈炎、子宫内膜炎、盆腔炎等多种妇科疾病所引起的带下。

【用药方法】 每天 1 剂，水煎服。于月经干净后连服 5~10 剂为 1 个疗程，治疗 1~3 个疗程。

【临床疗效】 此方加减治疗带下病（黄带）46 例，痊愈 42 例，未愈 4 例的症状也明显减轻。

【验方来源】 张梓凤. 菟丝子易黄汤加减方治疗黄带有良效 [J]. 中医杂志，2000，41（10）：586.

按：妇女由于房劳过度、流产等原因，常导致任脉亏虚，带脉失约，湿热之邪乘虚侵入而成黄带之症。菟丝子易黄汤加减方以大剂量菟丝子为主要药物，因其善入奇经，能峻补任脉之虚，而达固束带脉之功；山药、白术、薏苡仁、苍术健脾祛湿；黄柏、炒栀子、车前子清热解毒利尿。诸药合用，共奏健脾祛湿、清热解毒之效，并可补任脉之虚，具有扶正不助邪的作用，用于治疗带下（黄带）疗效较佳。

完带汤加减

【药物组成】 炒白术、山药各 20 g，党参、白芍、苍术、法半夏、茜草各 10 g，车前子、海螵蛸各 12 g，甘草 3 g，陈皮、柴胡各 6 g。

加减：色白者，加薏苡仁 15 g；色黄气臭秽者，加黄柏 10 g；腰痛重者，加续断、杜仲各 12 g；少腹痛者，加延胡索 10 g；腹中冷痛者，加肉桂、吴茱萸各 3 g；心悸失眠者，加酸枣仁 12 g，远志 10 g；阴痒甚者，加龙胆草 6 g。

【适用病症】 带下病。

【用药方法】 每天 1 剂，水煎 2 次，分早、晚服。连服 6 剂为 1 个疗程。

【临床疗效】 此方治疗带下病 178 例，治疗 1 个疗程痊愈 105 例，2 个疗程痊愈 65 例，3 个疗程痊愈 8 例。

【病案举例】 刘某，女，25 岁。2 个月前因腰痛、带下量多，经某医院检查诊断为宫颈炎，治疗效果不佳。诊见：面色苍黄，腰痛膝酸，四肢乏力，带下色白量多、质稠黏无臭，精神疲倦，头晕，心悸，失眠，多梦，纳少便溏，舌质淡、苔薄白，脉缓。用完带汤加减基本方加杜仲、续断、酸枣仁各 12 g，薏苡仁 15 g，远志 10 g，每天 1 剂，连服 6 剂痊愈。

【验方来源】 马庆璋. 完带汤加减治疗带下病 178 例 [J]. 陕西中医，2000，21（1）：29.

按：带下病为妇科常见病、多发病，受累脏腑主要为脾、肾两脏，涉及的经络为任、带二脉。因脾主运化，喜燥恶湿，脾不健运，转输失司，湿邪内停，下注任、带二脉而致带下；肾为水脏，主温化水液，且主藏精，宜固而不宜泄，故肾中阴阳偏盛偏衰，亦可导致带下。完带汤加减中重用炒白术、山药配党参、甘草以健脾益气；山药补脾肾兼有固涩止带作用；白芍养血柔肝；柴胡舒肝达郁，升提肝木之气；法半夏燥湿化痰；苍术、陈皮醒脾和胃；车前子分消水气，使湿由小便而出；海螵蛸、茜草通经活血、止血祛瘀不留邪，能固涩下焦，为治带下之要药。全方大补脾胃之气，是脾、胃、肝、肾四经同治之法，脾气健运，肾气旺盛，任带得固，带下自愈。

加味清带汤

【药物组成】　山药 30 g，茜草、海螵蛸各 12 g，龙骨、牡蛎各 20 g。

加减：脾虚者，症见带下量多、色白、质稠无臭，面浮或脘闷纳差，或疲怠肢软，苔白或腻，脉或濡，加人参、白术、茯苓、苍术、车前子、柴胡助健脾除湿止带之功；肾阳虚者，症见白带量多、色白、质清无臭，腰膝酸软冷痛，面色晦暗，小便清长，大便溏薄，舌淡、苔白，脉沉无力，加熟附子、肉桂、焦艾叶、金樱子、鹿角霜以温肾助阳，固涩止带；湿热者，症见带下量多、色黄或绿，或呈血性，质稠臭秽，阴中灼热不适，或腰腹胀痛，或小便淋漓，大便干结或溏，舌质红、苔黄腻，脉滑数或弦，加黄柏、薏苡仁、红藤、败酱草、牡丹皮、赤芍、车前子、生地黄以清热除湿解毒；伴外阴痒甚者，另用苦参、蛇床子各30 g，白鲜皮 20 g，百部、黄柏各 15 g，熏洗外阴；阴虚夹湿者，症见带下量多、色黄质清，或脘腹酸痛，或有潮热，手足心热，口渴不欲饮，头昏闷痛，眼花耳鸣，舌红、苔腻，脉细数，加生地黄、白芍、黄柏、知母、地骨皮、牡丹皮以助养阴清热渗湿止带。

【适用病症】 带下病。

【用药方法】 每2天1剂，水煎服。

【临床疗效】 此方加减治疗带下病85例，治愈（白带色、质、量、气味恢复正常，自觉症状消失）52例，好转（白带色、质、量、气味及自觉症状较前减轻）30例，无效（白带色、质、量、气味和自觉症状无明显改善）3例。总有效率96.5%。

【验方来源】 刘敏. 清带汤加味治疗带下病85例［J］. 黑龙江中医药，2003（2）：15.

按：带下病是妇科常见病之一，多因女性生殖系统受到细菌或病毒感染所致，可见于盆腔炎、子宫内膜炎、宫颈糜烂及各类型阴道炎。中医学认为，带下是湿邪下注伤及任、带二脉，任脉损伤、带脉失约所致。加味清带汤中的山药、茜草、海螵蛸、龙骨、牡蛎配伍，具有补脾益肾、除湿养阴、化滞通络、能通能敛的功效，为治带下病基础方。临床上可根据不同辨证类型，随症加减，使脾气足，肾气旺，任、带二脉健，湿热邪毒俱去，带下病自愈。

茯苓茵陈丹术汤

【药物组成】 茯苓20 g，黄柏、苍术、茵陈、车前子、牡丹皮各15 g，甘草6 g。

加减：可随症状选加薏苡仁、山药各20 g，连翘、败酱草、夏枯草、芡实、党参、海螵蛸各15 g，川楝子12 g，炒黄连10 g。

【适用病症】 带下病。

【用药方法】 每天1剂，水煎3次，分早、中、晚服。另配合外洗方（白鲜皮30 g，赤芍、黄柏、苦参、土茯苓各20 g，蛇床子、地肤子各 15 g，冰片 3 g），每天 1 剂。除冰片外，加水煎 2 次，取药液加入冰片，趁热熏蒸外阴部，待温度适中时坐浴，每天 1 次。7 天为 1 个疗程，最多治疗 4 个疗程。

【临床疗效】　此方加减治疗带下病 86 例，痊愈 58 例，显效 17 例，有效 9 例，无效 2 例。总有效率 97.7%。

【验方来源】　刘英，杨永荣，顾玉凤，等. 中医药治疗带下病 86 例疗效总结［J］. 云南中医中药杂志，2002，23（3）：11.

按：带下病其病机为脾虚湿盛，郁久化热，或肝郁脾虚，湿热下注损伤任带二脉，或因经行产后，湿毒之邪乘虚而入所致。茯苓茵陈丹术汤中的苍术燥湿健脾；黄柏清热燥湿；茯苓利水渗湿；茵陈、车前子清利湿热；牡丹皮清热凉血，活血散瘀；甘草缓和药性。诸药合用，共奏清热祛湿、凉血健脾止带之功效，并配合外洗方清热解毒、杀虫止痒，内外合治，可获得较好的疗效。

易黄汤加减方

【药物组成】　黄柏、芡实、山药、苦参、赤芍、续断、白芍各 10～20 g，白果（去壳）、生大黄各 6～10 g，车前子（包煎）10 g，甘草 3～6 g，蝉蜕、侧柏叶各 10～15 g。

【适用病症】　带下病，证属湿热型。

【用药方法】　每天 1 剂，水煎服。7 剂为 1 个疗程，治疗 1～3 个疗程。

【临床疗效】　此方治疗带下病证属湿热型 48 例，治愈（带下色黄或黄白相兼或黄赤相兼消失，随访 3 年未复发）21 例，显效（黄带显著减少，或带变白色）23 例，无效（临床症状均未改善）4 例。总有效率 91.67%。

【病案举例】　陈某，女，28 岁，已婚。带下色黄、质稠、

有腥臭味，反复发作 5 年余，曾服除湿白带丸、金鸡冲剂、乌鸡
白凤丸、逍遥丸等药，疗效不显。诊见：带下色黄如脓、质稠、
有腥臭味，伴阴中热痛，阴痒，大便干燥，小便短赤，腰痛，小
腹胀痛，舌质红、苔黄腻，脉濡数。平素嗜食辛辣，性情急躁易
怒。中医诊断为带下病。证属湿热型。治以清利湿热，收敛止
带。方用易黄汤加减方：黄柏、车前子（包煎）、芡实、山药、
赤芍、白芍、续断各 20 g，白果（去壳）、生大黄（后下）、苦
参、蝉蜕、侧柏叶各 10 g，甘草 6 g。7 剂。服药后黄带转为白
色、量少，阴中热痛、阴痒、腰痛、小腹胀痛等均显著减轻，大
便干燥也有所改善。效不更方，继服 7 剂，诸症状皆除。随访 1
年未复发。

【验方来源】 王根喜. 易黄汤加减治疗湿热型带下病 48
例小结［J］. 甘肃中医，2003，16（4）：31.

按：易黄汤加减方中的黄柏、苦参、蝉蜕清热燥湿，祛风止
痒；山药、续断强肾除湿；赤芍、侧柏叶清热凉血；白果、芡实
收敛止带；白芍、甘草缓急止痛；车前子使湿热从小便而利，大
黄使湿热从大便而除。诸药合用，共奏清热燥湿、祛风止痒、强
肾除湿、清热凉血、收敛止带、缓急止痛之功，用于治疗湿热带
下病有显著疗效。

仙方活命饮加味方

【药物组成】 炮穿山甲珠（代）6 g，天花粉、甘草、乳
香、白芷、赤芍、浙贝母、防风、皂角刺、当归尾各 3 g，陈
皮、金银花各 9 g。

加减：湿重者，加黄连、黄柏；脓多者，加冬瓜仁、败酱
草；痛甚者，加延胡索、香附；痒剧者，加苦参、蝉蜕。

【适用病症】 顽固性带下病。

【用药方法】　每天 1 剂，水煎服。

【临床疗效】　此方加减治疗顽固性带下病，疗效较佳。

【病案举例】　郝某，女，32 岁。因患慢性盆腔炎，时轻时重，反复加重，用中西药治疗，效不佳。诊见：月经先期、量多色暗，经期延长 10 余天方净；经前少腹疼痛、骶尾憋胀；带下淋漓、秽浊如脓、赤白相兼，时有阴痒；伴口苦微干，大便干燥，小便短赤，舌红、苔黄厚腻。此为湿热瘀夹杂下注下焦之顽固性带下证。治宜清热解毒、化瘀利湿。用仙方活命饮加味方 7 剂后，阴痒消失，带下量减少，二便正常。守上方将炮穿山甲珠（代）改为 9 g，易金银花为忍冬藤，当归尾为当归身，加冬瓜仁 15 g。继服 5 剂后，诸症状消失。后以乌鸡白凤丸善后调理 2 个月，病愈。

【验方来源】　张建明. 穿山甲治疗顽固性带下证有良效[J]. 中医杂志，2002，43（2）：93.

按：中医学认为，顽固性带下病与湿、热、瘀、毒有密切关系。治宜清热解毒、化瘀利湿，故选用仙方活命饮加味方治之，收到满意的疗效，尤其方中的炮穿山甲珠（代），具有很好的消痈排脓作用，其善于走窜，性专行散，活血化瘀之力较强，能通行经络而直达病所，用于治疗顽固性带下病，可靠安全。但临证时须审证求因，虚寒之证当慎用。

完带汤加味方

【药物组成】　白术、山药、党参各 30 g，白芍 15 g，车前子、苍术各 10 g，陈皮、柴胡、炒荆芥穗各 6 g，甘草 3 g。

加减：兼腰痛者，加续断、菟丝子；寒凝腹痛者，加香附、艾叶；带下日久者，加芡实、金樱子。

【适用病症】　非炎性白带过多症。临床表现为带下量多，色白或淡黄，质稀薄或稀如水，无臭气，终日不断，绵绵而下；神疲倦怠，四肢不温，舌淡、苔白，脉缓弱。

【用药方法】 每天 1 剂，水煎 2 次，分早、晚服。

【临床疗效】 此方加减治疗非炎性白带过多症 60 例，均痊愈。

【病案举例】 李某，女，30 岁。因慢性宫颈炎施行冷冻法治疗后带下不止 2 个月余。曾服用消炎药半个月效不佳。诊见：带下量多，色白、质稀如水，终日不断；伴神疲体倦，懒动喜卧，四肢不温，腰骶、小腹隐痛，舌淡、苔白润，脉弱。妇科检查：阴道黏膜略苍白，阴道分泌物色白、质稀、无臭味，宫颈光滑。白带常规及 B 超检查无异常发现。辨证属脾虚湿盛。治以健脾益气，升阳除湿止带。药用完带汤加味方加菟丝子、芡实、金樱子各 15 g，香附 10 g。服药 5 剂后，带下明显减少。继服 5 剂，带下止，诸症状消失。随访 1 年未复发。

【验方来源】 徐晓. 完带汤加味治疗非炎性白带过多症 60 例 [J]. 江西中医药，2003，34（6）：24.

按：中医学认为，带下病以湿邪为患，因带脉不能约束所致。由于引起带下病的病因各不相同，但其病机同为脾虚湿盛，故以完带汤加味方治疗，可使脾气健，湿气消，白带止。

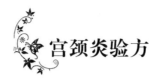

宫颈炎验方

抗 宫 炎 汤

【药物组成】 黄柏、车前子、泽泻、柴胡、赤芍、白术（或苍术）、川牛膝各 10 g，白花蛇舌草、蒲公英、茯苓各 15 g，甘草 6 g。

加减：脾虚湿重者，酌加太子参、山药、薏苡仁；热毒盛者，加紫花地丁、天葵子；病久肾虚血热者，加生地黄、牡丹皮。

【适用病症】 宫颈炎。临床表现为阴道分泌物增多，呈黏液状或淡黄色，有时为脓性或带血，或有接触性出血。可伴有腰骶酸痛、性交痛、痛经及下坠感，亦可继发尿路感染或月经不调，甚则不孕。妇科检查：可见宫颈不同程度糜烂、宫颈肥大。

【用药方法】 每天 1 剂，水煎 2 次，分早、晚服。另配合外治法（黄柏、白花蛇舌草、苦参、苍术、蛇床子各 10～15 g，水煎，趁热先熏待水温合适后坐浴，每次 20 分钟，每天 2 次）。10 天为 1 个疗程。内服连用 2～4 个疗程，重者 6 个疗程；外洗连用 1～2 个疗程，重者 3 个疗程。

【临床疗效】 此方加减治疗宫颈炎 76 例，治愈（临床症状消失，阴道分泌物量及性状恢复正常，宫颈糜烂面已愈合，表面光滑）42 例，好转（临床症状减轻，阴道分泌物减少，宫颈糜烂面缩小）29 例，未愈（临床症状及阴道分泌物无改善，宫颈糜烂面无缩小）5 例。总有效率 93.4%。

【病案举例】 谢某，女，28 岁，已婚。带下频频历时近 1 年。曾经妇科检查诊断为慢性宫颈炎，宫颈糜烂 Ⅱ 度以上，用西药加激光治疗后，病情好转，但停药即发。近 3 个月病情逐渐加剧。诊见：带下色黄、时呈脓性、质黏稠、有臭味，伴见头昏乏力，精神不振，口干而苦，纳差，小便色黄，舌边尖稍红、苔白中黄腻，脉弦。宫颈刮片细胞学检查阴性。中医诊断：带下病。证属脾虚肝郁，热毒蕴蒸。用抗宫炎汤去赤芍，加苍术、紫花地丁各 10 g，太子参、黄芪各 20 g。3 剂。另用黄柏、苍术、蛇床子各 10 g，白花蛇舌草、苦参各 15 g，水煎，趁热先熏后坐浴，每天 2 次。药后诸症状较前减轻。继续治疗 7 天后，带下量大减、色以黄白相兼为主，腹胀痛已止，小便如常，口微干不苦，食欲增，精神振。又治疗 2 周后，带下少许、色微黄，月经来潮，无特殊不适。月经干净后仍按原方加减服药 2 周（停止外洗），带下止，诸症状消除。妇科检查：宫颈表面光滑，糜烂已治愈。

【验方来源】 毛智荣. 抗宫炎汤为主治疗慢性宫颈炎 76 例［J］. 江苏中医药，2002，23（3）：22.

按：宫颈炎属中医学带下病范畴。由于分娩、流产或手术损伤宫颈，病原体侵入后，潜伏其中不易根治，病程反复，迁延日久形成本病，并可成为盆腔感染的发展病灶。中医学认为，本病属湿热带下证。当人体正气虚弱，脾失健运，水湿内停，郁久化热，或肝郁日久亦化热，湿热互结，热毒熏蒸，蕴结下焦，则带下增多、色黄、黏稠或脓性，有时带血。治宜清热利湿解毒，益气健脾调肝。抗宫炎汤中的黄柏、车前子、泽泻清利下焦、湿热，白花蛇舌草、蒲公英清热解毒为主药；白术、茯苓健脾燥湿；柴胡、赤芍疏肝理血；川牛膝引药下行；甘草调和诸药。诸药合用，共奏清利下焦湿热、解毒、健脾燥湿、调肝之功。临证时可根据病情随症加减。同时用黄柏、苍术、苦参、蛇床子等水煎熏洗，可使药物直接作用于患处，荡涤湿热邪毒，因势利导，内外合治，以加强疗效。

宫颈糜烂散

【药物组成】 樟脑、金银花各 200 g，冰片、象皮、五倍子、山慈菇、猪苓各 100 g，青黛、玄明粉、黄柏、硼砂各 500 g，苦参 300 g，鸦胆子、枯矾、蛇床子各 80 g，制莪术 150 g。

【适用病症】 宫颈炎。临床表现为带下增多、质稠或黄臭，下腹或腰骶部疼痛，甚至有痛经、不孕等。

【用药方法】 上药共研细末，过 80 目筛，用紫外线灯照射消毒后密封备用。使用时先用阴道窥器打开阴道，暴露子宫，擦净宫颈表面白带及分泌物，用 1:1 000 高锰酸钾水溶液消毒子宫颈及阴道，取宫颈糜烂散 5～10 g，撒入子宫颈溃烂面及阴道周围，再用消毒过的带线棉球堵在宫颈口下，以防药物流出，次日自行取出带线棉球，隔天冲洗换药 1 次。用药 7 天为 1 个疗程，每个疗程结束后停药 4 天。一般 3 个疗程不见好转者，改用其他方法治疗。用药期间禁止房事，经期停药，忌食辛、辣、油腻食品，避免重体力劳动。

【临床疗效】 此方外治宫颈炎 280 例，痊愈（自觉症状完全消失，妇科检查宫颈光滑，色泽正常。化验检查毛滴虫、白色念珠菌及霉菌阴性）191 例，显效（主要症状消失，妇科检查糜烂面小而浅，范围缩小 1/2 以上）59 例，有效（临床症状减轻，白带明显减少，妇科检查糜烂面缩小 1/3 以上）9 例，无效（治疗 3 个疗程，临床症状不见好转，白带无减少，妇科检查糜烂面大小、深浅无任何改变）21 例。总有效率 92.5%。

【验方来源】 周少轩. 宫颈糜烂散外治宫颈炎 280 例

[J]. 江苏中医，2000，21（4）：22.

按：宫颈炎属中医学带下病范畴。宫颈糜烂散中的青黛、玄明粉、黄柏、苦参、金银花有清热燥湿、泻火解毒、软坚杀虫、消肿抗菌与抑制真菌的作用；象皮、硼砂、鸦胆子、枯矾、五倍子、蛇床子有收敛生肌、清热解毒、软坚散结、消肿止痒、祛腐杀虫、燥湿托疮、抗菌和抑制真菌的作用；山慈菇、猪苓、制莪术有清热解毒、消痈散结、渗湿抗癌、散消瘀滞的作用；樟脑、冰片有除湿杀虫、消肿止痛、祛毒生肌的作用，走窜力强，无处不达，祛邪外出，能引药深入病处。全方清热解毒，消肿止痛，杀虫止痒，祛腐生肌，软坚散结，能抗菌和抑制真菌，用于治疗宫颈炎，可取得较满意的疗效。

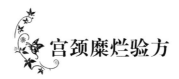

宫颈糜烂验方

丹栀逍遥散加减方

【药物组成】 牡丹皮、炒栀子、炒柴胡、炒白芍、茯苓各15 g，当归20 g，薄荷、甘草各10 g，生姜3 片。

加减：伴外阴瘙痒者，加苦参、地肤子各15 g，土茯苓20 g；伴胁肋胀痛者，加郁金、川楝子各15 g，陈皮10 g；伴尿频、尿急、尿痛者，加萹蓄、瞿麦、车前子各15 g；伴腰痛者，加旱莲草、炒杜仲、续断各15 g。

【适用病症】 宫颈糜烂，证属肝经郁热型。临床表现为带下量多、色黄腥臭，烦躁易怒，口干咽燥，舌质红、苔薄黄，脉弦。

【用药方法】 每2天1剂，水煎2次，分早、晚服。15剂为1个疗程。

【临床疗效】 此方加减治疗宫颈糜烂41 例，临床治愈（临床症状消失，妇科检查宫颈恢复正常）6 例，显效（临床症状基本消失，妇科检查宫颈糜烂程度下降2 度）11 例，有效（临床症状有所改善，妇科检查宫颈糜烂程度下降1 度）18 例，无效（治疗前后症状均无明显改善）6 例。

【验方来源】 周丽琼，杨溪琳，李春燕. 丹栀逍遥散治疗宫颈糜烂41 例 ［J］. 云南中医中药杂志，2002，23（3）：45.

按：宫颈糜烂是急慢性宫颈炎的常见体征，病程迁延日久后易成为一个慢性感染病灶，而且其存在与宫颈癌的发生有一定的关系。丹栀逍遥散加减方治疗本病有一定的实用性，而且疗效显著。

月　宫　栓

【药物组成】　　月石（硼砂）、煅龙骨各 20 g，枯矾、儿茶、乳香、没药、青黛各 10 g，冰片 3 g，苦参、蛇床子各 15 g，血竭 5 g。

【适用病症】　　宫颈糜烂。

【用药方法】　　上药研成细末后混匀过 100 目筛，将聚氧乙烯 40 单硬脂酸酯用水溶化，加入中药末制成栓剂，每枚 4 g。待月经干净后 3~5 天，每晚睡前用温开水清洗外阴，戴乳胶指套，用食指和中指将 1 枚月宫栓放入阴道后穹隆，每天 1 次，连用 10 天为 1 个疗程，治疗 2 个疗程。治疗期间禁止性生活和坐浴。

【临床疗效】　　此方治疗宫颈糜烂 360 例，治愈（子宫颈光滑，糜烂面消失）338 例，显效（糜烂面积缩小 1/2 以上或Ⅱ度转为Ⅰ度，Ⅲ度转为Ⅱ度）12 例，有效（糜烂面积缩小不足 1/2 或好转不足 1 度，或糜烂面积无缩小，而颗粒型转为单纯型，乳头型转为颗粒型）10 例。总有效率 100%。

【验方来源】　　刘兰香，张元顺. 月宫栓治疗宫颈糜烂 360 例疗效观察［J］. 新中医，2002，34（3）：27.

按：宫颈糜烂属中医学带下病范畴，多由湿毒内侵，湿热毒邪互相搏结，流注下焦，伤及任、带二脉所致。治以清热解毒、收敛止血、祛腐生肌为主。月宫栓中的月石、枯矾、蛇床子清热解毒，杀虫止痒；儿茶、煅龙骨收湿敛疮，生肌止血；乳香、没药活血止痛，消肿生肌，并有抗炎作用；血竭破血散结，扩张血管，外用有止血生肌敛疮的功能；冰片、苦参、青黛清热解毒利湿。诸药合用，可调节免疫机制，提高抗病能力，促进组织再生修复，加速糜烂面愈合，而且阴道给药，药栓崩解后，子宫颈充分接触药物，黏膜吸收快，作用直接、迅速。因此，本方用于治疗宫颈糜烂取得了满意的疗效，且有明显的远期效果，对预防宫颈癌有重要意义。

妇 炎 散

【药物组成】 地肤子 200 g，白芷、防风、白鲜皮各 100 g，吴茱萸 30 g。

【适用病症】 宫颈糜烂。

【用药方法】 上药共研成粉末，放瓶中密封备用。每次服 7 g，每天 3 次，以少量白糖调味，开水冲后饭前服。并嘱患者每晚用大蒜 50 g，捣碎煎汤取汁 800 mL，用纱布浸洗宫颈糜烂处，严禁房事。10 天为 1 个疗程。

【临床疗效】 此方治疗宫颈糜烂 160 例，显效（带下、阴痒消失，经期正常，妇科检查宫颈糜烂全部收敛无炎症，随访 1 年无复发）136 例，有效（临床症状消失，但 1 年内有复发，继用原法显效）24 例。

【验方来源】 邱江东，邱江峰. 邱志济妇炎散方治疗宫颈糜烂 160 例 [J]. 辽宁中医杂志，2000，27（4）：176.

按：宫颈糜烂属中医学带下、阴痒范畴。多由脾虚肝郁，湿热下注胞宫，或感受湿毒而起。妇炎散中重用地肤子利小便，清湿热，且利而不伤阴，治带下、风疹、阴部湿痒、小便不利颇有佳效；白芷、防风祛风醒脾，斡旋脾胃之力甚强，且祛风燥湿之中有柔润之性，能和利血脉，排脓止带，善治疮溃糜烂，故治带下湿痒、宫颈糜烂甚效；吴茱萸开郁化滞，下气最速，治肝郁脾虚湿浊下注最效；白鲜皮乃苦寒胜湿之药，又能通行经逐脉络，且气味甚烈，故能彻上彻下，通利关节，胜湿除热。诸药合用，有寒热辛苦同用、各司其职之妙，能迅速祛除风寒湿热之邪客于脾胃肝肾，杜绝湿热痰浊下注胞宫，风寒湿热之邪分消，则湿热痰毒分化。

血竭外用方

【药物组成】　血竭粉适量。

【适用病症】　宫颈糜烂。

【用药方法】　于月经干净后 3 天，让患者排尿后取膀胱截石位，用 1∶5 000 高锰酸钾溶液冲洗外阴，用窥阴器暴露宫颈，再用无菌干棉球擦尽宫颈黏液，以免黏液形成假结痂，影响药物吸收。对伴有宫颈腺囊肿或黄色颗粒者，消毒后用针尖刺破挤出胶冻状物后再行放药。取血竭粉均匀撒在"一敷灵"（市售）可吸收海绵上，再将药粉贴敷于宫颈糜烂面，让其自行吸收，无须取药。隔天或每天 1 次，7 次为 1 个疗程。停药至下次月经来潮前禁止性生活及盆浴。

【临床疗效】　此方治疗宫颈糜烂 58 例，治愈（糜烂面完全愈合，宫颈表面光滑，刮片检查阴性，自觉症状消失或明显减轻）56 例，好转（糜烂面较治疗前减轻 1 度，自觉症状减轻或部分消失）2 例。总有效率 100%。宫颈糜烂越重，疗程越长。

【验方来源】　姜荣昭. 血竭外用治疗宫颈糜烂 58 例［J］. 江苏中医，2000（1）：19.

按：中医学认为，慢性宫颈炎主要因湿邪为患，使任脉不固，带脉失约，下焦络脉失和，局部气血阻滞，邪瘀致腐，而致宫颈糜烂、肥大、息肉等。血竭药性温、平，味甘咸，入血分，归心、肝二经，有养血、生血、活血化瘀、止血收敛、祛腐生肌等功能。现代药理研究认为，血竭能改善机体微循环，调整新陈代谢，提高机体免疫功能。使用血竭粉治疗慢性宫颈炎，主要取其活血化瘀的作用，改善宫颈糜烂组织的血液循环，并将炎症细菌毒素排出体外，从而达到破坏宫颈感染组织，使糜烂局部修复之目的。本方疗程短，愈合时间短，疗效显著。

妇 欣 汤

【药物组成】 蜈蚣2条，当归、黄芪各30 g，薏苡仁、海螵蛸各20 g，益母草12 g，龙胆草、白术、柴胡、黄芩各10 g，苦参、枸杞子、虎杖、白花蛇舌草、半枝莲各15 g。

加减：血多者，加茜草、仙鹤草；白带多者，加龙骨、牡蛎；阴户肿痛者，加白及；乳房痛者，加炮穿山甲（代）、王不留行、通草；双胁痛者，加郁金、厚朴；腰痛甚者，加杜仲；纳差者，加山楂、鸡内金；小便短少者，加牛膝、车前子；双足及后背畏寒者，加熟附子；失眠者，加夜交藤、合欢皮、炒酸枣仁。

【适用病症】 重度宫颈糜烂。临床表现为月经不调，白带夹赤色、气味恶臭、淋漓不断，且因宫颈糜烂、浸黄水，瘙痒难忍，伴见小腹及盆腔疼痛，腰痛乏力，手足心热，失眠盗汗，小便短少疼痛等。

【用药方法】 每天1剂，水煎3次，分早、中、晚服。12剂为1个疗程，治疗1.5～2个疗程，病重者4个疗程。服药期间忌房事，忌食辛、辣、鱼、虾、牛肉。

【临床疗效】 此方加减治疗重度宫颈糜烂96例，治愈（临床症状全部消失，病理学检查正常）61例，有效（临床症状减轻）28例，无效（临床症状无明显变化）7例。总有效率92.7%。

【病案举例】 黎某，女，44岁。严重宫颈糜烂，红白带下恶臭，小腹、骨盆及腰痛，纳差乏力，消瘦，月经错乱、淋漓不

尽，舌质淡、略胖大、有瘀血点，脉弦数。曾在多家医院确诊为
"宫颈鳞状癌Ⅱ级"。遂予妇欣汤6剂，药后已见效果。因时值
酷暑，汤药容易酸败，应患者要求，将24剂中药共研细末，每
次9g，每天服3次。服3个月后诸症状消失，随访2年病未
复发。

【验方来源】 李玉杰，韩雪. 妇欣汤治疗重度宫颈糜烂96
例［J］. 陕西中医，2001，22（1）：650.

按： 严重的宫颈糜烂，多因早婚、早育，月经期、流产后、
分娩后、结扎放环后不注意禁忌房事，有不洁性交等，因感染酿
成糜烂。由于患者大都气血双虚，故组方用药以健脾补肾、活血
化瘀、清肝利湿、解毒防癌，标本兼治，方能奏效。妇欣汤中的
当归、黄芪养血补气；蜈蚣引药入十二经络，可穿透异常病变细
胞；白术、薏苡仁健脾除湿；柴胡、龙胆草疏肝清热；海螵蛸有
愈合糜烂的功效；益母草调经活血，祛瘀生新；枸杞子益精补
髓，且滋肾水降虚火；苦参、虎杖、白花蛇舌草、黄芩、半枝莲
清热解毒除湿。诸药合用，具有活血化瘀、加速微循环、解毒生
新、修补溃疡面等功效，用于治疗宫颈糜烂，可获较好的疗效。

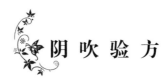

阴吹验方

益肾健脾汤

【药物组成】　黄芪 30 g，党参、白术、当归、茯苓、陈皮、山药、枸杞子、熟地黄各 12 g，覆盆子 15 g，枳壳、木香、续断各 10 g，甘草 3 g。

【适用病症】　阴吹，证属脾肾气虚型。临床表现为阴道内时有气出，能闻其声，伴有不同程度的腰酸，带下量多，月经不调。

【用药方法】　每天 1 剂，水煎 2 次，分早、晚服。6 剂为 1 个疗程。

【临床疗效】　此方治疗证属脾肾气虚型阴吹 12 例，治愈（阴吹及兼症消失，随访半年以上未再复发）6 例，好转（阴吹次数减少，自觉症状减轻，需继续服药症状方能改善）4 例，无效（阴吹及兼症无明显改善）2 例。

【病案举例】　孔某，女，49 岁。阴道内时有气出半年，能闻其声，但无臭味，劳累后症状加重，甚时每天发作 6 ~ 7 次；伴腰酸肢软，小腹下坠，带下量多，舌淡、苔薄白，脉沉细。妇科检查：外阴经产型，子宫颈脱至阴道口，阴道壁松弛，脱出宫颈易推回阴道，宫体及双侧附件正常。西医诊断：子宫脱垂。中医诊断：阴挺，阴吹。证属脾肾气虚。治宜补肾健脾，益气升阳。方用益肾健脾汤。服药 3 剂，阴吹次数减少，每天发作不过 3 次，腰酸乏力减轻，带下量减少。原方继服 3 剂后，阴道气出消失，稍感体力不足。嘱服六味地黄丸、补中益气丸为善其后。随访半年未复发。

【验方来源】　姚玉荣，苏培燕. 益肾健脾汤治疗阴吹 12 例 [J]. 新中医，2001，33（1）：61.

按：阴吹是妇科临床少见疾病之一，有虚实寒热、气血痰湿之异，但以气血虚弱、脾气不足、中气下陷、肾气不固者为多。益肾健脾汤中的黄芪、党参、白术健脾补气；熟地黄、枸杞子、续断滋肾益血；山药、覆盆子益肾壮阳；当归、茯苓补血健脾；木香、枳壳加强健脾调气降浊之功，使升中有降，降中有升，以利气机运转，脾胃和调，肾气旺盛。诸药合用，可收到较好的效果。

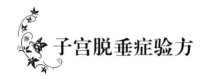

子宫脱垂症验方

乌 梅 洗 剂

【药物组成】 乌梅 20 g。

【适用病症】 子宫脱垂症。

【用药方法】 每天 1 剂，水煎熏洗患处，每天 2 次。连用 7 天。

【临床疗效】 此方熏洗治疗子宫脱垂症，效果颇佳。

【病案举例】 张某，女，32 岁。2 年前因产后过早操劳家务而患子宫脱垂，伴见面色无华，头晕目眩，心悸，四肢无力，少气懒言，腰酸带下，少腹坠胀，舌淡、苔白，脉细弱无力。妇科检查：Ⅱ度子宫脱垂。用乌梅洗剂治疗 7 天，诸症状除。随访 1 年未再复发。

【验方来源】 郑世章. 乌梅外用善治子宫脱垂 ［J］. 中医杂志，2002，43（9）：652.

按：乌梅味酸性平，归肝、脾、大肠经，功能敛肺涩肠，生津，安蛔，临床上多用于肺虚久咳、久泻久痢、虚热消渴、蛔厥腹痛呕吐等。因乌梅具有收敛固涩作用，故用其煎水熏洗治疗子宫脱垂症，效果颇佳。

固托带脉汤

【药物组成】 桑寄生、黄芪、山药、樗白皮各 20 g，海蛤粉（包煎）、龟板胶（烊化）、炒枳壳、炒白术、炒白芍、巴戟天、续断、丹参、益母草、槟榔各 15 g，带壳荔枝 6 枚，升麻 3 g。

加减：子宫表面溃烂、黄水淋漓者，加红藤、蒲公英各 30 g。

【适用病症】　子宫脱垂或阴道壁膨出。

【用药方法】　每天 1 剂，水煎 2 次，分早、晚服。配合外洗方（蛇床子、金银花各 30 g，益母草、炒枳壳、五倍子、黄柏、鹤虱各 15 g），每天 1 剂，水煎，先熏后坐浴，经期停用。并配合针刺治疗。

【临床疗效】　此方加减配合外洗及针刺治疗子宫脱垂或阴道壁膨出，有较好的疗效。

【病案举例】　施某，女，34 岁，已婚。患者 1 年前自觉阴中有物突出，小腹、外阴、阴道坠胀不适，腰酸难以俯仰，四肢乏力，每于劳累后及经期诸症状加重。平时白带量多、色黄质稠无味，月经正常，咳嗽或用力时小便自遗，舌淡略胖大、苔薄白，脉微弦，双尺脉无力。妇科检查：无张力性尿失禁，阴道有脓性分泌物（＋＋），宫颈肥大，Ⅱ度糜烂，颗粒型；阴道口可见宫颈，子宫中位，略大，质稍软，压痛（＋＋）；右侧附件轻度增厚、压痛（＋），左侧附件明显增厚、压痛（＋＋）。B 超检查示：子宫 7.1 cm×5.2 cm×5.0 cm，内部回声欠均匀，子宫颈上唇突出，宫内可见避孕环强光反射，双侧附件未见异常。经上法治疗 3 天后，腰腹疼痛及下坠感明显减轻。随症状加减治疗 10 余天后症状大部分消失。治疗 40 余天后，经 B 超复查示：子宫正常大小，边缘规整，内部回声均匀，宫腔内见避孕环强光反射。妇科检查正常。继续巩固治疗 10 余天痊愈。随访 2 年未复发。

【验方来源】　汪筱燕. 固托带脉为主治阴挺［J］. 上海中

医药杂志，1998（7）：26.

　　按：中医学认为，阴挺（子宫脱垂或阴道壁膨出）属奇经损伤、带脉失约之证，治疗重在固、托两法，尤须重用奇经之药，配合其他疗法，则多有效验。固托带脉汤中以炒白芍、续断、升麻、樗白皮、炒白术、桑寄生、山药、巴戟天、益母草等诸药皆入带脉，可补虚束带，升陷固托，恢复其提系功能。而病在奇经，缠绵难愈，精血枯槁，草木之品，难以峻补，当用血肉有情厚味胶质之品填补，故选通任脉之奇经要药龟板胶，调补任督升带脉。槟榔一味实为妇科良药，入冲脉理气滞，解阴部坠痛症，海蛤粉亦有收敛之功。选用带壳荔枝可收敛固涩，消肿止痛。现代药理学也证明，枳壳、黄芪可兴奋平滑肌；枳壳、丹参同用可使子宫收缩，促进其血液循环，改善局部营养，使子宫韧带恢复韧性。因此，用奇经之药以治奇经之病，疗效显著。

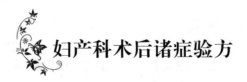

妇产科术后诸症验方

活血通瘀汤

【药物组成】 大黄（后下）、桃仁、三棱、莪术各 12 g，乌药 30 g。

【适用病症】 妇产科术后诸症。临床表现为术后出现腹部胀痛、恶心呕吐、排气缓慢等。

【用药方法】 上药加水 1 000 mL浸泡 30 分钟，用武火煎煮至药沸 15 分钟后，改文火煎煮 15 分钟，取药液 600 mL，手术后 8 小时首次服 100 mL，间隔 4 小时再服用 100 mL，6 小时后再服用 200 mL，8 小时后服完。一般排气后即停药进食。

【临床疗效】 此方治疗妇产科术后诸症 44 例，显效（术后肠蠕动完全恢复，28 小时内排气）18 例，有效（术后 28～36 小时排气）25 例，无效（36～48 小时无排气）1 例。总有效率 97.7%。

【验方来源】 黄丽，尚红，郭冰心，等. 活血通瘀汤治疗妇产科术后诸症 44 例 [J]. 陕西中医，1999，20（12）：534.

按：妇产科腹部手术后，由于麻醉药、镇痛药及术中手术刺激，术后易出现消化道副作用如恶心呕吐，腹胀痛，肠蠕动恢复慢，排气时间延长，相应的进水、进食时间也延长。活血通瘀汤中的大黄逐瘀通络、凉血解毒、泻热通便，其药理作用能镇痛解热，抗炎，止血，活血，刺激大肠，增其推进性蠕动，促排便；桃仁活血祛痰，润肠通便，其药理作用有抗炎、镇咳、抗过敏、促进子宫收缩等；三棱破血行血、消积止痛，其药理作用引起肠管收缩加强，紧张性增高，延长凝血酶原时间；莪术行气破血，消积止痛，药理作用可兴奋平滑肌消除腹胀痛，并有抗炎升白细胞作用；乌药顺气止痛，可增加消化液分泌，并对胃肠平滑肌有双重作用，同时有一定的止血、抗炎、镇痛疗效。诸药合用，共奏活血通瘀、通里解毒、益气和胃之功效，促使胃肠蠕动增强，胃泌素分泌增加，使停留之瘀解除，气血得补，用于妇产科术后诸症，促使胃肠蠕动，增加食欲，改善微循环，具有镇静止痛、抗炎止血等作用。

子宫内膜腺癌前病变验方

祛瘀消癥汤

【药物组成】 当归、桃仁、三棱、夏枯草、香附各 10 g，王不留行 12 g，牡蛎 30 g，莪术、天葵子、续断各 15 g，三七粉（冲服）3 g。

加减：伴乏力、心悸气短等气血不足者，加党参 20 g，黄芪 30 g，五味子 10 g；伴腰膝酸软、头晕耳鸣者，加女贞子、杜仲各 12 g，旱莲草 20 g，桑寄生 30 g；月经淋漓不断者，合生化汤，并加炮姜 10 g，棕榈炭、炒蒲黄炭各 15 g；带下量多者，加苍术 10 g，薏苡仁 15 g，若色黄有味加黄柏 10 g。

【适用病症】 子宫内膜腺癌前病变。包括子宫内膜囊腺样增生过长、腺瘤样增生及非典型增生。临床表现为月经淋漓不断，带下绵绵，腰骶部坠痛，或月经周期缩短，经期延长，月经量多，或闭经后出血，舌质暗红或有瘀斑，脉沉。

【用药方法】 每天 1 剂，水煎服。月经后加用西药治疗。

【临床疗效】 此方加减治疗子宫内膜腺癌前病变 45 例，显效（临床症状基本消失，月经前诊刮结果为分泌期或早分泌期子宫内膜）19 例，有效（临床症状明显改善，月经前诊刮结果为轻度子宫内膜腺瘤样增生，子宫内膜囊腺样增生过长）21 例，无效（临床症状与体征均无改善）5 例。

【验方来源】 于薇. 中西医结合阻断子宫内膜腺癌前病变 45 例分析 [J]. 新中医，2002，34（2）：44.

按：对于子宫内膜腺癌前病变，中医辨证为脏腑功能失调，气血不和，冲任不固，气滞血瘀凝聚，日久而成癥瘕。治宜攻补兼施，调补冲任，消癥止血。祛瘀消癥汤中的三棱、莪术破血行气，消癥止痛，专攻经血蕴积胞宫之血，加之当归、桃仁、三七加强祛瘀活血消癥之功；香附行血中之气，气行血亦行；王不留行、夏枯草、牡蛎、天葵子破瘀散结，加续断滋补肝肾。诸药合用，扶正祛邪，标本兼顾，用于治疗子宫内膜腺癌前病变，可获一定的疗效。

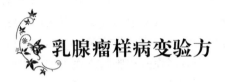

乳腺瘤样病变验方

乳 消 丸

【药物组成】　柴胡、郁金各 12 g，乳香、没药各 10 g，山慈菇、炮穿山甲（代）、桃仁、红花、锁阳、白术各 6 g，淫羊藿 18 g。

加减：肝郁痰凝型，证见情志郁闷，心烦易怒，乳腺肿块随情志波动而变化，舌质淡红、苔薄白，脉沉者，加丝瓜络、夏枯草各 12 g，浙贝母 10 g，瓜蒌 30 g；冲任失调型，证见腰酸乏力，头晕，月经周期紊乱，经前疼痛加重，经后疼痛缓解者，加熟地黄 12 g，肉桂 6 g，鹿角胶 10 g。

【适用病症】　乳腺瘤样病变。包括乳腺增生症、浆细胞乳腺炎、乳腺肥大症、乳腺脂肪组织坏死等。

【用药方法】　将上药制成蜜丸，每丸 9 g，每次服 1 丸，每天 2 次。治疗 3 周至 2 个月。

【临床疗效】　此方加减治疗乳腺瘤样病变 38 例，痊愈（经临床体检、近红外线透光、钼靶 X 线片复查，肿块完全消失，疼痛停止）28 例，显效（经临床体检、近红外线透光、钼靶 X 线片复查，肿块消失，按之乳腺稍厚，疼痛停止）7 例，无效（治疗后肿块无变化，仍有压痛者）3 例。总有效率 92.1%。

【验方来源】　赵丰，殷振东. 乳消丸治疗乳腺瘤样病变临床疗效观察［J］. 四川中医，2001，19（1）：42.

按：乳腺瘤样病变属中医学乳癖范畴。因肝郁痰凝，瘀血内停，或冲任失调，阳虚痰湿内结、气血不畅，瘀血阻络所致。乳消丸有祛瘀散结、助阳止痛的作用，止痛力颇强。临证时可随症加减，若属肝郁痰凝，配郁金、丝瓜络更利于疏肝理气，浙贝母、夏枯草、瓜蒌化痰散结；若属冲任失调，加熟地黄、肉桂、鹿角胶加强调补冲任之功。但使用时要及时排除早期乳腺癌，以免失去早期手术根治的机会。

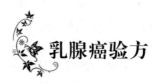

乳腺癌验方

消 核 丹

【药物组成】 白芥子、王不留行、七叶一枝花、瓜蒌、香附、当归各 12 g，八角金盘 6 g，薏苡仁 40 g，淫羊藿 15 g，黄芪、仙鹤草各 30 g，炮穿山甲（代）9 g。

加减：局部疼痛者，加延胡索、郁金；伴淋巴转移者，加天葵子、海藻、昆布、浙贝母；伴骨转移者，加补骨脂、透骨草；伴肺转移者，加南沙参、北沙参、云雾草；伴失眠者，加北秫米（包煎）、浮小麦、炙甘草、龙骨、牡蛎；乳头流水者，加金樱子、蒲公英、乌梅；胁肋筋胀不舒者，加伸筋草、威灵仙。

【适用病症】 乳腺癌。

【用药方法】 每天 1 剂，水煎 2 次，分早、晚服。

【临床疗效】 此方加减治疗乳腺癌 49 例，痊愈（肿块明显缩小，疼痛消失，各项化验指标恢复正常 5 年以上）2 例，显效（病灶明显好转、伴随症状消失、肿块缩小、疼痛消失、各项化验指标正常达 2 年以上）21 例，有效（病灶有好转，化验指标有所改善）24 例，无效（治疗前后病灶未见变化）2 例。总有效率 95.92%。

【病案举例】 潘某，女，63 岁。乳腺癌术后病灶复发，局部疼痛，淋巴肿胀，未化疗，伴见口干，头痛，大便干结，小便黄赤，夜寐不安，纳差，舌尖绛、苔黄腻，脉细数。方用消核丹去八角金盘、香附、黄芪、当归，加太子参、玄参各 30 g，北秫米（包煎）60 g，延胡索 20 g，炙鸡内金 9 g，昆布 12 g。服用 10 剂后，兼症俱消，疼痛略减。继续以此方化裁服药治疗 10 个月，各项化验指标均获正常。

【验方来源】 潘苏白. 消核丹治疗乳腺癌 49 例报告 [J]. 江苏中医，2000，21（9）：24.

按：乳腺癌是妇女最常见的恶性肿瘤之一。中医学认为，本病主要是七情所伤，所愿不遂导致脏腑气血功能紊乱而成。由于肝郁不伸，脾土受克，肝主筋，筋乱发为结核；脾主肉，肉溃形似岩穴。所以治疗上应重于疏肝，以通为伐，以散代攻。消核丹中的香附、白芥子、瓜蒌清疏肝气，化痰散结；王不留行、炮穿山甲（代）、当归活血祛瘀，通络排脓；薏苡仁、八角金盘、七叶一枝花具有清热解毒、消肿散结等抗癌作用；淫羊藿配合香附、当归调理冲任，可纠正内分泌；方中重用黄芪、仙鹤草借以补虚扶正，提高机体免疫力，增强淋巴细胞转换水平。临证时随症出入化裁，治疗乳腺各类癌瘤、乳腺增生症、乳腺炎均获满意效果。